- 제 4 판 -

근골격 해부학

THE CONCISE BOOK OF MUSCLES

지음 CHRIS JARMEY

편역 **군자출판사 학술국**

FOURTH EDITION

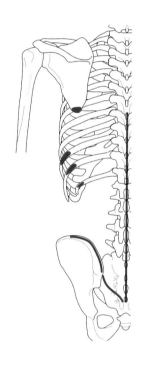

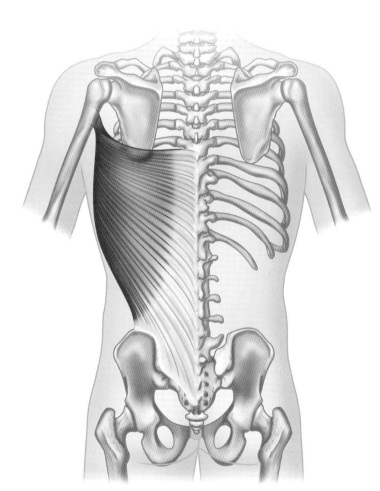

군자출판사

근골격 해부학 4판

넷째판 1쇄 인쇄   2021년 03월 05일
넷째판 1쇄 발행   2021년 03월 17일

지 은 이   CHRIS JARMEY
편   역   군자출판사 학술국
발 행 인   장주연
출 판 기 획   한인수
책 임 편 집   이경은
편집디자인   양란희
표지디자인   양란희
발 행 처   군자출판사
          등록 제 4-139호(1991. 6. 24)
          본사 (10881) 경기도 파주시 회동길 338(서패동 474-1)
          Tel. (031) 943-1888   Fax. (031) 955-9545
          홈페이지 | www.koonja.co.kr

The Concise Book of Muscles, Fourth Edition
Copyright © 2018 by Chris Jarmey
Korean Translation Copyright © 2021 by Koonja Publishing Inc.

Korean edition is published by arrangement with North Atlantic Books and
Lotus Publishing through Duran Kim Agency

ISBN   979-11-5955-635-7

정가 25,000원

목차

이 책에 대하여 8
말초신경 공급에 대한 주석 9

CHAPTER 1
해부학적 용어들 11
자세 12
부위 15
평면 17
움직임 18

CHAPTER 2
근골격계 시스템 25
근육의 부착 26
등척성 그리고 등장성 수축 28
근육의 형태(섬유다발들의 배열상태) 31
근육계 34
골격계 36
척주의 구획들 38
가슴에서 골반의 부위까지 39
어깨뼈 40
머리뼈에서 복장뼈까지 40
머리뼈에서 위팔뼈까지 41
다리이음뼈에서 발까지 42
윤활관절 44
근육들의 집단 작용 47
지렛대 49

CHAPTER 3
머리덮개와 얼굴의 근육 51
씹기 작용의 근육들 52
얼굴 표정의 근육들 52

머리덮개의 근육들
뒤통수이마근 57
관자마루근 57

귀의 근육들
위귀바퀴근 59
앞귀바퀴근 59
뒤귀바퀴근 59

눈꺼풀의 근육들
눈둘레근 61
위눈꺼풀올림근 61
눈썹주름근 61

코의 근육들
눈살근 63
코근 63
코중격내림근 63

입의 근육들
입꼬리내림근 64
아래입술내림근 65
턱끝근 66
입꼬리당김근 67
큰광대근 68
작은광대근 69
위입술올림근 70
입꼬리올림근 71
입둘레근 72
볼근 73

씹기의 근육들
깨물근 74
관자근 75
가쪽날개근 76
안쪽날개근 77

머리와 얼굴 근육들의 이는곳, 닿는곳,
신경 공급 그리고 작용에 대한 참조표 78

머리덮개와 얼굴 근육의 신경 경로들 80

CHAPTER 4

목의 근육들   83
앞쪽 삼각형   84
뒤쪽 삼각형   86

넓은목근   88

앞쪽 삼각형
목뿔뼈 위의 근육들
턱목뿔근   89
턱끝목뿔근   91
붓목뿔근   91
두힘살근   91
목뿔뼈 아래 근육들
복장목뿔근   93
복장방패근   93
방패목뿔근   93
어깨목뿔근   93

척추 앞의 그리고 가쪽 척추의 근육들
긴목근   95
긴머리근   95
앞머리곧은근   96
가쪽머리곧은근   97

뒤쪽 삼각형
목갈비근   99
목빗근   101

목 근육들의 이는곳, 닿는곳,
신경 공급 그리고 작용에 대한 참조표   102

목 근육들의 신경 경로들   104

CHAPTER 5

몸통의 근육들   107
등   108
등의 근육들   110
가슴   112
가슴의 근육들   112
배   114

척추 뒤쪽 근육들
척추세움근
엉덩갈비근 부위   117
가장긴근 부위   119
가시근 부위   121
가시가로돌기근 그룹
머리널판근과 목널판근   123
가로가시돌기근 그룹
반가시근   125
뭇갈래근   127
회전근   127
구획별 그룹
가시사이근   129
가로돌기사이근   129
뒤통수 밑의 그룹
큰뒤머리곧은근   131
작은뒤머리곧은근   131
아래머리빗근   131
위머리빗근   131

가슴의 근육들
바깥갈비사이근   133
속갈비사이근   133
맨속갈비사이근   135
갈비밑근   135
가슴가로근   137
갈비올림근   137
위뒤톱니근   139
아래뒤톱니근   139
가로막   141

앞쪽 배벽의 근육들
배바깥 그리고 배속빗근   143
배가로근   145
배곧은근   147

뒤쪽 배벽의 근육들
허리네모근   149
큰허리근   151
엉덩근   151

몸통 근육들의 이는곳, 닿는곳,

신경 공급 그리고 작용에 대한 참조표   152

몸통 근육들의 신경 경로   156

CHAPTER 6

골반과 샅(회음)의 근육들   159
골반바닥(가로막)의 근육들   160
골반벽의 근육들   161
샅(회음)의 근육들   161

골반바닥(가로막)의 근육들
항문올림근   165
꼬리근   165

비뇨생식기 삼각형의 근육들
궁둥해면체근   167
망울해면체근   167
얕은 샅가로근   167

비뇨생식기 가로막의 근육들
(비뇨생식기 삼각형의 구성요소)
바깥 요도조임근   169
요도압착근(여성만)   169
요도질의 조임근(여성만)   169
깊은 샅가로근   169

항문삼각형의 근육들
바깥항문조임근   171

골반과 샅 근육들의 이는곳, 닿는곳,
신경 공급 그리고 작용의 참조표   172

골반과 샅 근육들의 신경 경로   173

CHAPTER 7

어깨와 위팔의 근육들   175
몸통으로 상지를 부착시키는 근육들
등세모근   181
어깨올림근   183
마름근   185
앞톱니근   187

작은가슴근   189
빗장밑근   189
큰가슴근   191
넓은등근   193

어깨 관절의 근육들
어깨세모근   195
가시위근   197
가시아래근   197
작은원근   199
어깨밑근   201
큰원근   203

위팔의 근육들
전방 구획
위팔두갈래근   205
위팔근   207
부리위팔근   207
후방 구획
위팔세갈래근   209

어깨와 위팔 근육들의 이는곳, 닿는곳
신경 공급 그리고 작용에 대한 참조표   210

어깨와 위팔 근육들의 신경 경로   212

CHAPTER 8

아래팔과 손의 근육들   215
아래팔의 앞쪽 구획의 근육들
얕은 층
자쪽손목굽힘근   223
긴손바닥근   223
노쪽손목굽힘근   225
원엎침근   225
중간 층
얕은손가락굽힘근   227
깊은 층
깊은손가락굽힘근   229
긴엄지굽힘근   231
네모엎침근   231

아래팔의 뒤쪽 구획의 근육들
얕은 층
위팔노근 233
긴노쪽손목폄근 235
짧은노쪽손목폄근 235
손가락폄근 237
새끼손가락폄근 237
자쪽손목폄근 239
팔꿈치근 239
깊은 층
뒤침근 241
긴엄지벌림근 243
짧은엄지폄근 243
긴엄지폄근 245
집게폄근 245

손의 근육들
짧은손바닥근 247
등쪽뼈사이근 247
바닥쪽뼈사이근 249
엄지모음근 249
벌레근 251
새끼두덩 융기부
새끼벌림근 253
새끼맞섬근 253
짧은새끼굽힘근 253
엄지두덩 융기부
짧은엄지벌림근 255
엄지맞섬근 255
짧은엄지굽힘근 255

아래팔과 손 근육들의 이는곳, 닿는곳
신경 공급 그리고 작용에 대한 참조표 256

아래팔과 손 근육의 신경 경로 258

CHAPTER 9
엉덩관절과 넙다리의 근육들 261
볼기 부위의 근육들
큰볼기근 269
넙다리근막긴장근 271

중간볼기근 273
작은볼기근 273
궁둥구멍근 275
깊은 가쪽 엉덩관절 회전근 277
넙다리의 앞쪽 구획의 근육들
넙다리빗근 279
넙다리네갈래근 281

넙다리의 안쪽 구획의 근육들
두덩정강근 283
두덩근 283
바깥폐쇄근 285
모음근들 287

넙다리의 뒤쪽 구획의 근육들
뒤넙다리근 289

엉덩관절과 넙다리근육들의 이는곳, 닿는곳
신경 공급 그리고 작용에 대한 참조표 290

엉덩관절과 넙다리근육의 신경 경로 292

CHAPTER 10
다리와 발의 근육들 295
다리의 앞쪽 구획의 근육들
앞정강근 301
긴발가락폄근 303
긴엄지폄근 303
셋째종아리근 305

다리의 뒤쪽 구획의 근육들
얕은 층
장딴지근 307
가자미근 309
장딴지빗근 311
중간 층
긴발가락굽힘근 313
긴엄지굽힘근 313
깊은 층
뒤정강근 315
오금근 315

다리의 가쪽 구획의 근육들

긴종아리근과 짧은종아리근　　　　　　317

발의 발바닥 근육들

첫 번째 층

엄지벌림근　　　　　　　　　　　319
짧은발가락굽힘근　　　　　　　　319
새끼벌림근　　　　　　　　　　　319

두 번째 층

발바닥네모근　　　　　　　　　　321
벌레근　　　　　　　　　　　　　321

세 번째 층

짧은엄지굽힘근　　　　　　　　　323
엄지모음근　　　　　　　　　　　323
짧은새끼굽힘근　　　　　　　　　323

네 번째 층

등쪽뼈사이근　　　　　　　　　　325
바닥쪽뼈사이근　　　　　　　　　325

발의 발등쪽 근육들

짧은발가락폄근과 짧은엄지폄근　　327

다리와 발 근육의 이는곳, 닿는곳,
신경 공급, 그리고 작용에 대한 참조표　　328

다리와 발 근육의 신경 경로　　　　328

참고문헌　　　　　　　　　　　　333
근육의 찾아보기　　　　　　　　　334

이 책에 대하여

이 책은 스포츠, 무용, 운동과학, 그리고 바디워크 치료에 중심이 되는 주요한 골격근들에 관한 유용한 정보를 빠르게 참조할 수 있도록 고안되었다. 각 근육들은 참고하기 쉽도록 색으로 표시되어 있다. 바디워크, 움직임 치료 그리고 움직임 예술 등의 임상치료사와 학생들의 요구에 맞추도록 개별 근육의 이는곳, 닿는곳, 작용 그리고 신경 공급(신경의 공통적인 경로를 포함하는)에 관한 세부 내용을 포함한다. 특히 해부학에서 사용된 전문가 용어가 처음에는 주눅 들게 만드는 듯 보이므로, 이러한 정보들은 정확하고 명료한 사용자가 편리한 방식으로 제시된다.

개별 근육에 관한 정보는 전체에 걸쳐서 일정한 방식으로 제공된다. 아래와 같이 한 가지 사례가 설명된 제목의(일부 근육들은 약자로 표시되기도 하였다) 의미와 함께 설명된다.

근육의 반대쪽 끝부분이 이는곳으로 움직이는 부착부. 특정한 움직임에서 닿는곳이 비교적 움직이지 않고 이는곳이 움직일 때, 그 근육은 이는곳에서 닿는곳으로 역전된 동작을 수행하고 있다고 말한다. 일반적으로, 이는곳이 좀 더 몸쪽(몸의 중심부 쪽)에 그리고 닿는곳은 좀더 먼쪽(몸의 말단부)에 위치한다.

근육을 강화시키기 위한 몇 가지 기본적인 운동

근육의 명칭

■■
빗금친 선은 힘줄 안으로 또는 모습에서부터 숨은 뼈의 표면에서 이는곳이나 닿는곳을 설명한다.

근육을 작동시키는 신경

근육이 수축할 때 일어나는 영향 또는 움직임

근육이 사용되는 일상의 동작/동작들

개별 근육들이 작용하는 스포츠의 핵심 사례

근육이 수축되는 동안 비교적 고정되어 유지되는 부착부. 이것은 일반적으로 움직이지 않는 뼈로 고정된 근육의 끝부분이며, 안정된 부착지점을 향해서 그 근육의 반대쪽 끝부분(닿는곳)을 당겨주기 위한 지지대로서 작용한다.

한 가지 좋은 사례를 보여주지만, 그 근육을 늘려주는 다른 많은 방법이 존재한다. 만약 운동을 한 측면에서 보여준다면, 그것들은 반드시 다른 측면에서도 반복되어야 한다.

말초신경 공급에 대한 주석

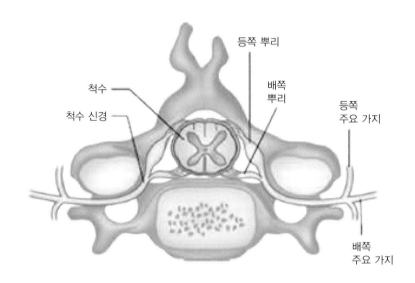

하나의 척수 분절, 하나의 척수 신경을 형성하도록 합쳐지는 신경뿌리를 보여주며, 이것은 이어서 배쪽(앞쪽)과 등쪽(뒤쪽) 가지로 나뉜다.

말초신경계(Peripheral Nervous System, PNS)는 중추신경계(Central Nervous System, CNS)를 구성하는 뇌와 척수 바깥의 모든 신경 구조물을 구성한다. PNS는 두 가지 주된 구성요소를 보유한다: 체성신경계(somatic nuervous system)와 자율신경계(autonomic nevous system); 후자는 민무늬근과 분비샘의 불수의적인 조절을 다룬다. 이 책은 골격근과 관련되므로, 관심을 갖는 것은 오로지 체성신경계뿐이다.

PNS는 자체의 이어지는 가지들과 함께, 12쌍의 뇌신경 그리고 31쌍의 척수 신경으로 이루어진다. 척추 신경은 척수 분절(spinal segment)이라고 알려진, 그것들이 나오는 장소로부터 척수의 수준에 따라서 번호가 매겨진다.

이 책에서 연관된 말초신경 공급은 개별 근육들과 함께 정리되었다. 그렇지만, 거기로부터 신경섬유가 나오는 척수 분절*은 빈번하게 상이한 근원들 사이에서 달라진다. 이것은 척수 신경이 신경얼기(plexuses: 신경의 그물망: "묶어 주다"라는 라틴어인 plectere로부터 파생됨)라고 알려진 그물망 안으로 조직되기 때문이며, 신경얼기는 신체의 상이한 부위에 공급되며, 상이한 척수 분절로부터의 신경섬유들은 어떤 특정한 근육으로 공급되는 개별적으로 명명된 신경에 기여할 것이다.

이 책 안에서 개별 근육들에 대하여, 전형적으로 자체의 명명된 신경으로 기여하는 척수 수준들이 표시된다. 연관된 척수 분절들은 경추에 대해서는 C, 흉추에 대해서는 T, 요추에 대해서는 L 그리고 엉치뼈에 대해서는 S로 제시되며, 그 수준을 나타내는 숫자가 뒤따른다. 괄호 안에서 숫자는 보다 적은 기여를 나타낸다.

---

* 척수 분절은 신체의 각 측면에 대하여 하나씩, 척수 신경의 개별 쌍으로 발생하는 척수의 그 부분이다. 개별 척수 신경은 각각 뒤쪽의 및 앞쪽의 신경뿌리에서 감각의 및 운동의 섬유를 포함하고 있다. 척수 신경이 척추사이구멍을 또는 인접한 척추뼈들 사이의 구멍을 통해서 빠져나온 직후에, 섬유는 후방으로 향해 가는 등쪽 주요 가지로 그리고 앞쪽으로 그리고 가쪽으로 향해 가는 앞쪽 주요 가지로 나누어진다. 등쪽 가지로부터의 섬유들은 목과 몸통의 피부와 폄근들로 신경분포 된다. 앞쪽 가지들은 몸통의 전면 및 측면과 함께, 사지로 공급된다.

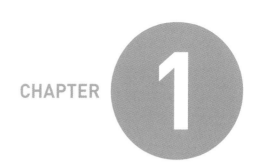

해부학 용어들

The Moving Body

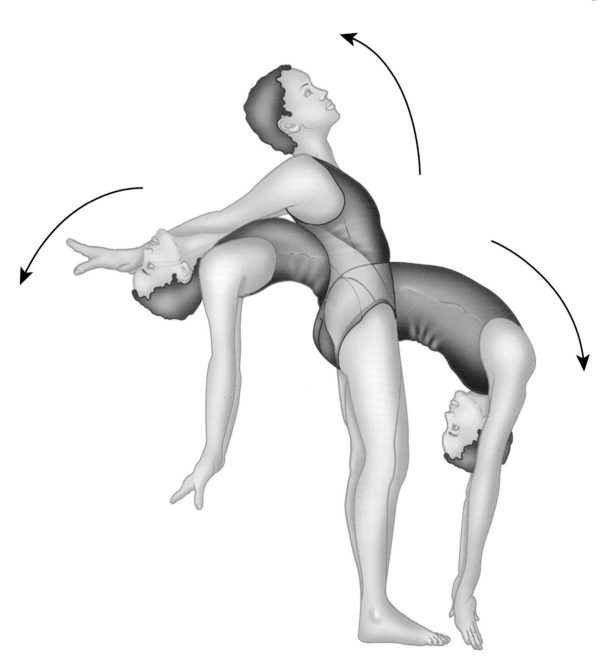

자세(Positions)

    신체 부분들과 연결된 자세와 움직임을 묘사하기 위해서, 보편적으로 인정된 처음의 기준 자세를 보유하는 것은 필수적이다. 이러한 자세는 해부학적 자세(anatomical position)라고 알려졌으며, 손바닥이 전방으로 향한 채 몸 옆으로 내려진 양쪽 팔 그리고 바닥에서 평편하게 놓인 양쪽 발과 함께, 단순하게 똑바로 서있는 자세이다(그림 1–1을 참조). 사용된 방향상의 용어들은 신체의 실제적인 자세에 관계없이, 신체가 해부학적 인 자세로 서있는 것을 기준으로 한다. 좌측(left)과 우측(right)이라는 용어도 독자의 위치에서가 아닌, 관찰 되고 있는 물체 또는 사람의 측면을 기준으로 삼는다는 것에 주의한다.

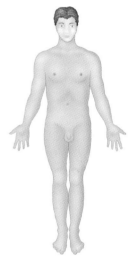

그림 1–1 **앞쪽(전면, Anterior)**
In front of ; 신체의 전면에 또는 전면을 향해서

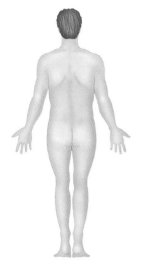

그림 1–2 **뒤쪽(후면, Posterior)**
Behind ; 신체의 후면에 또는 후면을 향해서

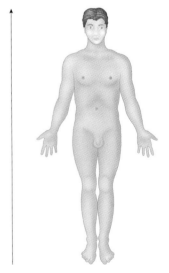

그림 1–3 **위쪽(상면, Superior)**
Above ; 머리 또는 그 구조물이나 신체의 위쪽 부분을 향해서

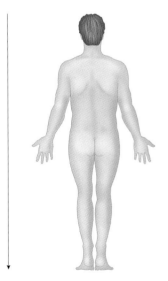

그림 1–4 **아래쪽(하면, Inferior)**
Below ; 머리로부터 멀어지는 또는 신체의 아래쪽 부분을 향해서

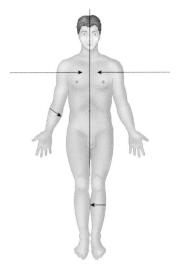

그림 1-5 **안쪽(내측, Medial)**
("중앙"을 의미하는 medius라는 라틴어로부터)
신체의 정중앙을 향해서; 한 지절의 안쪽면의

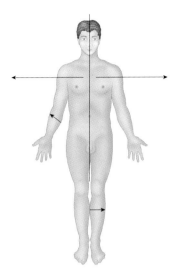

그림 1-6 **가쪽(외측, Lateral)**
("측면"을 의미하는 Latus란 라틴어로부터)
신체의 정중앙으로부터 멀어지는; 신체 또는 한 지절의 바깥 측면의

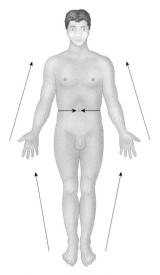

그림 1-7 **몸쪽(근위부, Proximal)**
("가장 가까운"을 뜻하는 proximus란 라틴어로부터)
신체의 중앙에 가까운 또는 몸통으로 지절의 부착지점 쪽으로

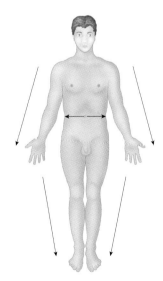

그림 1-8 **먼쪽(원위부, Distal)**
("멀리"를 뜻하는 distans라는 라틴어로부터)
신체의 중심으로부터 또는 몸통으로 지절 부착지점으로부터
더욱 멀리 떨어진

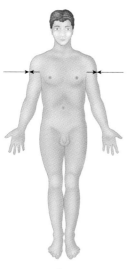

그림 1-9 얕은(표재, Superfical)
신체 표면에 또는 표면을 향해서

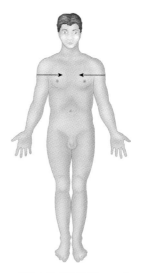

그림 1-10 깊은(심부, Deep)
신체 표면으로부터 더욱 멀어진; 보다 안쪽의

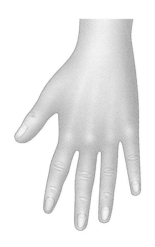

그림 1-11 등쪽(배부, Dorsum)
("등"을 뜻하는 dorsum이란 라틴어로부터)
뒤쪽 표면 위의(예: 손등)

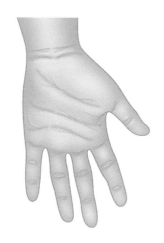

그림 1-12 손바닥쪽(수장, Palmar)
("손바닥"을 뜻하는 palma라는 라틴어로부터)
손의 앞쪽 표면의, 즉, 손바닥.

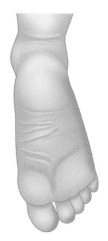

그림 1-13 발바닥쪽(족저, Planter)
("발바닥"을 뜻하는 planta란 라틴어로부터)
발바닥 위의

부위(Regions)

인체의 두 가지 주요한 구분 기준은 머리, 목 그리고 몸통으로 이루어진 신체의 축성 부분과 그 축으로 부착되어 있는 사지로 구성되는 부속적인 부분들이 된다. 그림 1-14와 1-15는 특정한 신체 부위들을 나타내도록 사용된 용어들을 보여준다. 괄호 안의 용어들은 그 부위에 대한 예전의 의학 용어가 된다.

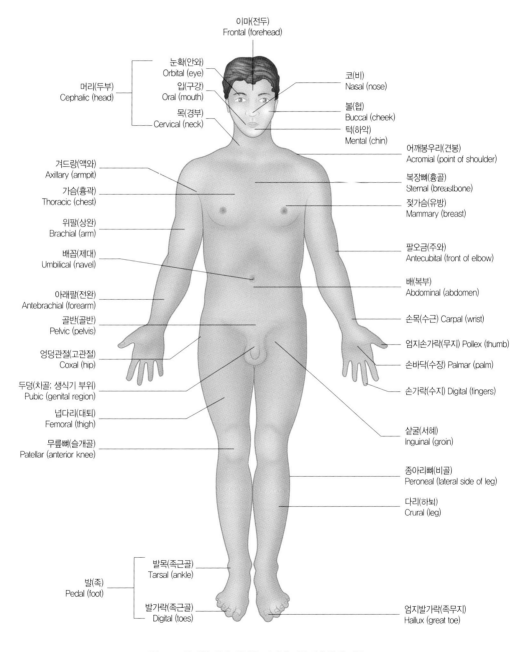

그림 1-14 **특정한 신체 영역을 나타내도록 사용된 용어들**
전면 모습(Anterior view)

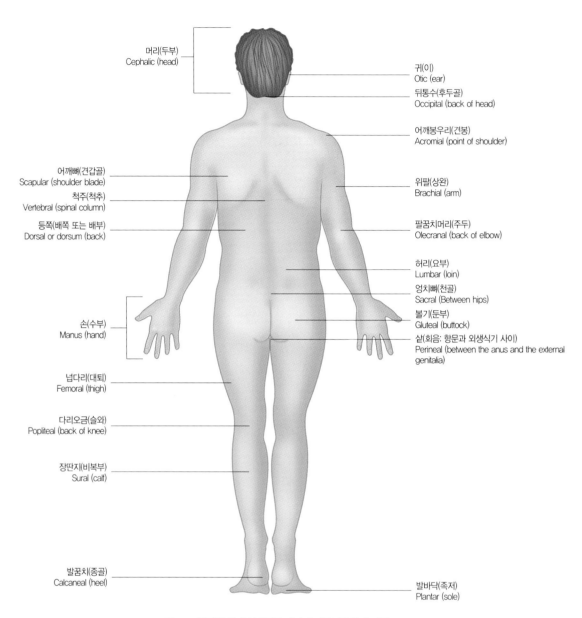

머리(두부)
Cephalic (head)

귀(이)
Otic (ear)

뒤통수(후두골)
Occipital (back of head)

어깨봉우리(견봉)
Acromial (point of shoulder)

어깨뼈(견갑골)
Scapular (shoulder blade)

위팔(상완)
Brachial (arm)

척주(척추)
Vertebral (spinal column)

등쪽(배쪽 또는 배부)
Dorsal or dorsum (back)

팔꿈치머리(주두)
Olecranal (back of elbow)

허리(요부)
Lumbar (loin)

엉치뼈(천골)
Sacral (Between hips)

볼기(둔부)
Gluteal (buttock)

손(수부)
Manus (hand)

샅(회음: 항문과 외생식기 사이)
Perineal (between the anus and the external genitalia)

넙다리(대퇴)
Femoral (thigh)

다리오금(슬와)
Popliteal (back of knee)

장딴지(비복부)
Sural (calf)

발꿈치(종골)
Calcaneal (heel)

발바닥(족저)
Plantar (sole)

그림 1-15 특정한 신체 부위들을 나타내도록 사용된 용어들
후면 모습(Posterior view)

평면(Planes)

평면(plane)이라는 용어는 신체 전반을 통하는 두-차원의 구획을 언급한다; 이것은 신체가 일종의 가상선을 통해서 절단되는 것처럼, 신체의 또는 신체 부분의 모습을 제공한다.

- 시상평면(sagittal planes)은 앞쪽에서부터 뒤쪽으로 신체를 수직으로 통과해서 절단하며, 신체를 우측과 좌측 절반으로 나눠준다. 그림 1-16은 정중-시상평면을 보여준다. 부-시상평면(para-sagittal plane)은 신체를 불균등한 우측과 좌측 부분으로 나눠준다.
- 전액평면(frontal[coronal] planes)은 신체를 통해서 수직으로 지나가며, 신체를 앞쪽(전방)과 뒤쪽(후방) 구획으로 나눠주며 시상평면에 대하여 직각에 위치한다.
- 수평평면(trnsverse planes)은 수평의 가로 단면인 것이며, 신체를 위쪽(상부)과 아래쪽(하부) 구획으로 나눠주며, 다른 두 평면에 대하여 직각에 놓인다.

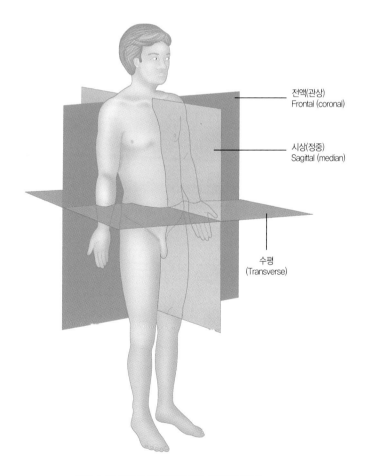

전액(관상)
Frontal (coronal)

시상(정중)
Sagittal (median)

수평
(Transverse)

그림 1-16 신체의 가장 빈번하게 사용된 평면들

움직임(Movements)

 인체의 부분들이 움직이고 있는 그 방향은 태아의 자세와의 관계에서 묘사된다. 태아의 자세로 향하는 움직임은 모든 지절의 굽힘으로부터 결과하며; 태아의 자세를 벗어나서 곧게 펴기는 모든 지절들의 펌으로부터 결과한다.

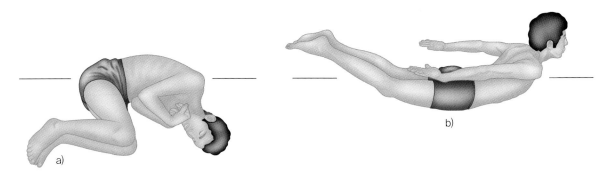

그림 1-17 (a) 태아의 자세로 굽힘. (b) 태아의 자세를 벗어나는 펌

주요한 움직임들(Main Movements)

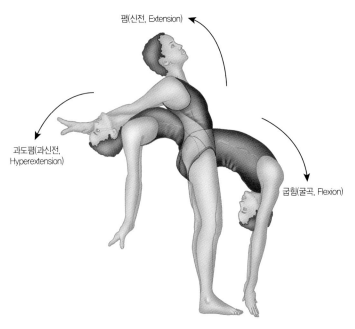

그림 1-18

굽힘(굴곡, Flexion): 한 관절에서 뼈 사이의 각도를 감소시키도록 굽히는 것. 해부학적 자세로부터, 굽힘은 주로 전방으로 향하며, 무릎관절에서만 예외이며 후방으로 향한다. 이것을 기억하는 방법은 굽힘은 항상 태아의 자세로 향한다는 것이다

펌(신전, Extension): 태아의 자세로부터 멀어지게 펴는 것 또는 후방으로 굽히는 것

과도펌(과신전, Hyperextension): 그 지절의 정상 범위를 넘어서 그 지절을 펴주는 것

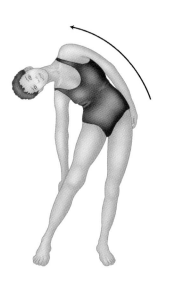

그림 1-19

옆굽힘(측방 굴곡, Lateral flextion): 전액(관상)평면 안에서 몸통 또는 머리를 측면으로(옆으로) 굽히는 것

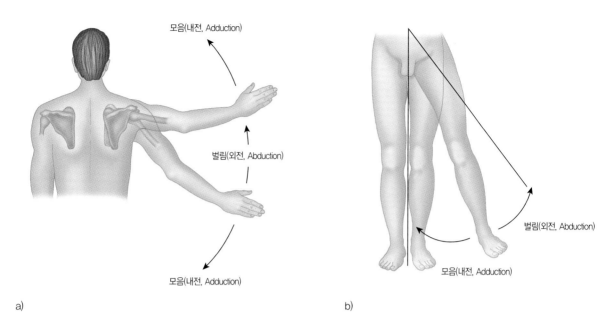

a)

b)

그림 1-20
벌림(외전, Abduction): 신체 또는 한 지절의 정중선으로부터 멀어지는 뼈의 움직임
모음(내전, Adduction): 신체 또는 한 지절의 정중선을 향하는 뼈의 움직임

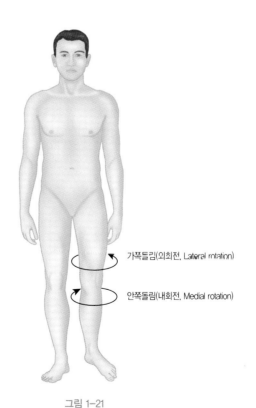

그림 1-21
돌림(회전, Rotation): 지절이나 몸통 자체의 종방향의 축 주위에서 뼈나 몸통의 움직임
안쪽돌림(내회전, Medial rotation): 안쪽으로, 정중선을 향해서 돌아가는 것
가쪽돌림(외회전, Lateral rotation): 정중선으로부터 멀어지는, 바깥으로 돌아가는 것

기타의 움직임들(Other Movements)

이 단락에서 묘사한 움직임들은 주로 하나의 관절 이상을 포함하고 있는, 신체의 특징적인 관절들이나 부위들에서만 발생하는 움직임들이다.

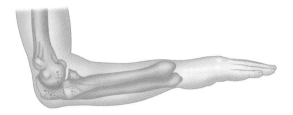

그림 1-22 엎침(회내, Pronation): 손바닥을 바닥으로 향하도록 아래로 돌려주는 것(팔꿈치를 90도 굽힌 채 서있다면 또는 바닥에 바로 누워있다면) 또는 해부학적인 및 태아의 자세로부터 멀어지게 돌려주는 것

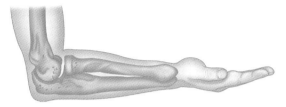

그림 1-23 뒤침(회외, Supination): 손바닥을 천장으로 향하도록 위로 돌려주는 것(팔꿈치를 90도 굽힌 채 서있다면 또는 바닥에 바로 누워있다면) 또는 해부학적인 및 태아의 자세를 향하도록 돌려주는 것

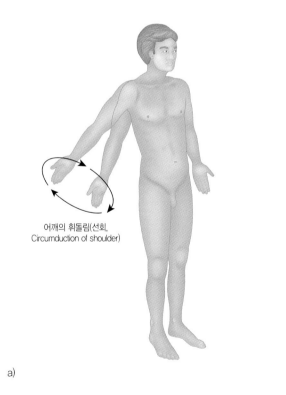

어깨의 휘돌림(선회,
Circumduction of shoulder)

a)

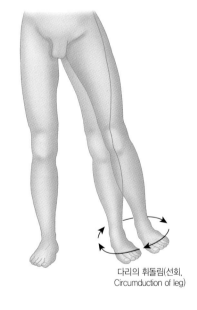

다리의 휘돌림(선회,
Circumduction of leg)

b)

그림 1-24

휘돌림(선회, Circumduction): 한 뼈의 몸쪽 끝부분이 움직임없이 유지되고 있는 동안, 먼쪽 끝부분이 원모양 안에서 움직이고 있는 움직임; 이 움직임은 굽힘, 벌림, 폄 그리고 모음 움직임을 조합한다.

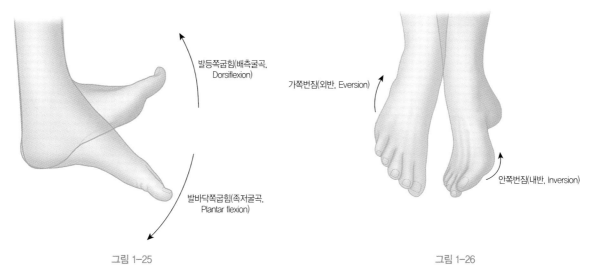

그림 1-25
발바닥쪽굽힘(족저굴곡, Plantar flexion): 발가락을 바닥 쪽을 향해서 뻗어주는 것
발등굽힘(배측굴곡, Dorsiflexion): 발가락을 천장 쪽을 향해서 위로 뻗어주는 것

그림 1-26
안쪽번짐(내반, Inversion): 양쪽 발바닥이 서로를 마주볼 수 있도록, 양발의 발바닥을 안쪽으로 돌려주는 것
가쪽번짐(외반, Eversion): 양쪽 발바닥이 서로로부터 멀어지도록, 발의 발바닥을 바깥쪽으로 돌려주는 것

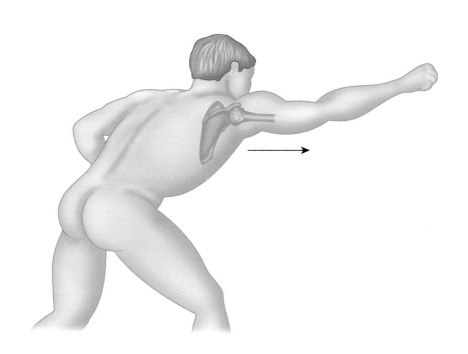

그림 1-27
내밈(전인, Protracion): 수평평면 안에서 앞쪽으로 향한 움직임 – 예를 들어, 어깨를 둥글게 말기에서처럼 팔이음뼈를 내미는 것

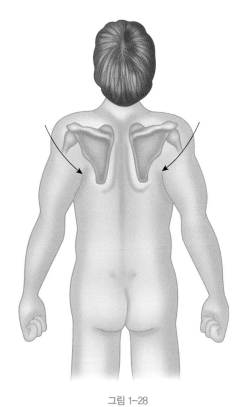

그림 1-28
뒤당김(후인, retraction): 군인 자세처럼, 팔이음뼈를 뒤쪽으로 고정시키는 것처럼, 수평평면 안에서 후방으로 움직임

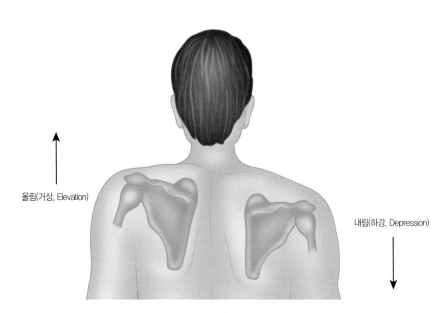

올림(거상, Elevation)

내림(하강, Depression)

그림 1-29
올림(거상, Elevation): 전액평면을 따라서 위쪽으로 향하는, 신체 한 부분의 움직임 – 예를 들어, 양 어깨를 으쓱함에 따라 어깨뼈를 올려주는 것
내림(하강, Depression): 본래의 위치로 내려가는, 신체의 올린 부위의 움직임

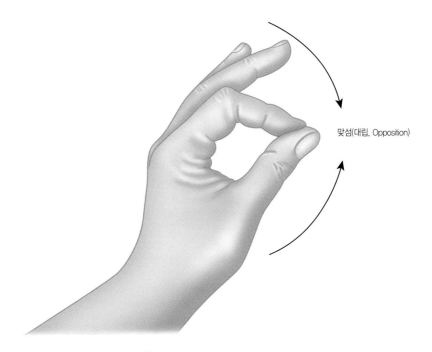

맞섬(대립, Opposition)

그림 1-30
맞섬(대립, Opposition): 엄지손가락의 안장-모양 관절에서 보이는 특정적인 한 가지 움직임;
엄지손가락을 같은 손의 손가락들의 끝부분에 접촉하는 것을 가능하게 만들어준다.

근골격계 시스템

The Musculoskeletal System

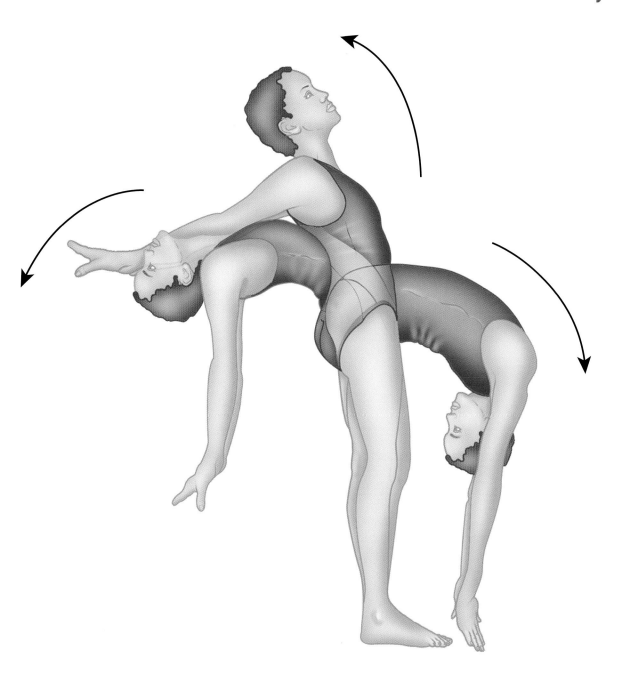

근육의 부착(Muscle Attachment)

　골격의(신체의 또는 수의적인) 근육들은 사람의 전체 체중의 대략 40%를 구성한다. 그것들의 주된 기능은 협조된 방식에서 수축하고 이완하는 능력을 통해서 움직임을 만들어내는 것이다. 근육들은 직접적이든 또는 훨씬 더 빈번하게 힘줄을 통하든 뼈로 부착된다. 하나의 근육이 직접적이든 또는 힘줄을 경유하든 뼈 위에서 비교적 안정적인 지점으로 부착하는 그 위치가 되는 장소를 이는곳(기시부, origin)이라고 불린다. 그 근육이 수축할 때, 근육은 하나 또는 그 이상의 관절들을 가로질러 뼈로 긴장력을 전달하며 움직임이 발생한다. 움직이는 그 뼈로 부착하는 근육의 끝부분은 닿는곳(종지부, insertion)이라고 불린다.

　한 근육이 뼈로 또는 다른 조직으로 부착하는 방식은 직접적이거나 또는 간접적인 부착을 통해서 존재한다. 직접의 또는 힘살의 부착(direct or fleshy attachment)은 그 근육의 근육껍질막과 근육다발막이 뼈의 뼈막, 연골의 연골막, 관절주머니 또는 얼굴 표정의 일부 근육들에서처럼 피부 아래에 놓인 결합 조직 등과 합쳐지며 융합된다. 간접의 부착(indirect attatchment)은 한 근육의 결합조직 구성요소들이 사이에 놓인 힘줄을 형성하도록 콜라겐 섬유들의 다발로 함께 융합되는 장소가 된다. 간접적인 부착이 훨씬 더 일반적이다. 간접적인 부착의 상이한 유형들은 다음과 같다: 힘줄과 널힘줄, 근육사이의 사이막, 그리고 종자뼈.

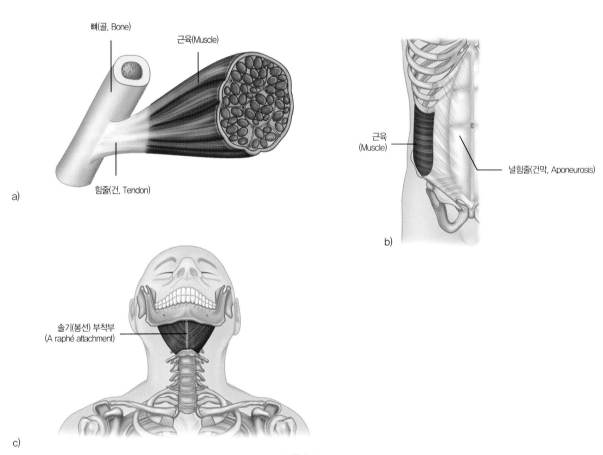

그림 2-1
(a) 힘줄 부착; (b) 널힘줄에 의한 부착; (c) 턱목뿔근 솔기

힘줄과 널힘줄(Tendons and Aponeuroses)

한 근육의 결합조직 구성요소들이 합쳐지며 둥근 줄이나 납작한 띠처럼 그 근육의 끝부분을 넘어서 연장될 때, 그 힘줄성 부착은 힘줄(건, tendon)이라고 불린다; 만약 그것들이 얇고, 납작하며, 넓은 종이-비슷한 모습이라면, 그 부착부는 널힘줄(건막, aponeurosis)이라고 불린다. 힘줄이나 널힘줄은 그 근육을 뼈나 연골로, 다른 근육의 근막으로 또는 솔기(봉선, raphé)라고 불리는 섬유성 조직의 솔기(이음매)로 단단히 고정시킨다. 힘줄의 납작한 조각은 그 근육이 마찰력에 노출되는 장소인 한 근육의 몸체 위에서 형성될 것이다. 이것은 예를 들어, 등세모근이 어깨뼈의 가시에 대고 문질러지는 장소인 등세모근의 깊은 표면 위에서 발생할 것이다.

근육사이막(Intermuscluar Septa)

일부 사례에서, 근육사이막(근간중격, intermuscular septa)으로 알려진 치밀한 결합조직의 납작한 껍질이 근육 사이를 뚫고 들어가며, 근육섬유들이 아마도 부착하게 될 또 다른 구조물을 제공한다.

종자뼈(Seamoid Bones)

만약 힘줄이 마찰력을 받게 된다면, 비록 모든 사례에서 그렇지는 않을지라도, 그 자체의 내부에 종자뼈를 발달시킨다. 인체 안에서 가장 큰 종자뼈(종자골, sesamoid bone)는 무릎뼈(슬개골, patellla) 또는 무릎뚜껑(kneecap)이 된다. 그렇지만 종자뼈는 마찰력을 받지 않는 힘줄 안에서도 나타날 수 있을 것이다.

다중의 부착부(Multiple Attachments)

많은 근육들은 각각의 끝부분에 하나씩, 단지 두 개의 부착부를 보유한다. 한편으로 보다 복잡한 근육들은 종종 그것의 이는곳에서 또는 닿는곳에서 여러 개의 상이한 구조물들로 부착한다. 만약 이러한 부착부들이 분리되었다면, 그래서 거기에 다른 장소로 부착하고 있는 둘 또는 그 이상의 힘줄들 또는 널힘줄이 존재한다면, 그 근육은 둘 또는 그 이상의 머리를 보유한다고 말한다. 예를 들어, 위팔두갈래근은 이는곳에서 두 개의 머리를 보유한다: 어깨뼈의 부리돌기로부터 하나 그리고 관절오목위 결절로부터 다른 하나. 위팔세갈래근은 세 개의 머리를 그리고 넙다리네갈래근은 네 개를 보유한다.

등척성 그리고 등장성 수축(Isometric and Isotonic Contractions)

근육은 그것의 부착부를 함께 가깝게 모아주려는 시도에서 자극을 통해서 수축할 것이지만, 수축이 반드시 그 근육의 짧아짐으로 결과하는 것은 아니다. 만약 한 근육의 수축이 아무런 움직임을 만들지 않는다면, 그러한 수축은 등척성(isometric)이라고 불리며, 일부 형태의 움직임이 발생한다면, 그 수축은 등장성(isotonic)이라고 불린다.

등척성 수축(Isometric Contraction)

등척성 수축은 한 근육 안에서 증가된 긴장력이 존재하지만, 근육 길이가 변화 없을 때 발생한다. 다르게 말해서, 비록 그 근육이 긴장할지라도, 그 근육이 지나가는 관절은 움직이지 않는다. 팔꿈치를 고정시키며 90도로 굽힌 채 손으로 무거운 물체를 들고 있는 것을 예로 들 수 있으며, 움직이기에는 지나치게 무거운 그 무엇을 들려고 시도하는 것은 또 다른 사례가 된다. 자세 근육들의 일부가 자율적인 반사에 의하여 주로 등척성으로 작용하고 있다는 것도 주목해야한다.

예를 들면, 바로 선 자세에서, 신체는 발목에서 앞으로 쓰러지려는 자연적인 성향을 보유하며; 이것은 장딴지 근육의 등척성 수축에 의하여 막아진다. 비슷하게, 목의 뒤쪽에서 근육들이 머리를 중심 잡도록 유지하기 위해서 등척성으로 수축하지 않는다면, 머리뼈의 중력 중심은 머리를 앞으로 기울어지게 만들 것이다.

등장성 수축(Isotonic Contraction)

근육의 등장성 수축(isotonic contractions)은 우리가 주위로 움직이는 것을 가능하게 만든다. 그러한 수축은 두 가지 모습이 있다: 동심성 및 편심성.

동심성(중심성, concentric) 수축에서, 그 근육 부착부는 서로 가깝게 움직이며, 그 관절에서 움직임을 유발한다. 손에서 어떤 물체를 들고 있는 사례에서 위팔두갈래근은 동심적으로 수축하며, 팔꿉관절은 굽혀지며 손은 어깨쪽으로 움직일 것이다. 비슷하게 우리가 천장을 올려 본다면, 목 뒤쪽에서 근육들은 머리를 뒤로 기울이며 목을 펴주도록 동심적으로 수축해야 한다.

편심성(원심성, eccentric) 수축은, 예를 들어 몸 옆으로 손으로 들고 있는 물체를 내려줄 때, 점검되지 않았다면, 중력이 아마도 지나치게 빠르게 손을 내리는 동작을 만드는 사례에서 그 근육 섬유들이 움직임을 늦춰주도록 조절된 방식에서 "펴주는" 것을 의미한다. 또 다른 일상의 사례는 그저 의자에 앉는 것이다. 그러므로, 동심의 및 편심의 수축 사이의 차이는 전자에서는 근육이 짧아지는 반면에 후자에서는 실제로 길어진다는 것이다.

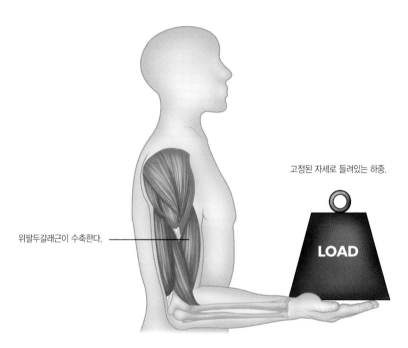

고정된 자세로 들려있는 하중.

위팔두갈래근이 수축한다.

LOAD

그림 2-2 **등척성 수축**
예를 들어, 고정된 자세로 90도에서 무거운 물체를 들고 있기

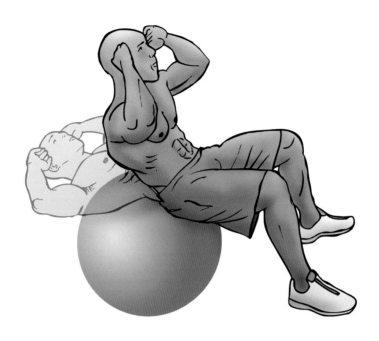

그림 2-3 몸을 일으키도록 복부 근육들이 동심성으로 수축한다.

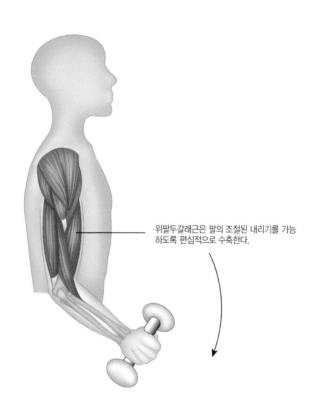

위팔두갈래근은 팔의 조절된 내리기를 가능
하도록 편심적으로 수축한다.

그림 2-4 **편심적인 등장성 수축**
위팔두갈래근은 옆으로 물체(덤벨)를 내려주도록 편심적으로 수축한다.

근육의 형태(섬유다발들의 배열상태)
(Muscle Shape) (Arrangement of Fascicles)

근육들은 자체의 섬유다발의 배열에 따라서 다양한 형태로 나온다. 이러한 가변성에 대한 이유는 한 근육의 위치와 작용에 대한 관계에서 그 근육을 위하여 최적의 역학적인 효율성을 제공하고자 함인 것이다. 섬유다발의 가장 일반적인 배열은 더 많은 세부–분류를 보유한 이러한 모습들의 각각과 함께 평행한, 날개모양의, 수렴의 그리고 원형의 형태로 묘사될 수 있는 근육 형태를 만들게 된다. 상이한 형태들은 그림 2–5에서 설명된다.

평행한(Parallel)

이러한 배열에서 섬유다발들은 그 근육의 종방향의 축에 대하여 나란하게 배열된다. 만약 그 섬유다발들이 근육의 길이 전반에 걸쳐서 이어진다면, 이것은 예를 들어, 넙다리빗근처럼 띠근육(strap muscle)으로서 알려졌다. 그 근육이 팽창된 근육힘살과 양 끝에서 힘줄을 보유한다면, 예를 들어, 위팔두갈래근처럼, 이 근육은 방추근육(방추상근, fusiform muscle)이라 불린다. 근육의 이러한 모양의 변형은 두힘살근에서처럼, 가운데서의 힘줄과 함께 양쪽 끝에서 근육힘살을 보유한다.

날개의(Pennate)

날개모양의 근육(익상근, pennate muscles)은 그것들의 짧은 섬유다발이 깃털("깃털"을 뜻하는 라틴어 penna 로부터)의 구조와 비슷하게 힘줄에 대하여 대각으로 부착되기 때문에 그렇게 이름 지었다. 그 힘줄이 그 근육의 어느 한 측면에서 발달한다면, 이것은 다리 안에서 긴발가락굽힘근에서처럼, 반깃근육(반우상근, unipennate)이라고 언급된다. 만약 그 힘줄이 가운데에 놓이며 그 섬유들이 양쪽 측면으로부터 비스듬하게 부착된다면, 이것은 깃근육(우상근, bipennate)으로 알려졌으며, 좋은 사례는 넙다리곧은근이 된다. 만약 그 근육 안으로 여러 방향으로부터 비스듬하게 무착하고 있는 섬유들과 함께 다수의 힘줄성 침입이 존재한다면(그러므로 옆으로 나란한 많은 깃털들을 닮아 보이는), 그 근육은 뭇깃근육(다우상근, multipennate)이라 불리며, 최고의 사례는 어깨세모근이 될 것이다.

수렴의(Convergent)

그 근육으로 삼각형의 모습을 제공하는, 단일한 힘줄을 향해서 모여드는 섬유다발과 함께 넓은 이는곳을 보유한 근육은 수렴의 근육(convergent muscle)이라고 불린다. 가장 좋은 사례는 큰가슴근이 된다.

원형의(Circular)

한 근육의 섬유다발이 동심의 고리로 배열될 때, 그 근육은 원형(circular)으로 언급된다. 신체 안에서 모든 조임의 골격근들은 이러한 유형이며, 그 근육들은 수축함에 의하여 자신들이 닫아주게 되는 구멍들을 둘러 싼다.

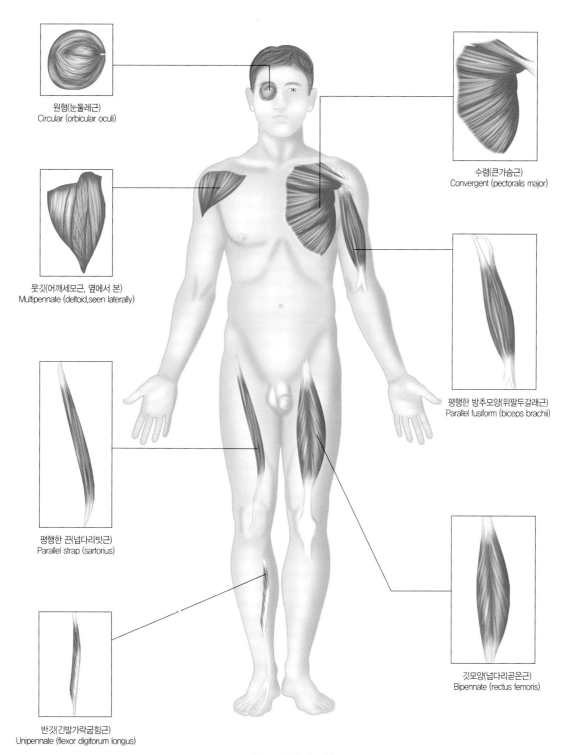

원형(눈둘레근)
Circular (orbicular oculi)

수렴(큰가슴근)
Convergent (pectoralis major)

뭇깃(어깨세모근, 옆에서 본)
Multipennate (deltoid,seen laterally)

평행한 방추모양(위팔두갈래근)
Parallel fusiform (biceps brachii)

평행한 끈(넙다리빗근)
Parallel strap (sartorius)

깃모양(넙다리곧은근)
Bipennate (rectus femoris)

반깃(긴발가락굽힘근)
Unipennate (flexor digitorum longus)

그림 2-5 **근육의 모양**

근육계(Muscular System)

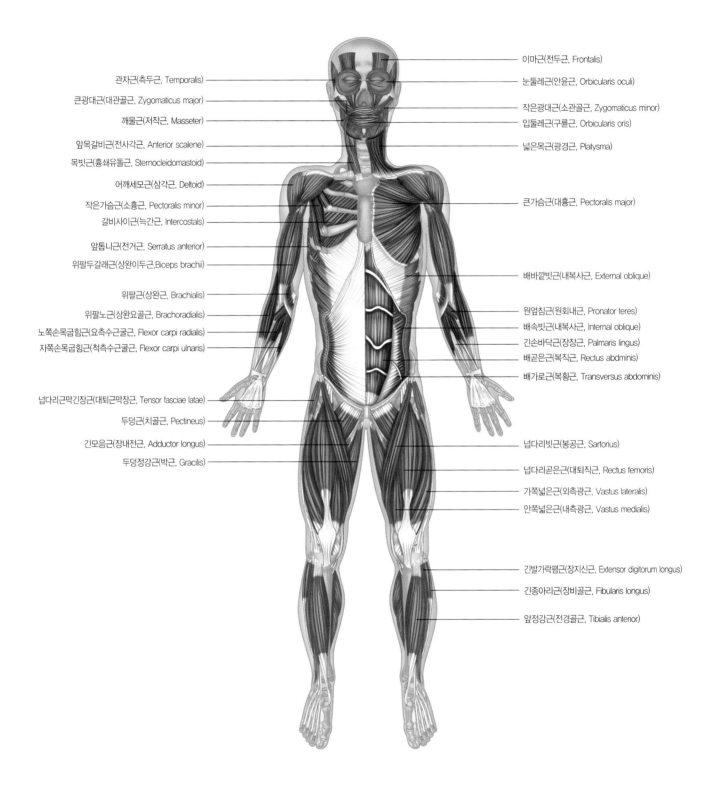

관자근(측두근, Temporalis)
큰광대근(대관골근, Zygomaticus major)
깨물근(저작근, Masseter)
앞목갈비근(전사각근, Anterior scalene)
목빗근(흉쇄유돌근, Sternocleidomastoid)
어깨세모근(삼각근, Deltoid)
작은가슴근(소흉근, Pectoralis minor)
갈비사이근(늑간근, Intercostals)
앞톱니근(전거근, Serratus anterior)
위팔두갈래근(상완이두근, Biceps brachii)
위팔근(상완근, Brachialis)
위팔노근(상완요골근, Brachoradialis)
노쪽손목굽힘근(요측수근굴근, Flexor carpi radialis)
자쪽손목굽힘근(척측수근굴근, Flexor carpi ulnaris)
넙다리근막긴장근(대퇴근막장근, Tensor fasciae latae)
두덩근(치골근, Pectineus)
긴모음근(장내전근, Adductor longus)
두덩정강근(박근, Gracilis)

이마근(전두근, Frontalis)
눈둘레근(안윤근, Orbicularis oculi)
작은광대근(소관골근, Zygomaticus minor)
입둘레근(구륜근, Orbicularis oris)
넓은목근(광경근, Platysma)
큰가슴근(대흉근, Pectoralis major)
배바깥빗근(내복사근, External oblique)
원엎침근(원회내근, Pronator teres)
배속빗근(내복사근, Internal oblique)
긴손바닥근(장장근, Palmaris lingus)
배곧은근(복직근, Rectus abdminis)
배가로근(복횡근, Transversus abdominis)
넙다리빗근(봉공근, Sartorius)
넙다리곧은근(대퇴직근, Rectus femoris)
가쪽넓은근(외측광근, Vastus lateralis)
안쪽넓은근(내측광근, Vastus medialis)
긴발가락폄근(장지신근, Extensor digitorum longus)
긴종아리근(장비골근, Fibularis longus)
앞정강근(전경골근, Tibialis anterior)

그림 2-6 **근육계(전면모습)**
Muscular system (anterior view)

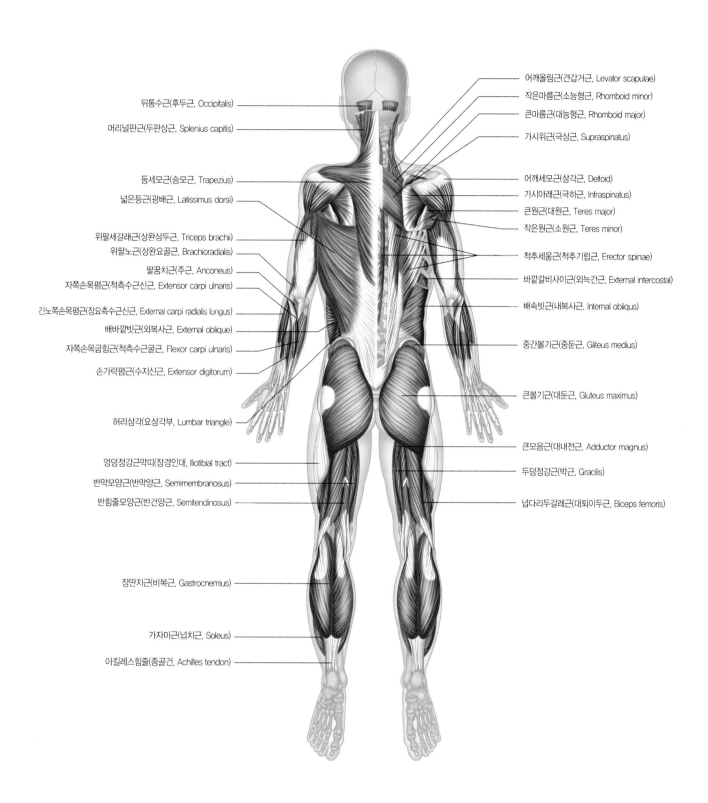

뒤통수근(후두근, Occipitalis)

머리널판근(두판상근, Splenius capitis)

등세모근(승모근, Trapezius)

넓은등근(광배근, Latissimus dorsi)

위팔세갈래근(상완삼두근, Triceps brachii)

위팔노근(상완요골근, Brachioradialis)

팔꿈치근(주근, Anconeus)

자쪽손목폄근(척측수근신근, Extensor carpi ulnaris)

긴노쪽손목폄근(장요측수근신근, External carpi radialis longus)

배바깥빗근(외복사근, External oblique)

자쪽손목굽힘근(척측수근굴근, Flexor carpi ulnaris)

손가락폄근(수지신근, Extensor digitorum)

허리삼각(요삼각부, Lumbar triangle)

엉덩정강근막띠(장경인대, Iliotibial tract)

반막모양근(반막양근, Semimembranosus)

반힘줄모양근(반건양근, Semitendinosus)

장딴지근(비복근, Gastrocnemius)

가자미근(넙치근, Soleus)

아킬레스힘줄(종골건, Achilles tendon)

어깨올림근(견갑거근, Levator scapulae)

작은마름근(소능형근, Rhomboid minor)

큰마름근(대능형근, Rhomboid major)

가시위근(극상근, Supraspinatus)

어깨세모근(삼각근, Deltoid)

가시아래근(극하근, Infraspinatus)

큰원근(대원근, Teres major)

작은원근(소원근, Teres minor)

척추세움근(척추기립근, Erector spinae)

바깥갈비사이근(외늑간근, External intercostal)

배속빗근(내복사근, Internal obliqus)

중간볼기근(중둔근, Gliteus medius)

큰볼기근(대둔근, Gluteus maximus)

큰모음근(대내전근, Adductor magnus)

두덩정강근(박근, Gracilis)

넙다리두갈래근(대퇴이두근, Biceps femoris)

그림 2-7 근육계(후면모습)
Muscular system (posterior view)

골격계(Skeletal System)

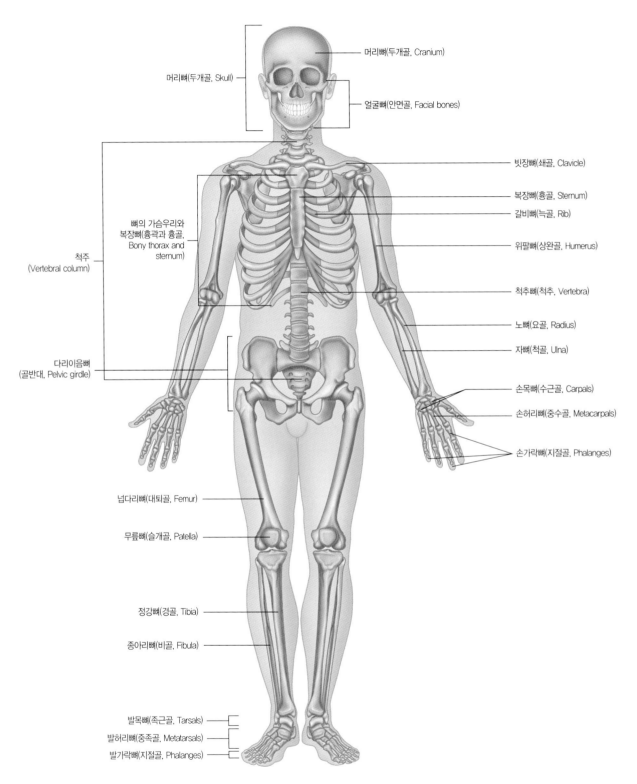

머리뼈(두개골, Skull)

머리뼈(두개골, Cranium)

얼굴뼈(안면골, Facial bones)

빗장뼈(쇄골, Clavicle)

복장뼈(흉골, Sternum)

갈비뼈(늑골, Rib)

위팔뼈(상완골, Humerus)

척추뼈(척추, Vertebra)

노뼈(요골, Radius)

자뼈(척골, Ulna)

손목뼈(수근골, Carpals)

손허리뼈(중수골, Metacarpals)

손가락뼈(지절골, Phalanges)

뼈의 가슴우리와
복장뼈(흉곽과 흉골,
Bony thorax and
sternum)

척주
(Vertebral column)

다리이음뼈
(골반대, Pelvic girdle)

넙다리뼈(대퇴골, Femur)

무릎뼈(슬개골, Patella)

정강뼈(경골, Tibia)

종아리뼈(비골, Fibula)

발목뼈(족근골, Tarsals)

발허리뼈(중족골, Metatarsals)

발가락뼈(지절골, Phalanges)

그림 2-8 **뼈대(앞쪽 모습)**
Skeleton (anterior view)

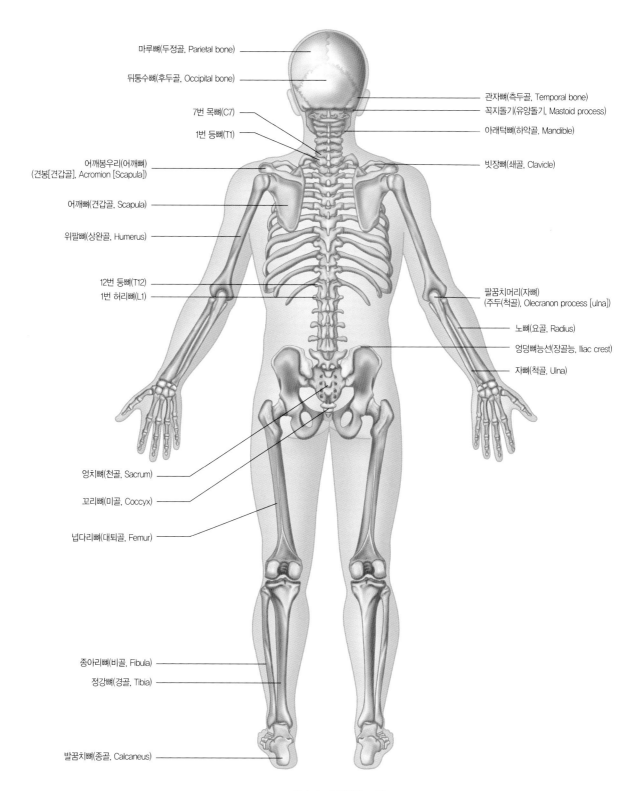

마루뼈(두정골, Parietal bone)

뒤통수뼈(후두골, Occipital bone)

7번 목뼈(C7)

1번 등뼈(T1)

어깨봉우리(어깨뼈)
(견봉[견갑골], Acromion [Scapula])

어깨뼈(견갑골, Scapula)

위팔뼈(상완골, Humerus)

12번 등뼈(T12)
1번 허리뼈(L1)

관자뼈(측두골, Temporal bone)
꼭지돌기(유양돌기, Mastoid process)

아래턱뼈(하악골, Mandible)

빗장뼈(쇄골, Clavicle)

팔꿈치머리(자뼈)
(주두[척골], Olecranon process [ulna])

노뼈(요골, Radius)

엉덩뼈능선(장골능, Iliac crest)

자뼈(척골, Ulna)

엉치뼈(천골, Sacrum)

꼬리뼈(미골, Coccyx)

넙다리뼈(대퇴골, Femur)

종아리뼈(비골, Fibula)

정강뼈(경골, Tibia)

발꿈치뼈(종골, Calcaneus)

그림 2–9 **뼈대(후방 모습)**
Skeleton (posterior view)

척주의 구획들(Sections of the Vertebral Column)

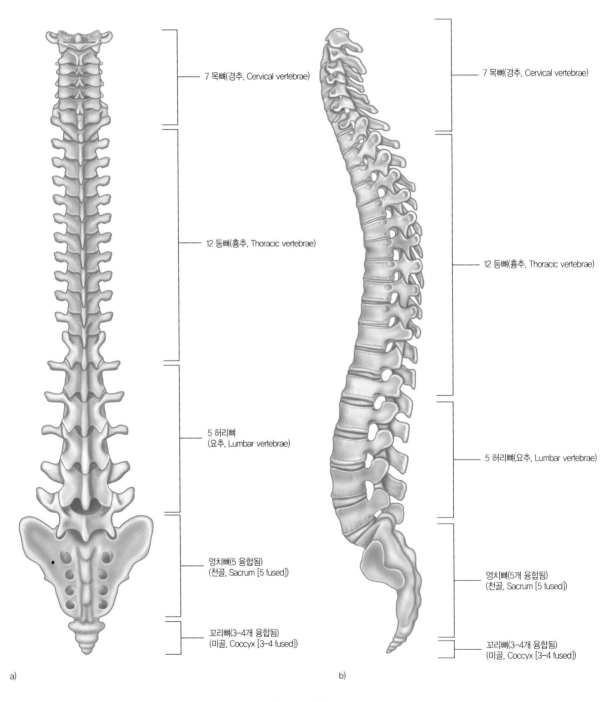

7 목뼈(경추, Cervical vertebrae)

12 등뼈(흉추, Thoracic vertebrae)

5 허리뼈
(요추, Lumbar vertebrae)

엉치뼈(5개 융합됨)
(천골, Sacrum [5 fused])

꼬리뼈(3-4개 융합됨)
(미골, Coccyx [3-4 fused])

7 목뼈(경추, Cervical vertebrae)

12 등뼈(흉추, Thoracic vertebrae)

5 허리뼈(요추, Lumbar vertebrae)

엉치뼈(5개 융합됨)
(천골, Sacrum [5 fused])

꼬리뼈(3-4개 융합됨)
(미골, Coccyx [3-4 fused])

a)

b)

그림 2-10 **척주**
(a) 후방 모습, (b) 측면 모습

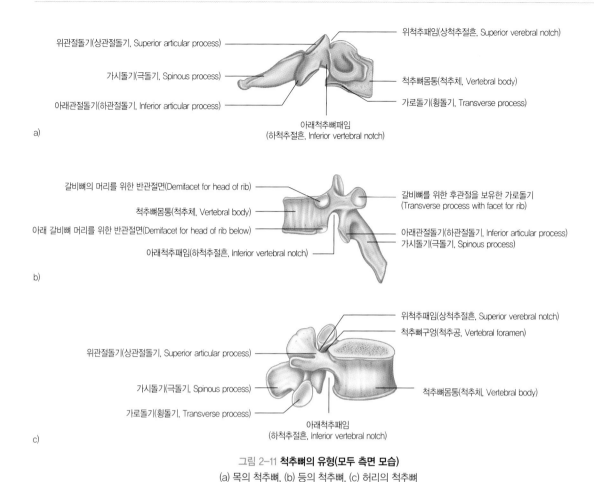

위관절돌기(상관절돌기, Superior articular process)

위척추패임(상척추절흔, Superior verebral notch)

가시돌기(극돌기, Spinous process)

아래관절돌기(하관절돌기, Inferior articular process)

척추뼈몸통(척추체, Vertebral body)

가로돌기(횡돌기, Transverse process)

아래척추패임
(하척추절흔, Inferior vertebral notch)

a)

갈비뼈의 머리를 위한 반관절면(Demifacet for head of rib)

척추뼈몸통(척추체, Vertebral body)

아래 갈비뼈 머리를 위한 반관절면(Demifacet for head of rib below)

아래척추패임(하척추절흔, Inferior vertebral notch)

갈비뼈를 위한 후관절을 보유한 가로돌기
(Transverse process with facet for rib)

아래관절돌기(하관절돌기, Inferior articular process)

가시돌기(극돌기, Spinous process)

b)

위척추패임(상척추절흔, Superior verebral notch)

척추뼈구엉(척추공, Vertebral foramen)

위관절돌기(상관절돌기, Superior articular process)

가시돌기(극돌기, Spinous process)

가로돌기(횡돌기, Transverse process)

척추뼈몸통(척추체, Vertebral body)

아래척추패임
(하척추절흔, Inferior vertebral notch)

c)

그림 2-11 **척추뼈의 유형(모두 측면 모습)**
(a) 목의 척추뼈, (b) 등의 척추뼈, (c) 허리의 척추뼈

가슴에서 골반의 부위까지(Thoracic to Pelvic Region)

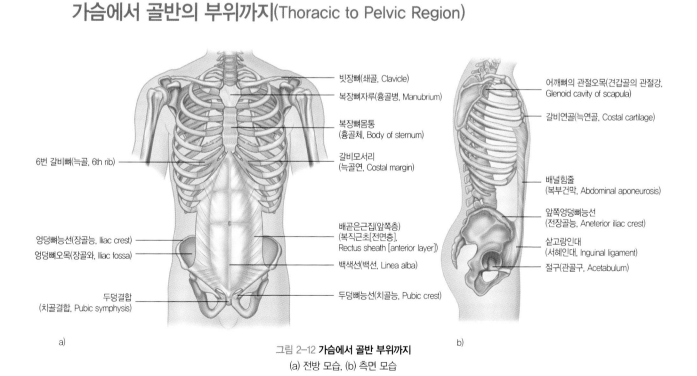

빗장뼈(쇄골, Clavicle)

복장뼈자루(흉골병, Manubrium)

복장뼈몸통
(흉골체, Body of sternum)

갈비모서리
(늑골연, Costal margin)

6번 갈비뼈(늑골, 6th rib)

엉덩뼈능선(장골능, Iliac crest)

엉덩뼈오목(장골와, Iliac fossa)

두덩결합
(치골결합, Pubic symphysis)

배곧은근집(앞쪽층)
(복직근초[전면층],
Rectus sheath [anterior layer])

백색선(백선, Linea alba)

두덩뼈능선(치골능, Pubic crest)

a)

어깨뼈의 관절오목(견갑골의 관절강,
Glenoid cavity of scapula)

갈비연골(늑연골, Costal cartilage)

배널힘줄
(복부건막, Abdominal aponeurosis)

앞쪽엉덩뼈능선
(전장골능, Anererior iliac crest)

샅고랑인대
(서혜인대, Inguinal ligament)

절구(관골구, Acetabulum)

b)

그림 2-12 **가슴에서 골반 부위까지**
(a) 전방 모습, (b) 측면 모습

039

어깨뼈(Scapula)

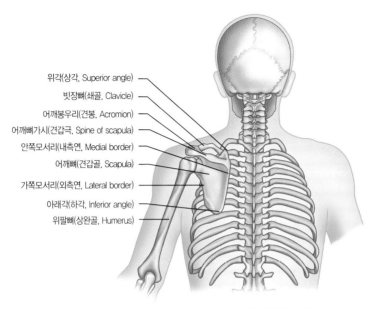

위각(상각, Superior angle)
빗장뼈(쇄골, Clavicle)
어깨봉우리(견봉, Acromion)
어깨뼈가시(견갑극, Spine of scapula)
안쪽모서리(내측연, Medial border)
어깨뼈(견갑골, Scapula)
가쪽모서리(외측연, Lateral border)
아래각(하각, Inferior angle)
위팔뼈(상완골, Humerus)

그림 2-13 **어깨뼈(후방 모습)**

머리뼈에서 복장뼈까지(Skull to Sternum)

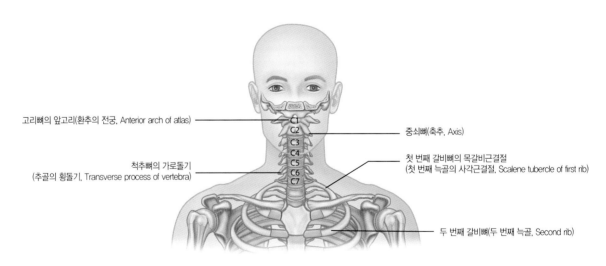

고리뼈의 앞고리(환추의 전궁, Anterior arch of atlas)

C1
C2
C3
C4
C5
C6
C7

중쇠뼈(축추, Axis)

척추뼈의 가로돌기
(추골의 횡돌기, Transverse process of vertebra)

첫 번째 갈비뼈의 목갈비근결절
(첫 번째 늑골의 사각근결절, Scalene tubercle of first rib)

두 번째 갈비뼈(두 번째 늑골, Second rib)

그림 2-14 **머리뼈에서 복장뼈까지(전면 모습)**
아래턱뼈와 위턱뼈는 제거됨

머리뼈에서 위팔뼈까지(Skull to Humerus)

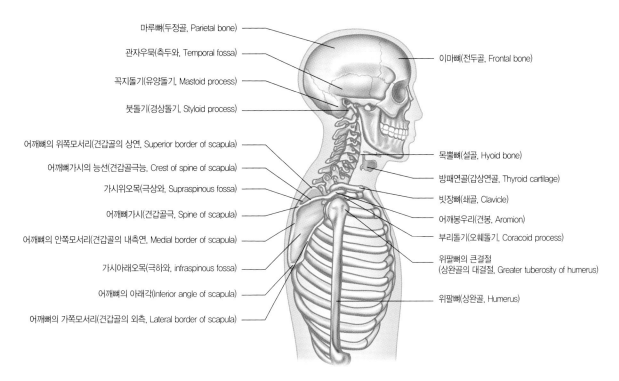

마루뼈(두정골, Parietal bone)

관자우묵(측두와, Temporal fossa)

꼭지돌기(유양돌기, Mastoid process)

붓돌기(경상돌기, Styloid process)

어깨뼈의 위쪽모서리(견갑골의 상연, Superior border of scapula)

어깨뼈가시의 능선(견갑골극능, Crest of spine of scapula)

가시위오목(극상와, Supraspinous fossa)

어깨뼈가시(견갑골극, Spine of scapula)

어깨뼈의 안쪽모서리(견갑골의 내측연, Medial border of scapula)

가시아래오목(극하와, Infraspinous fossa)

어깨뼈의 아래각(Inferior angle of scapula)

어깨뼈의 가쪽모서리(견갑골의 외측, Lateral border of scapula)

이마뼈(전두골, Frontal bone)

목뿔뼈(설골, Hyoid bone)

방패연골(갑상연골, Thyroid cartilage)

빗장뼈(쇄골, Clavicle)

어깨봉우리(견봉, Aromion)

부리돌기(오훼돌기, Coracoid process)

위팔뼈의 큰결절
(상완골의 대결절, Greater tuberosity of humerus)

위팔뼈(상완골, Humerus)

그림 2-15 머리뼈에서 위팔뼈까지(측면 모습)

다리이음뼈에서 발까지(Pelvic Girdle to Foot)

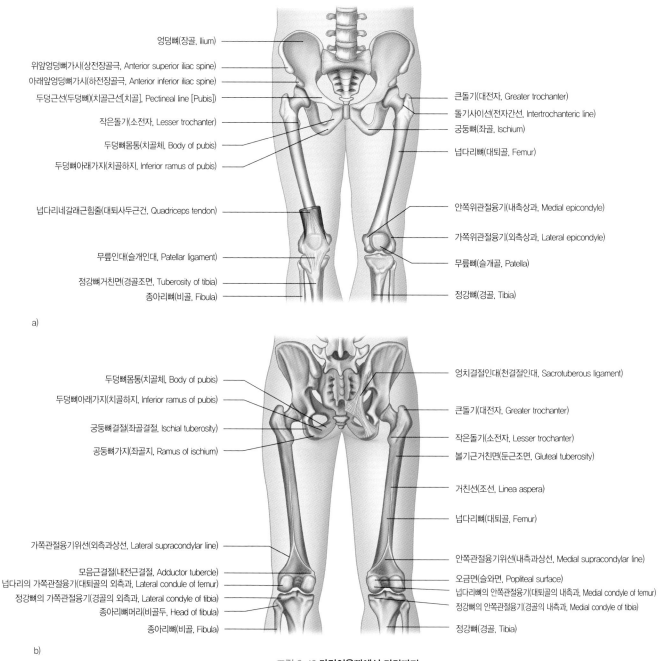

엉덩뼈(장골, Ilium)

위앞엉덩뼈가시(상전장골극, Anterior superior iliac spine)
아래앞엉덩뼈가시(하전장골극, Anterior inferior iliac spine)
두덩근선(두덩뼈)(치골근선[치골], Pectineal line [Pubis])
작은돌기(소전자, Lesser trochanter)
두덩뼈몸통(치골체, Body of pubis)
두덩뼈아래가지(치골하지, Inferior ramus of pubis)

큰돌기(대전자, Greater trochanter)
돌기사이선(전자간선, Intertrochanteric line)
궁둥뼈(좌골, Ischium)
넙다리뼈(대퇴골, Femur)

넙다리네갈래근힘줄(대퇴사두근건, Quadriceps tendon)

안쪽위관절융기(내측상과, Medial epicondyle)
가쪽위관절융기(외측상과, Lateral epicondyle)

무릎인대(슬개인대, Patellar ligament)

무릎뼈(슬개골, Patella)

정강뼈거친면(경골조면, Tuberosity of tibia)
종아리뼈(비골, Fibula)

정강뼈(경골, Tibia)

a)

두덩뼈몸통(치골체, Body of pubis)
두덩뼈아래가지(치골하지, Inferior ramus of pubis)
궁둥뼈결절(좌골결절, Ischial tuberosity)
공둥뼈가지(좌골지, Ramus of ischium)

엉치결절인대(천결절인대, Sacrotuberous ligament)

큰돌기(대전자, Greater trochanter)
작은돌기(소전자, Lesser trochanter)
볼기근거친면(둔근조면, Gluteal tuberosity)
거친선(조선, Linea aspera)
넙다리뼈(대퇴골, Femur)

가쪽관절융기위선(외측과상선, Lateral supracondylar line)
모음근결절(내전근결절, Adductor tubercle)
넙다리의 가쪽관절융기(대퇴골의 외측과, Lateral condule of femur)
정강뼈의 가쪽관절융기(경골의 외측과, Lateral condyle of tibia)
종아리뼈머리(비골두, Head of fibula)
종아리뼈(비골, Fibula)

안쪽관절융기위선(내측과상선, Medial supracondylar line)
오금면(슬와면, Popliteal surface)
넙다리뼈의 안쪽관절융기(대퇴골의 내측과, Medial condyle of femur)
정강뼈의 안쪽관절융기(경골의 내측과, Medial condyle of tibia)
정강뼈(경골, Tibia)

b)

그림 2-16 **다리이음뼈에서 다리까지**
(a) 전방 모습, (b) 후방 모습

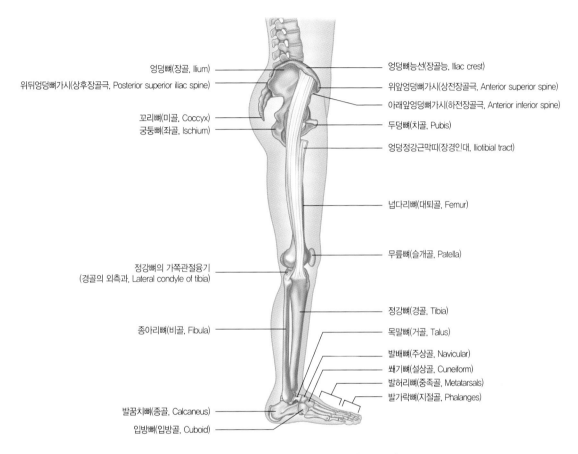

엉덩뼈(장골, Ilium)

위뒤엉덩뼈가시(상후장골극, Posterior superior iliac spine)

꼬리뼈(미골, Coccyx)

궁둥뼈(좌골, Ischium)

정강뼈의 가쪽관절융기
(경골의 외측과, Lateral condyle of tibia)

종아리뼈(비골, Fibula)

발꿈치뼈(종골, Calcaneus)

입방뼈(입방골, Cuboid)

엉덩뼈능선(장골능, Iliac crest)

위앞엉덩뼈가시(상전장골극, Anterior superior spine)

아래앞엉덩뼈가시(하전장골극, Anterior inferior spine)

두덩뼈(치골, Pubis)

엉덩정강근막띠(장경인대, Iliotibial tract)

넙다리뼈(대퇴골, Femur)

무릎뼈(슬개골, Patella)

정강뼈(경골, Tibia)

목말뼈(거골, Talus)

발배뼈(주상골, Navicular)

쐐기뼈(설상골, Cuneiform)

발허리뼈(중족골, Metatarsals)

발가락뼈(지절골, Phalanges)

그림 2-17 **다리이음뼈에서 발까지(측면 모습)**

윤활관절(Synovial Jonints)

윤활관절(활막관절, synovial joint)은 윤활액을 담고있는 관절 공간을 보유한다. 그것들은 자유롭게 움직일 수 있는(가동관절의) 관절들이며, 몇 가지 구분짓는 특징을 보유한다.

관절연골(articular cartilage 또는 유리연골[초자연골]: hyaline cartilage)은 그 관절을 구성하는 뼈들의 끝부분을 덮어준다.

관절 공간(joint cavity)은 윤활작용의 윤활액으로 채워져 있기 때문에 실재적인 공간이라기보다는 조금은 잠재적인 공간이다. 관절 공간은 관절주머니(관절낭, joint capsule)라고 알려진, 이중의-층화된 "소매," 또는 덮개에 의하여 둘러싸인다.

관절주머니의 바깥쪽 층은 관절주머니인대(관절낭인대, casular ligament)로 알려졌다. 이것은 관절하는 뼈의 뼈막과 이어지는 질긴, 유연한, 섬유성 결합조직이다. 안쪽층 또는 윤활막(활액막, synovial membrane)은 그 주머니와 관절연골로 덮혀있는 것들 이외의 모든 안쪽의 관절 표면들을 덮어주는 느슨한 결합조직으로 만들어진 매끄러운 막이다.

윤활액(활액, synovial fluid)은 관절주머니 내부 자유로운 공간을 점유하는 미끄러운 체액이며; 이것은 관절연골 내부에서도 역시 확인되며 그 연골들 사이에서 마찰력을 감소시키는 얇은 막을 제공한다. 관절이 움직임에 의하여 압박될 때, 윤활액은 연골의 밖으로 강제로 배출되며; 그 압박력이 제거될 때, 그 액은 관절연골 안으로 밀려들어간다. 윤활액은 혈관이 없는(혈관 자체를 보유하지 않은) 연골에 영양을 공급한다; 이것은 또한 포식세포(죽은 물질을 잡아먹는 세포들)도 담고 있으며, 관절 공간에서 미생물과 세포성 대사산물을 제거한다. 윤활액의 양은 상이한 관절들에서 달라지지만, 마찰력을 줄여주기 위한 얇은 막을 형성하도록 충분하게 존재한다. 관절에 대한 손상 도중에, 여분의 체액이 만들어지며 그 관절의 특징적인 부종을 만들게 된다. 이러한 여분의 체액은 윤활막에 의하여 나중에 다시 흡수된다.

덧 또는 곁인대(측부인대, accessory or collateral ligament)는 윤활관절을 보강하며 강화시킨다; 이러한 인대들은 주머니성이거나(즉, 섬유성 주머니 자체의 두꺼워진 부분) 독립적이다(즉, 주머니로부터 별개의). 인대는 항상 뼈와 뼈를 이어주며, 관절 주위에서 인대의 위치와 수에 따라서, 인대는 원치 않은 움직임을 막아주는 것과 함께 특정한 방향에서의 움직임을 제한할 것이다. 일반적인 법칙으로, 관절이 더 많은 인대를 보유할수록, 더 강해지게 된다.

윤활주머니(점액낭, bursae 복수형, bursa)는 관절을 완충해주는 것으로 확인된 체액-채워진 주머니이다; 그것들은 윤활막으로 덮혀있며 윤활액을 담고 있다. 윤활주머니는 힘줄과 뼈, 인대와 뼈 그리고 근육과 뼈 등의 사이에서 찾아지며 일종의 완충기로서 작용함에 의하여 마찰력을 줄여준다.

힘줄껍질(건초, Tendon sheaths)도 역시 윤활관절에 대하여 매우 가깝게 찾아진다. 그것들은 윤활주머니처럼 같은 구조를 보유하며 힘줄을 보호하기 위해서, 마찰력을 받는 힘줄들 주변을 둘러싼다.

관절원판(articular disc: 반달연골[반월상연골] meniscus)은 일부 윤활관절들 안에서 존재한다. 그것들은 충격흡수기로서 작용한다(두덩결합 안에서 섬유연골성 원판에 비슷하게). 예를 들어, 무릎관절 안에서, 안쪽반달연골(내측반월상연골, medial meniscus)과 가쪽 반달연골(외측반월상연골, lateral meniscus)이라고 불리는 두 개의 초승달-모양의 섬유연골성 원판은 넙다리뼈와 정강뼈의 안쪽관절융기들 사이에 그리고 동일한 두 뼈의 가쪽관절융기 사이에 놓여있다.

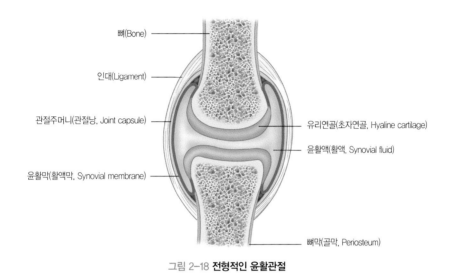

뼈(Bone)
인대(Ligament)
관절주머니(관절낭, Joint capsule)
윤활막(활액막, Synovial membrane)
유리연골(초자연골, Hyaline cartilage)
윤활액(활액, Synovial fluid)
뼈막(골막, Periosteum)

그림 2-18 **전형적인 윤활관절**

윤활관절의 일곱 가지 유형이 존재한다: 평면(또는 활주), 경첩, 중쇠, 절구-공이, 관절융기, 안장 그리고 타원형.

평면관절(plane joints 또는 미끄럼판질[활주관절] gliding joints)에서, 일반적으로 평편하거나 약간 휘어진 두 개의 표면이 서로간에 미끄러질 때 움직임이 발생한다. 사례: 봉우리빗장관절, 손목 안에서 손목뼈들 그리고 발목 안에서 발목뼈들 사이의 관절, 척추뼈 사이의 후관절들(그림 2-19를 참조), 엉치엉덩관절.

경첩관절(hinge joints)에서, 움직임은 상자 뚜껑의 경첩 안에서처럼 오로지 하나의 축 −가로의 축− 의 주위에서만 발생한다. 한쪽 뼈의 돌출부가 다른 쪽의 오목한 또는 원통형의 관절 표면 안으로 꼭 맞으며, 굽힘과 폄을 허용한다. 사례; 손가락사이관절, 팔꿈치(그림 2-19를 참조), 무릎.

중쇠관절(차축관절, pivot joints)에서, 움직임은 문의 경첩과 비슷한, 수직의 축 주위에서 발생한다. 대체로 뼈의 원통형의 관절 표면이 뼈 또는 인대에 의해서 만들어진 고리 안으로 돌출하며 그 안에서 회전한다. 사

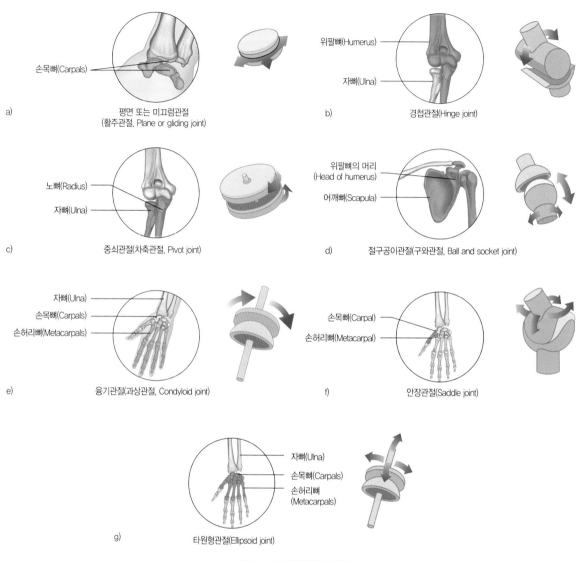

그림 2-19 **윤활관절의 형태들**
(a) 평면(또는 미끄럼), (b) 경첩, (C) 중쇠, (d) 절구─공이, (e) 융기, (f) 안장, (g) 타원형

례: (1) 중쇠뼈의 치돌기는 고리뼈 안의 구멍을 통해서 돌출하며, 양 옆으로 머리의 회전을 허용한다; (2) 팔꿈치에서 노뼈와 자뼈 사이의 관절은 자뼈로 확고하게 고정된 인대의 "고리" 내부에서 노뼈의 머리가 주위에서 회전하는 것을 허용한다(그림 2-19를 참조).

절구공이관절(구와관절, ball-and-socket joints)은 다른 뼈의 오목한 "절구" 내부에서 회전하는, 한 뼈의 둥근 또는 반원의 머리에 의하여 형성된 "공이"로 이루어지며, 굽힘, 폄, 모음, 벌림, 휘돌림 그리고 회전을 허용한다. 그러므로, 그것들은 다축성이며 모든 관절들의 가장 큰 가동 범위를 허용한다. 사례: 어깨(그림 2-19를 참조)와 엉덩관절.

절구공이관절과 함께 일반적인, 융기관절(과상관절, condyloid joints)은 짝을 이룬 오목함 안으로 맞춰진 구형의 관절 표면을 보유한다. 절구공이관절의 사례에서처럼, 융기관절도 굽힘, 폄, 벌림, 모음 그리고 휘돌림을 허용하며; 그렇지만 둘러싸는 인대와 근육들의 배치가 수직의 축 주위에서 능동적인 회전을 막게될 것이다. 사례: (엄지손가락을 제외한) 손가락들의 손허리손가락관절(그림 2-19를 참조).

안장관절(saddle joints)은 양쪽 관절의 표면 모두가 말등의 말안장과 비슷하게 맞춰진 볼록하고 오목한 부위를 보유한다는 것을 제외하면, 융기관절들과 비슷하다. 이러한 관절들은 융기관절보다 더 많은 움직임까지 허용한다. 사례: 손가락들로 엄지손가락의 맞섬을 허용하는, 엄지손가락의 손목손허리 관절(그림 2-19를 참조).

타원형관절(ellipsoid joints)은 효과면으로 절구공이관절에 유사하지만, 관절 표면은 구형이 아닌 타원형이다. 움직임들은 회전을(타원형 표면의 모양이 이것을 막는다) 제외한, 절구공이관절들과 같은 움직임을 갖는다. 사례: 손목관절(그림 2-19를 참조).

근육들의 집단 작용(Group Action of Muscles)

근육들은 움직임의 폭넓은 다양성을 성취하도록 함께 또는 대립해서 작용하며; 그러므로, 하나의 근육이 무엇인가 할 수 있으면, 거기에는 그것을 원상태로 돌려주는 또 다른 근육이 존재한다. 근육들은 또한 어딘가 다른 곳에서 발생하는 특정한 움직임이 가능할 수 있도록 부가적인 받침이나 안정상태를 제공하도록 요구될 수도 있을 것이다.

근육들은 네 가지 기능적인 그룹으로 분류된다:

- 주작용근, 또는 작용근
- 대항근
- 협동근
- 고정근

주작용근 또는 작용근(Prime Mover, or Agonist)

주작용근(prime mover 또는 작용근[주동근]: agonist라고 불림)은 어떤 특정한 움직임을 만들도록 수축하는 근육이다. 한 가지 사례는 위팔두갈래근이며, 이것은 팔꿈치 굽힘에서 주작용근이다. 비록 효과적이진 않을지라도, 동일한 움직임을 제공함에서 다른 근육들도 주작용근을 도와줄 수 있을 것이며; 그와 같은 근육들은 보조적인(assitant) 또는 이차적인 작용근(secondary mover)이라고 불린다. 예를 들어, 위팔근은 팔꿈치를 굽히기에서 위팔두갈래근을 보조하며, 그러므로 이차적 작용근이 된다.

대항근(Antagonist)

주작용근에 대하여 관절의 반대쪽에 위치한 근육 그리고 주작용근이 수축하도록 허용하도록 반드시 이완해야하는 근육은 대항근(길항근, antagonist)이라고 불린다. 예를 들어, 팔의 전면에서 위팔두갈래근이 팔꿈치를 굽히려고 수축할 때, 그 팔의 뒤쪽에서 위팔세갈래근은 이러한 움직임이 발생하도록 허용하기 위해서 반드시 이완해야 한다. 그 움직임이 거꾸로 만들어질 때(즉, 팔꿈치가 펴질 때), 위팔세갈래근은 주작용근이 되며 위팔두갈래근은 대항근의 역할을 담당하게 된다.

협동근(Synergist)

협동근(synergist)들은 주작용근이 수축하면서 발생하게 될 모든 원치않는 움직임을 막아준다. 이것은 다른 근육들이 그 관절들 가운데 하나를 고정해주도록 작용하지 않는다면, 주작용근이 수축할 때, 그것이 두 관절 모두에서 움직임을 유발하기 때문에, 각별하게 주작용근이 두 개의 관절을 건너가는 장소에서 중요하다. 예를 들어, 손가락을 굽혀주는 근육들은 단지 손가락관절들 뿐만 아니라, 손목 관절들도 건너가므로, 잠재적으로 두 관절 모두에서 움직임을 유발할 수 있다. 그렇지만, 당신이 손목관절을 고정하도록 협동적으로 작용하고 있는 다른 근육들을 보유하기 때문에, 당신은 동시에 손목을 굽히지 않은 채 주먹을 쥐도록 손가락을 굽히는 것이 가능할 것이다.

주작용근은 한 가지 작용 이상을 보유할 것이며, 그러므로 협동근 역시 원치않는 움직임들을 제거하도록 작용한다. 예를 들어, 위팔두갈래근은 팔꿈치를 굽혀줄 것이지만, 그 근육의 당김의 연결선은 아래팔을 엎침하도록도(나사를 조일 때처럼, 아래팔을 비틀어 주는 것) 만들 것이다. 만약 당신이 엎침이 없이 굽힘만이 발생하도록 원한다면, 다른 근육들은 이러한 엎침을 막도록 반드시 수축해야 한다. 이러한 의미에서, 그와 같은 협동근들은 때때로 중화요소(neutralizers)들이라고도 불린다.

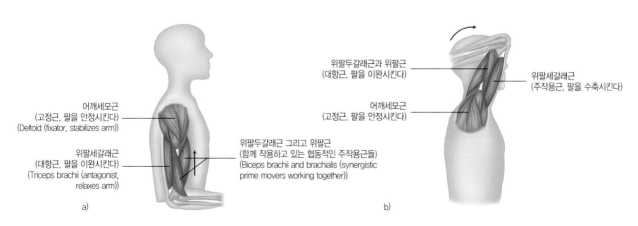

어깨세모근
(고정근, 팔을 안정시킨다)
(Deltoid (fixator, stabilizes arm))

위팔세갈래근
(대항근, 팔을 이완시킨다)
(Triceps brachii (antagonist, relaxes arm))

위팔두갈래근 그리고 위팔근
(함께 작용하고 있는 협동적인 주작용근들)
(Biceps brachii and brachialis (synergistic prime movers working together))

a)

위팔두갈래근과 위팔근
(대항근, 팔을 이완시킨다)

어깨세모근
(고정근, 팔을 안정시킨다)

위팔세갈래근
(주작용근, 팔을 수축시킨다)

b)

그림 2-20 **근육들의 집단 작용**
(a) 팔꿈치에서 팔을 굽히기; (b) 팔꿈치에서 그 팔을 펴기(주작용근과 대항근의 뒤집힌 역할을 보여준다)

고정근(Fixator)

한 가지 협동근은 그것이 주작용근이 이는곳을 취하는 장소로부터 그 뼈를 고정시킬 때 고정근(fixator) 또는 안정근(stailizer)이라고 좀 더 특정적으로 언급된다. 상지의 움직임 도중에 어깨뼈를 안정시키는(고정하는) 근육들은 좋은 사례가 된다. 윗몸일으키기 운동은 또 다른 좋은 사례가 된다. 복부의 근육들은 갈비우리와 골반 모두로 부착하며; 당신이 윗몸일으키기를 시행하는 것을 가능하게 만들도록 근육들이 수축할 때, 엉덩관절 굽힘근들은 복부근들이 골반을 기울어지게 만드는 것을 막아주도록 고정근으로서 협동적으로 수축할 것이며, 그럼에 의해서 골반이 안정적으로 유지되면서 상체가 앞으로 둥글게 들려질 것이다.

지렛대(Levers)

전통적인 생체역학에서, 뼈, 관절 그리고 근육들은 함께 그 안에서 신체가 모든 주어진 움직임에서 요구된 연관적인 근력, 범위 그리고 속력을 최적화시키는 일종의 지렛대 체계를 형성한다. 관절들은 지렛대받침으로서 작용하며, 근육은 힘을 제공하고 뼈는 움직여야 할 신체 부분의 하중을 견뎌낸다.

지렛대받침에 인접해 부착된 근육은 멀리 떨어져서 부착한 근육보다 조금 약할 것이다. 그렇지만, 지렛대의 길이가 그 근육의 움직일 수 있는 부착부에 의하여 전해진 거리를 증폭시키기 때문에, 이 근육은 움직임 더 큰 범위와 속력을 만들어낼 수 있을 것이다. 그림 2-21은 엉덩관절의 모음근에 대한 관계에서 이러한 원리를 설명해준다. 보다 큰 하중(이러한 사례에서는 긴모음근)을 움직이도록 그렇게 위치한 근육은 역학적인 이점(mechanical advantage)을 보유한다고 말한다. 그 지렛대받침에 가깝게 부착된 근육은 역학적인 불리함(mechanical disadvantage)에서 작용한다고 말하며, 보다 약한 작용을 보유한다.

그림 2-22, 2-24는 인간 신체 안에서 사례를 이용해서, 첫 번째-, 두 번째-, 그리고 세 번째-유형의 지렛대를 설명해준다.

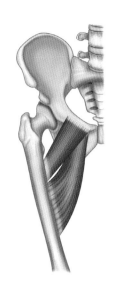

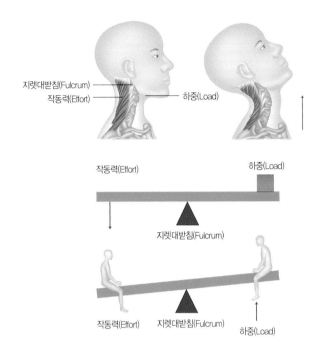

그림 2-21
두덩근은 긴모음근보다 움직임의 축으로 더 가깝게 부착한다. 그러므로 두덩근은 엉덩관절의 약한 모음근이지만, 수축의 단위 센티미터 당 하지의 더 큰 움직임을 만드는 것이 가능하다.

그림 2-22 **첫 번째-유형의 지렛대**
구성요소들의 관련 위치는 하중-지렛대받침-작동력이다. 사례는 시소, 한 쌍의 가위 등이 된다. 인체 안에서는, 한 사례가 머리와 목을 펴주는 능력이 된다: 여기에서 얼굴의 구조물들이 하중이 되며, 중쇠-고리관절은 지렛대받침이 그리고 뒤쪽 목 근육들은 작동력을 제공한다.

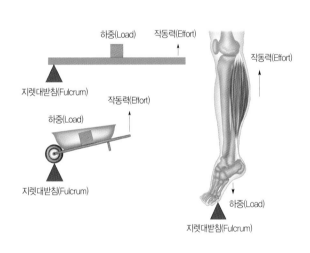

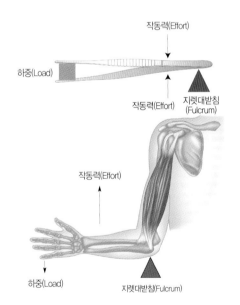

그림 2-23 **두 번째-유형의 지렛대**
구성요소들의 관련 위치는 지렛대받침-하중-작동력이 된다. 최고의 사례는 외바퀴손수레가 된다. 신체 안에서, 한 가지 사례는 서 있기에서 바닥으로부터 발꿈치를 들어 올리는 능력이 된다: 여기에서 발의 공이(ball of the foot)가 지렛대받침이며, 체중이 하중이 되며, 장딴지 근육이 작동력을 제공한다. 두 번째-유형이 지렛대에서, 움직임의 속력과 범위는 근력을 위해서 희생된다.

그림 2-24 **세 번째-유형의 지렛대**
구성요소들의 관련 위치는 하중-작동력-지렛대받침이 된다. 한쌍의 핀셋은 이것의 사례가 된다. 신체 안에서, 대부분의 골격근들은 이러한 방식에서 작용한다. 한 가지 사례는 아래팔을 굽히는 것이다: 여기에서 손 안에 들려있는 물체는 하중이며, 위팔두갈래근은 작동력을 제공하며, 그리고 팔꿈치 관절은 지렛대받침이 된다. 세 번째-유형의 지렛대에서, 근력은 움직임의 속력과 범위를 위해서 희생된다.

CHAPTER 3

머리덮개와 얼굴의 근육들

Muscles of the Scalp and Face

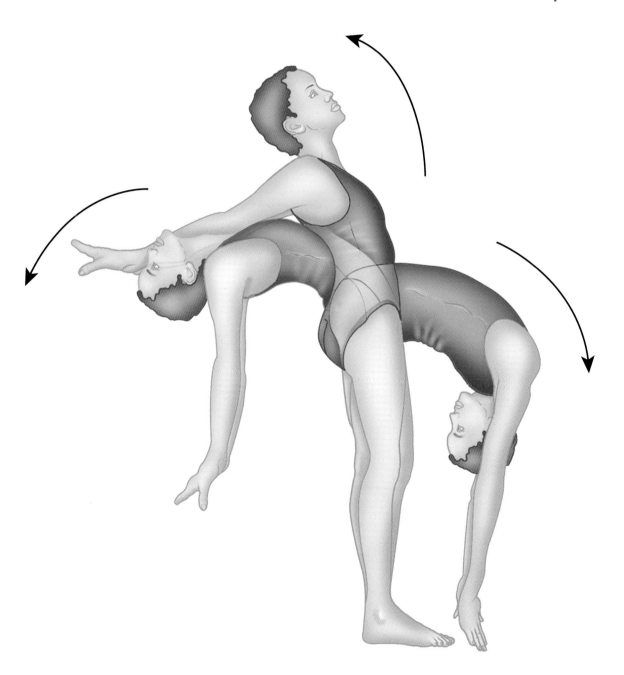

대부분의 근육들이 뼈에서 뼈로 이어지는 반면에, 얼굴의 근육들은 일반적으로 뼈에서 피부로 이어지기 때문에, 얼굴의 근육들은 인체의 근육들 가운데서 특이하다. 이러한 근육들은 다수의 역할을 수행하며, 머리와 목의 움직임, 씹기와 삼키기, 말하기, 얼굴 표정 그리고 눈의 움직임 등을 포함한다. 그와같이 다수의 그리고 다양한 움직임들은 전체 인간 신체 안에서 가장 빠르고, 가장 섬세하며 가장 정교한 조절을 요구한다.

소위 씹기 작용의 근육들 그리고 얼굴 표정의 근육들이라는, 두 가지 주요한 근육 그룹이 존재한다.

씹기 작용의 근육들(Muscles of Mastication)

씹기 작용의 근육들은 깨물근, 관자근 그리고 가쪽날개근을 포함하며; 이러한 근육들은 머리뼈의 나머지 부분에 대한 관계에서 아래턱뼈를 올리도록 작용하며, 깨물고, 씹으며 그리고 말하도록 입을 닫아준다.

깨물근(masseter)은 씹기, 아래턱뼈를 올리기 그리고 내밀기 등을 위해서 사용된 주요한 근육이다. 위턱뼈의 광대돌기와 광대활의 2/3로부터 시작해서, 이러한 근육은 아래턱뼈의 각 그리고 아래턱뼈의 가지와 갈고리돌기의 가쪽 표면에서 삽입된다.

깨물근과 협동작용하는, **관자근**(temporalis)은 관자우묵 그리고 광대뼈, 이마뼈, 마름뼈, 나비뼈 그리고 관자뼈 등을 덮고 있는 관자근막으로부터 기원한다. 이 근육은 아래턱뼈의 갈고리돌기의 첨부(안쪽/가쪽의) 그리고 아래턱뼈가지의 앞쪽 모서리에서 부착한다. 짧고, 단단한 관자근은 이빨 악물기로 이끌린다.

안쪽 및 가쪽의 날개근은 아래턱뼈의 안쪽 표면에 위치하며 턱관절의 움직임을 책임진다. **안쪽날개근** (medial pterygoid)은 아래턱뼈를 올려주도록 수축하며, 아래턱뼈를 앞쪽으로 내밀기와 함께 턱관절을 닫아준다. 씹기 작용의 다른 근육들과 다르게, **가쪽날개근**(lateral pterygoid)은 아래턱뼈를 내려주기에서 도와주는 유일한 근육이며, 그러므로 턱을 벌려준다. 가쪽날개근의 양측 작동은 또한 턱관절 내밀기를 유발하는 한편으로, 편측성 수축은 씹기를 위해서 필수적인 가쪽의 움직임으로 이어진다.

얼굴 표정의 근육들(Muscles of Facial Expression)

얼굴 표정의 근육들은 다양한 방향에서 피부와 얇은 근막의 움직임을 허용하기 위한 매우 얇은 근육이다. 이러한 것들은 소위 눈 주위의 근육들(50쪽을 참조) 그리고 입 주위의 근육들이라는, 얼굴 표정의 두 가지 주요한 근육 그룹이 존재한다.

눈둘레근(oribicularis oculi)은 눈을 둘러싸고 있는 것으로 확인된다. 그 근육은 세 부분— 눈확의, 눈꺼풀의 그리고 눈물의 −으로 구성되며, 그것들 전부는 눈의 깜빡이기 또는 강제된 감기에 포함된다. **눈꺼풀올림근** (levator palpebrae superioris)은 눈확 안에 위치하며, 그것이 눈물관으로 직접적인 근막의 부착을 보유하는 한 편으로, 그 근육의 주요 기능은 눈꺼풀을 올리기에서 도움을 주는 것이다. 눈썹의 주름짓기와 찌푸리기에 연관되는, **눈썹주름근**(corrugator supercilii)은 눈썹활 안에 위치한 작은 근육이며, 양 눈썹을 아래로 그리고 안쪽으로 모이도록 끌어당긴다.

눈 자체에 대하여서, 여섯 개의 **외인성 눈 근육들**(extrinsic eye muscles)이 눈동자의 회전과 함께 위쪽, 아래쪽, 가쪽 그리고 안쪽 동작을 제공한다. 이러한 근육들은 놀라운 속력과 정확성을 보유한 채, 하루 전반에 걸쳐서 거의 즉각적으로 극단적으로 섬세한 움직임들을 만들어낸다. 눈의 안쪽에 위치한, **내인성 눈 근육들** (intrinsic eye mucles)은 명료한 시야를 만들도록 눈의 동공을 확대시키며 수정체 초점을 맞춰주도록 지치지 않고 작용한다.

입의 여러 근육들이 존재한다. **입둘레근**(orbicularis obis)은 입과 입술을 둘러싸며 얼굴 표정 그리고 강요된 날숨을 도와주기를 위해서 필수적이다. **위입술올림근**(levator labii superioris)은 얼굴 표정의 또 다른 근육이며, 위쪽 입술을 들어올린다. **입꼬리올림근**(levator anguli oris)은 연관된 광대근, 입꼬리내림근(세모근:triangularis) 그리고 입둘레근 등과 직접적인 근막의 연결을 보유하며, 그러므로 얼굴 표정의 중요한 근육이 된다.

큰 및 작은광대근(zygomaticus major & minor) 모두는 입, 코 그리고 뺨의 분명한 표현을 도와준다. 미소 짓기에서, 이러한 근육들은 입술을 들어올리며, 눈둘레근에 의해서 유발된, 눈 주위에서 눈가 주름살의 연관된 형성이 존재하게 된다. **입꼬리당김근**(risorius)은 얼굴 표정의 또 다른 근육이며, 귀밑샘의 덮고 있는 근막으로부터 그 근육의 이는곳을 취한다. 이러한 근육은 눈의 포함이 없이, 거짓의 미소를 만든다.

그 이름에서 추측케하듯, **아랫입술내림근**(depressor labii inferioris)은 아래 입술을 내려주도록 도와주며; 이 근육은 아래턱뼈 위 그 근육의 이는곳에서 넓은목근과 합쳐지며 아래 입술의 피부 위로 부착한다. **입꼬리내림근**(depressor anguli oris)은 아래턱뼈로부터 기시하며 입꼬리에서 입둘레근의 근막 안으로 삽입된다. **턱끝근**(mentalis)도 그 근육이 턱끝 융기부(턱)으로부터 기원하기 때문에 그렇게 명명되며, 아래 입술 바로 밑에서 연부조직으로 부착하도록 위로 그리고 가쪽으로 향하며; 이 근육은 의심을 표현하기에서 사용된, 얼굴 표정의 중요한 근육이다.

볼근(buccinator)은 깨물기에서 그리고 미소짓기와 같은 얼굴 표정에서 중요한 근육이며; 신생아들은 빨기를 위해서 이 근육을 사용한다.

얼굴 표정에서 도움을 주는 많은 다른 머리덮개와 얼굴의 근육들도 존재한다.

코의 근육들은(62쪽을 참조) 눈살근, 코근, 그리고 코중격내림근 등을 포함한다. **눈살근**(procerus)은 코의 천장을 덮고 있는 막으로 부착하며 코로부터 이마까지 연결부를 형성하며, 양 눈썹의 가운데 부분을 아래로 당겨준다. **코근**(nasalis)은 코의 외측면 위에 위치하며, 코연골을 압박하며(콧구멍압박근: compressor naris) 그리고 확장시킨다(콧구멍확장근: dilator naris). **코중격내림근**(depressor septi nasi)은 그 이름에서 의미하듯, 코날개를 아래로 당겨준다.

귀의 바깥 부분의 근육들은(귀바퀴, 58쪽을 참조) 앞쪽, 위쪽 그리고 뒤쪽 부분 등을 포함하며, 그것들 중 가장 큰 것은 위귀바퀴근이 된다. 뒤통수이마근과 비슷하게, **앞, 위 및 뒤 귀바퀴근**(auricularis anterior, superior & posterior) 등은 머리뼈를 덮고 있는 힘줄인 머리덮개널힘줄과 연속되며, 그것들은 바깥귀의 연골로 부착한다. 이러한 근육들은 머리덮개와 귀를 움직이기에서 도와준다.

뒤통수이마근(occipitofrontalis)은 눈썹을 올리기와 같은 얼굴 표정에서 중요한 역할을 담당한다. 이것은 두 개의 근육힘살을 이어주는 납작한 힘줄성 조직과 함께, 머리뼈의 앞쪽에서부터 뒤쪽까지 서로간에 마주해서 위치한, 우측과 좌측의 두 개의 근육 힘살(또는 배부분: gasters)을 형성한다. 그 앞쪽 부분은 **이마힘살**(frontal belly)인 반면에, 그 뒤쪽 부분은 **뒤통수힘살**(occipital belly)이 된다.

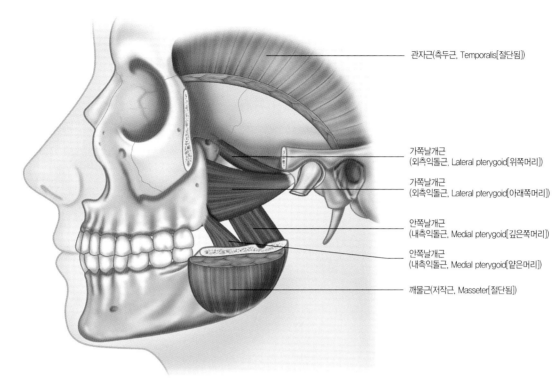

관자근(측두근, Temporalis[절단됨])

가쪽날개근
(외측익돌근, Lateral pterygoid[위쪽머리])

가쪽날개근
(외측익돌근, Lateral pterygoid[아래쪽머리])

안쪽날개근
(내측익돌근, Medial pterygoid[깊은쪽머리])

안쪽날개근
(내측익돌근, Medial pterygoid[얕은머리])

깨물근(저작근, Masseter[절단됨])

씹기의 근육들(Muscles of mastication)

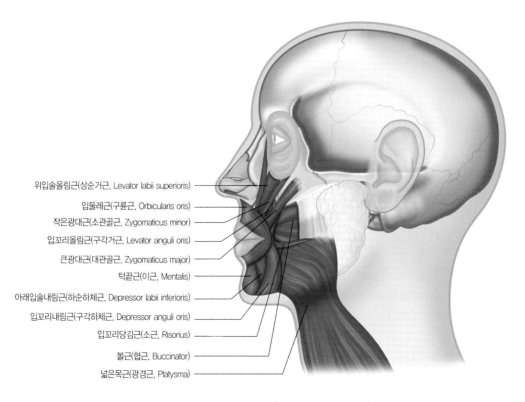

위입술올림근(상순거근, Levator labii superioris)

입둘레근(구륜근, Orbicularis oris)

작은광대근(소관골근, Zygomaticus minor)

입꼬리올림근(구각거근, Levator anguli oris)

큰광대근(대관골근, Zygomaticus major)

턱끝근(이근, Mentalis)

아래입술내림근(하순하체근, Depressor labii inferioris)

입꼬리내림근(구각하체근, Depressor anguli oris)

입꼬리당김근(소근, Risorius)

볼근(협근, Buccinator)

넓은목근(광경근, Platysma)

입의 근육들(Muscles of the mouth)

머리덮개의 근육들(Muscles of the Scalp)

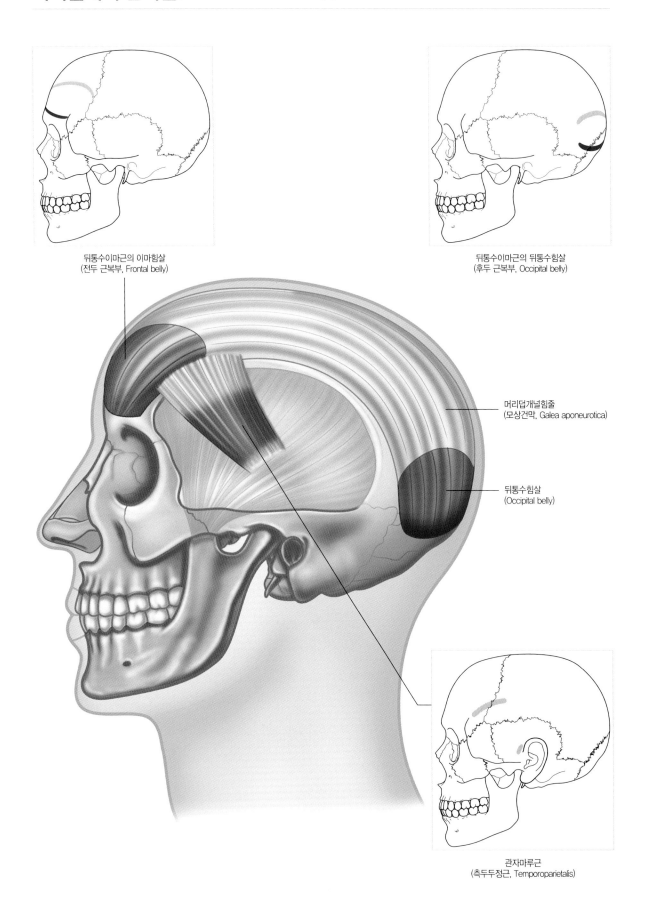

뒤통수이마근의 이마힘살
(전두 근복부, Frontal belly)

뒤통수이마근의 뒤통수힘살
(후두 근복부, Occipital belly)

머리덮개널힘줄
(모상건막, Galea aponeurotica)

뒤통수힘살
(Occipital belly)

관자마루근
(측두두정근, Temporoparietalis)

뒤통수이마근(OCCIPITOFRONTALIS)

라틴어, frons, 이마, 머리의 앞쪽; occiput, 머리의 뒤쪽

뒤통수이마근은 사실상 머리덮개널힘줄이라고 불리는 널힘줄에 의하여 결합된 두 개의 근육힘살(이마의 및 뒤통수의)인 것이며, 그것이 헬멧(라틴어 투구모양의 것: galea)을 닮은 무엇을 형성하기 때문에 그렇게 명명되었다.

이는곳	이마힘살: 눈썹의 피부. 뒤통수힘살: 뒤통수뼈의 위목덜미선의 가쪽 2/3. 관자뼈의 꼭지돌기
닿는곳	머리덮개널힘줄
신경	안면신경(Ⅶ)(뒤귀바퀴의 그리고 관자뼈의 가지)
작용	이마힘살:눈썹을 올려주며 이마의 피부를 수평으로 주름짓게 만든다. 뒤통수힘살: 머리덮개를 뒤쪽으로 당겨준다.
기본적인 기능적 움직임	얼굴 표정을 도와준다. 예: 놀란 듯/못마땅한 듯 보인다.

관자마루근(TEMPOROPARIETALS)

라틴어, tempus, 신전; parietalis, 어떤 공간의 벽과 연관되는

이는곳	귀 위쪽의 근막
닿는곳	머리덮개널힘줄의 가쪽 모서리
신경	안면신경(Ⅶ)(관자뼈의 가지)
작용	머리덮개를 팽팽하게 만든다. 귀를 올려준다.

귀의 근육들(Muscles of the Ear)

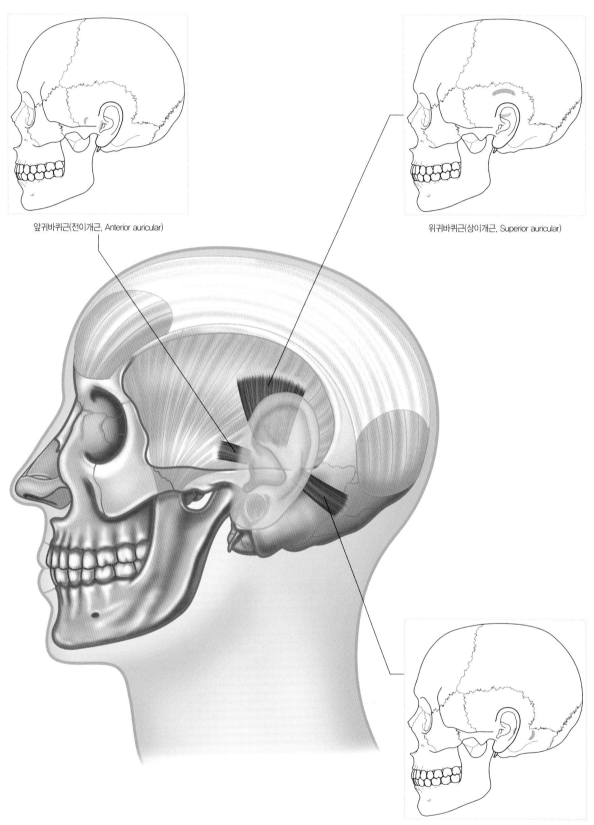

앞귀바퀴근(전이개근, Anterior auricular)

위귀바퀴근(상이개근, Superior auricular)

뒤귀바퀴근(후이개근, Posterior auricular)

위귀바퀴근(SUPERIOR AURICULAR)

라틴어, auricularis, 귀와 연관된; superior, 위쪽의

이는곳	귀 위쪽에서 관자뼈 부위 안의 근막
닿는곳	귀의 위쪽 부분
신경	안면신경(Ⅶ)(관자뼈의 가지)
작용	귀를 올려준다.

앞귀바퀴근(ANTERIOR AURICULAR)

라틴어, auricularis, 귀와 연관된; anterior, 앞쪽에서

이는곳	관자근막의 앞쪽 부분
닿는곳	귀의 귀둘레 안으로
신경	안면신경(Ⅶ)(관자뼈의 가지)
작용	귀를 앞쪽으로 그리고 위쪽으로 끌어당긴다.

뒤귀바퀴근(POSTERIOR AURICULAR)

라틴어, auricularis, 귀와 연관된; posterior, 뒤쪽에서

이는곳	관자뼈의 꼭지돌기
닿는곳	귀의 뒤쪽 부분
신경	안면신경(Ⅶ)(뒤쪽 귀의 가지)
작용	귀를 뒤쪽으로 그리고 위쪽으로 당겨준다.

눈꺼풀의 근육들(Muscles of the Eyelids)

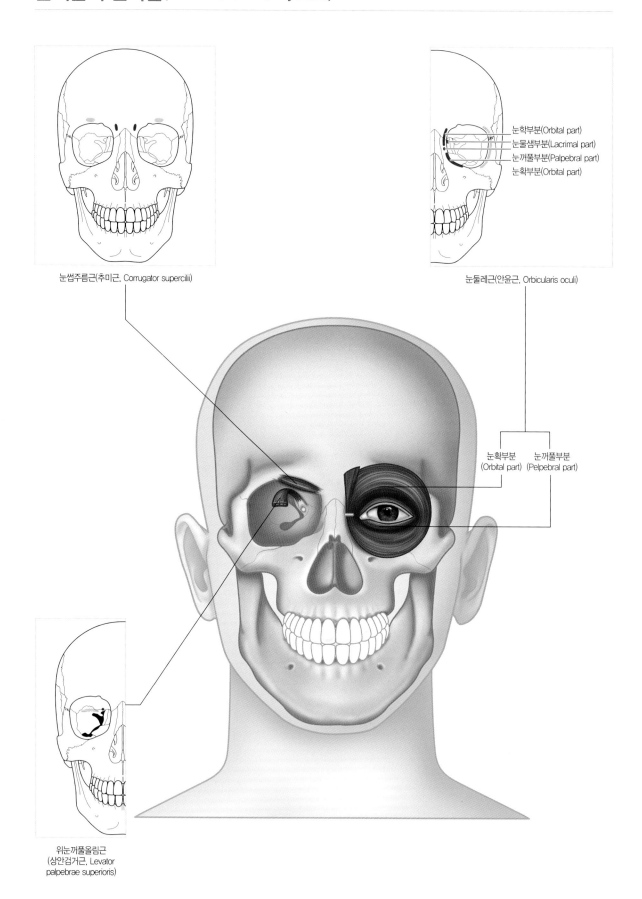

눈썹주름근(추미근, Corrugator supercilii)

눈학부분(Orbital part)
눈물샘부분(Lacrimal part)
눈꺼풀부분(Palpebral part)
눈확부분(Orbital part)

눈둘레근(안윤근, Orbicularis oculi)

눈확부분
(Orbital part)

눈꺼풀부분
(Pelpebral part)

위눈꺼풀올림근
(상안검거근, Levator
palpebrae superioris)

눈둘레근(ORBICULARIS OCULI)

라틴어, orbiculus, 작은 원형의 판; oculus, 눈

이러한 복잡하고 절대적으로 중요한 근육은 세 부분으로 이루어진다 – 눈확의(눈의 둥근 부분), 눈꺼풀의
(눈꺼풀 안의, **라틴어**, palpebra, 눈꺼풀) 그리고 눈물의(안쪽 눈꺼풀 인대의 뒤쪽 그리고 눈물샘, **라틴어**, lacrima,
눈물); 전체적으로 눈을 둘러싸는 중요한 보호적인 기전을 형성한다.

이는곳	눈확 부분: 이마뼈, 위턱뼈의 이마돌기, 안쪽 눈꺼풀 인대
	눈꺼풀 부분: 안쪽 눈꺼풀 인대
	눈물샘 부분: 눈물뼈
닿는곳	눈확 부분: 눈확 주위의 원형의 경로, 이는곳으로 되돌아간다.
	눈꺼풀 부분: 가쪽 눈꺼풀솔기
	눈물샘 부분: 가쪽 눈꺼풀솔기
신경	안면신경(Ⅶ)(관자의 및 광대의 가지)
작용	눈확 부분: 눈꺼풀을 강하게 닫아준다(눈을 "감아준다").
	눈꺼풀 부분: 눈을 가볍게 닫아준다(그리고 깜박이기에서처럼, 불수의적인 작용으로 가져온다).
	눈물샘 부분: 눈물샘을 확장시키며 눈물관을 눈의 표면 위로 가져온다.

위눈꺼풀올림근(LEVATOR PALPEBRAE SUPERIORIS)

라틴어, levare, 들어올리는 것; palpebrae, 눈꺼풀의; superioris, 위쪽의

이러한 근육은 그 안에서 체성의 및 내장의 근육 섬유 모두를 보유함에서 특이하다. 이 근육은 눈둘레근의 눈
꺼풀 부분의 대항근이며; 그러므로, 위눈꺼풀올림근의 마비는 눈동자 위로 위눈꺼풀이 축늘어지게 한다.

이는곳	눈확의 뿌리(나비뼈의 작은날개)
닿는곳	위눈꺼풀의 피부
신경	눈돌림신경(Ⅲ)(위쪽 가지)
작용	위눈꺼풀을 올려준다.
기본적인 기능적 움직임	잠에서 깨어날 때처럼, 눈을 뜨게 만든다.

눈썹주름근(CORRUGATOR SUPERCILII)

라틴어, corrugare, 주름을 만드는 것; supercilii, 눈썹의

이는곳	이마뼈의 눈썹활의 안쪽 끝부분
닿는곳	눈썹의 안쪽 절반 아래 피부의 깊은 표면
신경	안면신경(Ⅶ)(관자의 가지)
작용	눈썹을 안쪽으로 그리고 아래로 당겨주며, 수직의 주름을 만든다.
기본적인 기능적 움직임	찌푸리기

코의 근육들(Muscles of the Nose)

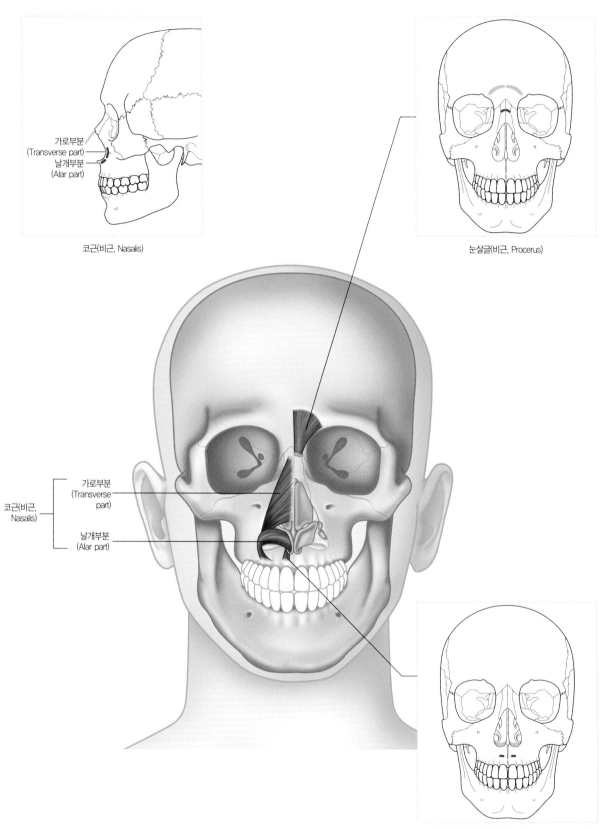

코근(비근, Nasalis)

눈살금(비근, Procerus)

가로부분
(Transverse part)
날개부분
(Alar part)

코근(비근,
Nasalis)

가로부분
(Transverse
part)

날개부분
(Alar part)

코중격내림근(비중격하체근, Depressor septi nasi)

눈살근(PROCERUS)

라틴어, procerus, 길다.

이는곳	코뼈 위의 근막. 가쪽 코연골의 위쪽 부분
닿는곳	눈꺼풀 사이의 피부
신경	안면신경(Ⅶ)(관자의 가지)
작용	코의 능선 위에서 가로 주름을 만든다. 눈썹의 안쪽 부분을 아래로 당긴다.
기본적인 기능적 움직임	강한 "코를 킁킁거리기"와 재채기하기를 가능하게 만듦

코근(NASALIS)

라틴어, nasus, 코

이는곳	가로 부분: 코의 바로 옆 위턱뼈
	날개 부분: 가쪽 앞니 위쪽 위턱뼈
닿는곳	가로 부분: 코의 능선을 가로질러 마주한 측면의 근육들을 모아준다.
	날개 부분: 코의 날개연골
신경	안면신경(Ⅶ)(뺨쪽 가지)
작용	가로 부분: 콧구멍을 압박한다
	날개 부분: 연골을 아래로 가쪽으로 끌어당기며, 콧구멍을 열어준다.
기본적인 기능적 움직임	코를 통해서 강하게 호흡하기

코중격내림근(DPRESSOR SEPTI NASI)

라틴어, deprimere, 아래로 누르는 것; septi, 구분해주는 벽의; nasi, 코의

이는곳	안쪽 앞니 위의 위턱뼈
닿는곳	코의 중격과 날개
신경	안면신경(Ⅶ)(뺨쪽 가지)
작용	코를 아래로 당기며, 그러므로 콧구멍을 벌리기에서 코근을 도와준다.
기본적인 기능적 움직임	코를 씰룩이기

입의 근육들(Muscles of the Mouth)

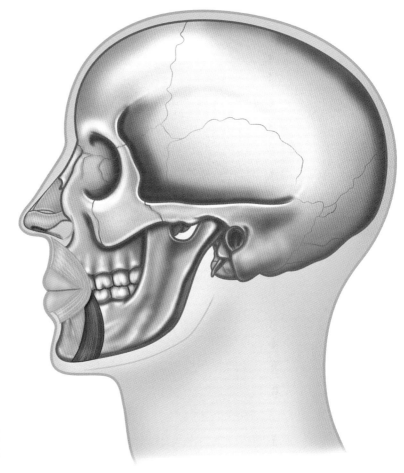

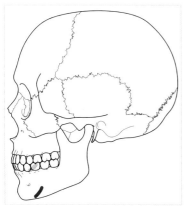

입꼬리내림근(구각하체근, Depressor anguli oris)

입꼬리내림근(DEPRESSOR ANGULI ORIS)

라틴어, deprimere, 아래로 누르는 것; anguli, 구석의; oris,

입의 근육섬유들은 넓은목근과 이어져 있다.

이는곳	아래턱뼈의 비스듬선
닿는곳	입의 구석에 있는 피부
신경	안면신경(Ⅶ)(아래턱의 및 볼의 가지)
작용	입의 구석(꼬리)를 아래쪽으로 그리고 바깥쪽으로 당겨준다.
기본적인 기능적 움직임	예를 들어, 슬픔이나 눈살을 찌푸림

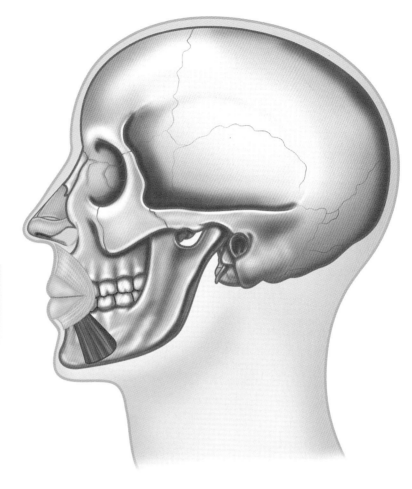

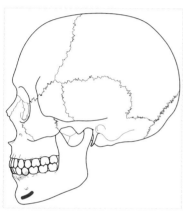

아래입술내림근(하순하체근, (Depressor labii inferioris)

아래입술내림근(DEPRESSOR LABII INFERIORIS)

라틴어, deprimere, 아래로 누르는 것; labii, 입술의; inferioris, 아래쪽의

이는곳	아래턱뼈의 비스듬선의 앞쪽 부분
닿는곳	아랫입술의 피부
신경	안면신경(Ⅶ)(아래턱의 가지)
작용	아랫입술을 아래쪽으로 그리고 가쪽으로 당겨준다.
기본적인 기능적 움직임	얼굴 표정을 도와준다.

입의 근육들(Muscles of the Mouth)

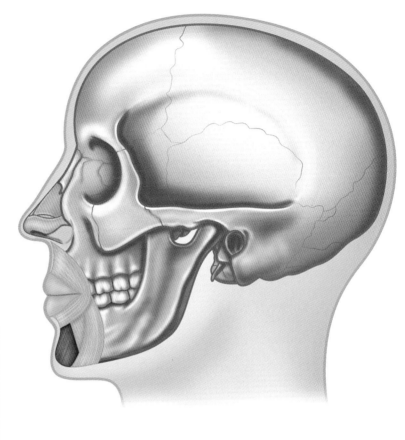

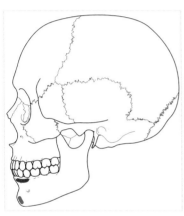

턱끝근(이근, Mentalis)

턱끝근(MENTALIS)

라틴어, mentum, 턱

이것은 정상적으로 입둘레근과 아무런 연결을 보유하지 않은 입술의 유일한 근육이다.

이는곳	앞니 쪽으로 아래쪽 아래턱뼈
닿는곳	턱의 피부
신경	안면신경(Ⅶ)(아래턱의 가지)
작용	아랫입술을 내밀어주며 턱의 피부를 위로 당긴다(주름을 만든다).
기본적인 기능적 움직임	(못마땅해서) 삐죽거리기

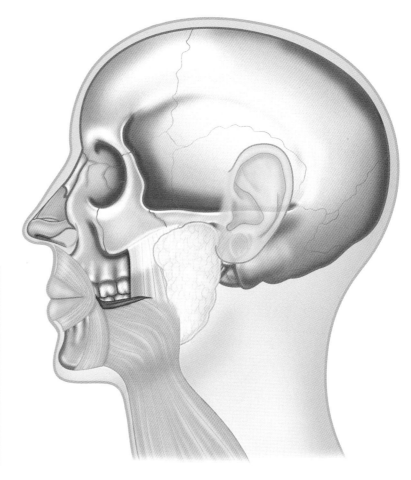

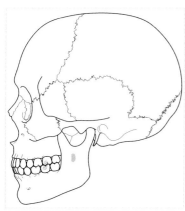

입꼬리당김근(소근, Risorius)

입꼬리당김근(RISORIUS)

라틴어, risus, 웃음

이러한 얇은 근육은 빈번하게 넓은목근과 완전하게 융합된다.

이는곳	깨물근 위의 근막
닿는곳	입의 구석(꼬리)에서 피부
신경	안면신경(Ⅶ)(볼의 가지)
작용	입의 구석을 뒤로 당겨준다.
기본적인 기능적 움직임	웃기

입의 근육들(Muscles of the Mouth)

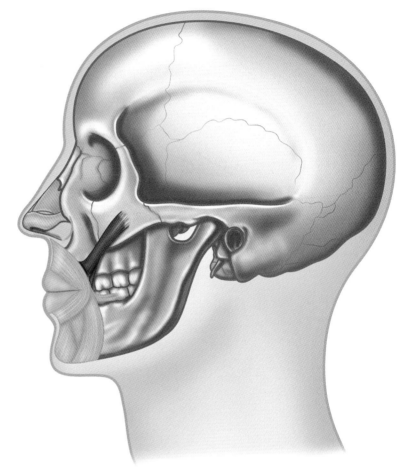

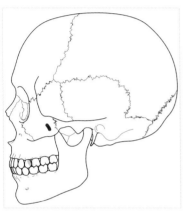

큰광대근(대관골근, Zygomaticus major)

큰광대근(ZYGOMATICUS MAJOR)

그리스어, zygoma 막대, 나사못. **라틴어**, major, 보다 큰	
이는곳	광대뼈의 가족 표면의 뒤쪽 부분
닿는곳	입의 구석(꼬리)에서 피부
신경	안면신경(Ⅶ)(광대의 및 볼의 가지)
작용	미소짓기에서처럼, 입의 구석을 위로 그리고 바깥쪽으로 당겨준다.
기본적인 기능적 움직임	미소짓기

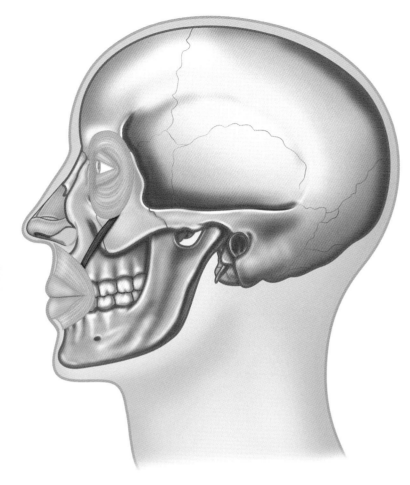

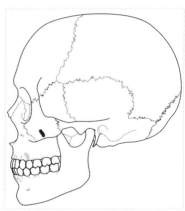

작은광대근(소관골근, Zygomaticus minor)

작은광대근(ZYGOMATICUS MINOR)

그리스어, zygoma 막대, 나사못, **라틴어**, minor, 보다 작은

이는곳	광대뼈의 가쪽 표면의 앞쪽 부분
닿는곳	입의 구석(꼬리)쪽으로 바로 안쪽 위입술
신경	안면신경(Ⅶ)(볼의 가지)
작용	위쪽 입술을 올려준다.
기본적인 기능적 움직임	얼굴 표정을 도와준다.

입의 근육들(Muscles of the Mouth)

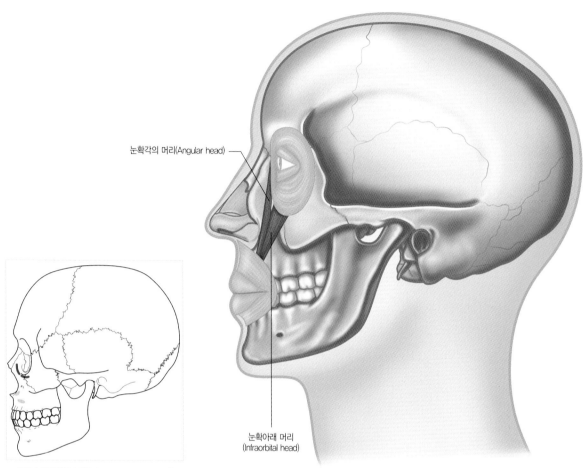

눈확각의 머리(Angular head)

눈확아래 머리
(Infraorbital head)

위입술올림근(상순거근, Levator labii superioris)

위입술올림근(LEVATOR LABII SUPERIORIS)

라틴어, levare, 들어올리는 것; labii, 입술의, superioris, 위쪽의

이는곳	눈확각의 머리: 광대뼈와 위턱뼈의 이마돌기
	눈확아래 머리: 눈확의 아래쪽 모서리
닿는곳	눈확각의 머리: 큰 날개 연골, 위쪽 입술, 그리고 코의 피부
	눈확아래 머리: 위쪽 입술의 근육들
신경	안면신경(Ⅶ)(볼의 가지)
작용	위쪽 입술을 올려준다. 콧구멍을 넓혀준다. 코입술의 오목한 부분(인중)을 형성한다.
기본적인 기능적 움직임	키스하기와 얼굴 표정을 도와준다.

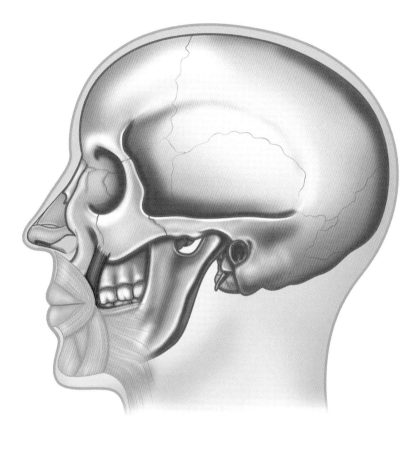

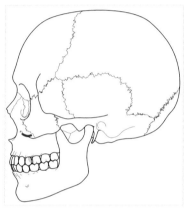

입꼬리올림근(구각거근, Levator anguli oris)

입꼬리올림근(LEVATOR ANGULI ORIS)

라틴어, levare, 들어올리는 것; anguli, 구석의; oris, 입의	
이는곳	위턱뼈의 송곳니오목
닿는곳	입의 구석에서 피부
신경	안면신경(Ⅶ)(볼의 가지)
작용	입의 꼬리(구석)을 올려준다.
	코입술의 오목함(인중)을 형성하도록 도와준다.
기본적인 기능적 움직임	미소짓기 표정을 만들도록 도와준다.

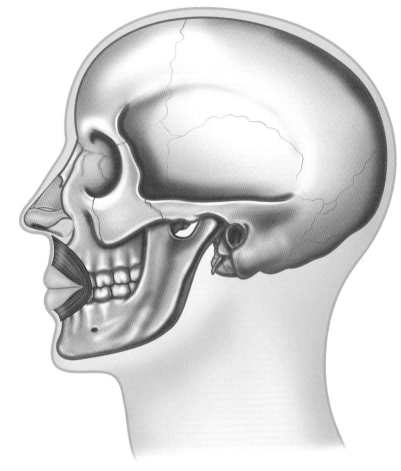

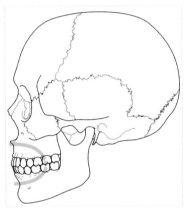

입둘레근(구륜근, Orbicularis oris)

입둘레근(ORBICULARIS ORIS)

라틴어, orbiculus, 작은 원형의 판; oris 입의

이것은 입을 둘러싸고 있는 일종의 복합적인 조임근이며; 이 근육은 많은 다른 근육들로부터 근육 다발을 받게 된다.

이는곳	입의 구멍을 둘러싸는 근육 섬유들, 피부, 근육 그리고 입술의 근막으로 부착되며 그 부위를 둘러싼다.
닿는곳	입의 구석에서 피부와 근막
신경	안면신경(Ⅶ)(볼의 및 아래턱의 가지)
작용	입을 다물어준다. 이빨에 닿게 입술을 눌러준다. 입술을 내밀어준다(오무린다). 말하는 동안 입술 모양을 만들어준다.
기본적인 기능적 움직임	입술을 포함하는 얼굴 표정

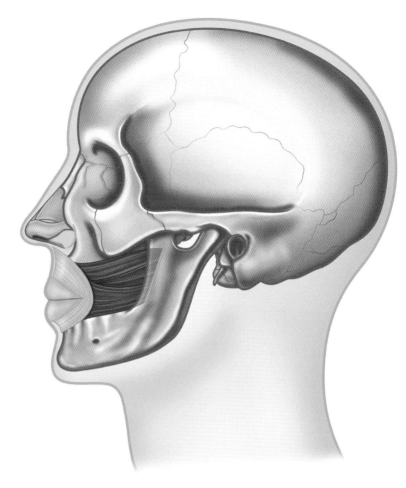

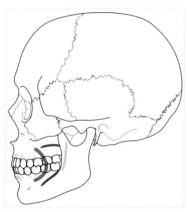

볼근(협근, Buccinator)

볼근(BUCCINATOR)

라틴어, bucca, 볼(뺨)의

이러한 근육은 뺨의 실질을 형성한다

이는곳	위턱뼈와 아래턱뼈의 뒤쪽 부분; 광대아래턱의 솔기
닿는곳	입둘레근과 합쳐지며 입술 안으로 혼합된다.
신경	안면신경(Ⅶ)(볼의 가지)
작용	이빨에 닿도록 뺨을 눌러준다. 확장된 뺨을 압박한다.

씹기의 근육들(Muscles of Mastication)

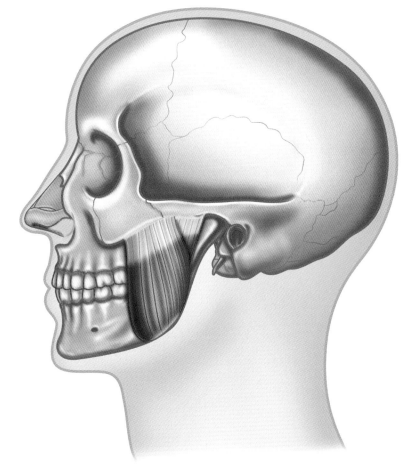

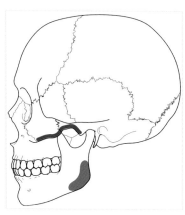

깨물근(저작근, Masseter)

깨물근(MASSETER)

그리스어, maseter, 깨무는 것

깨물근은 씹기 작용의 가장 표면의 근육이며, 턱을 꽉 물 때 쉽게 느껴진다.

이는곳	광대활 그리고 광대뼈의 위턱돌기
닿는곳	아래턱뼈 가지의 가쪽 표면
신경	삼차신경(Ⅴ)(아래턱의 분지)
작용	아래턱뼈의 올려줌
기본적인 기능적 움직임	음식을 씹기

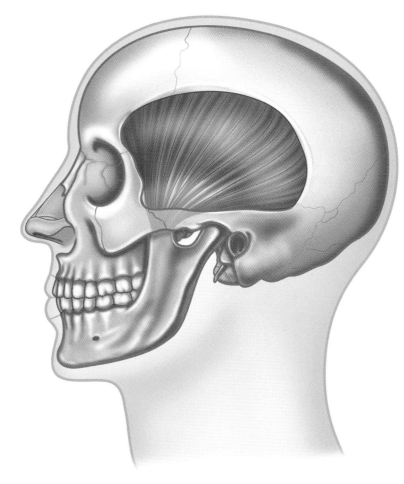

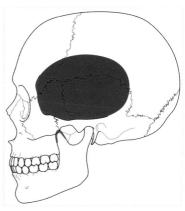

관자근(측두근, Temporalis)

관자근(TEMPORALIS)

라틴어, temporalis, 머리의 측면과 연관된

관자근은 넓은 부채모양의 근육이며 관자뼈의 대부분을 덮고 있다.

이는곳	관자오목의 뼈, 관자근막
닿는곳	아래턱의 갈고리돌기, 아래턱뼈 가지의 앞쪽 모서리
신경	삼차신경(Ⅴ)(아래턱의 분지)로부터 전방과 후방 깊은 관자신경
작용	아래턱뼈의 들어올림과 뒤로 당김
기본적인 기능적 움직임	음식을 씹기

씹기의 근육들(Muscles of Mastication)

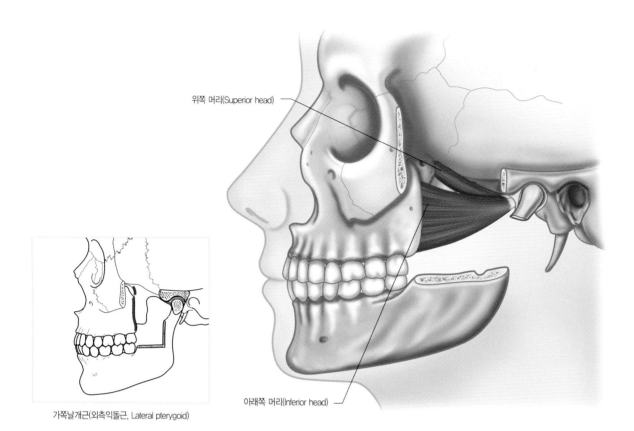

위쪽 머리(Superior head)

아래쪽 머리(Inferior head)

가쪽날개근(외측익돌근, Lateral pterygoid)

가쪽날개근(LATERAL PTERYGOID)

그리스어, pterygoeides, 날개-모양의. **라틴어**, lateralis, 측면과 연관된

이러한 근육의 위쪽 머리는 때때로 그 근육이 관자아래턱 관절의 원판 안으로 삽입되기 때문에 나비반달근(sphenomeniscus)이라고도 불린다.

이는곳	위쪽 머리: 아래관자오목의 천장부분
	아래쪽 머리: 날개돌기의 가쪽 판의 가쪽 표면
닿는곳	위쪽 머리: 관자아래턱 관절의 관절주머니와 관절 원판
	아래쪽 머리: 아래턱뼈의 목 부분
신경	삼차신경(Ⅴ)(아래턱의 분지)
작용	씹기 작용에서처럼 아래턱의 내밀기와 양 옆으로의 움직임
기본적인 기능적 움직임	음식을 씹기

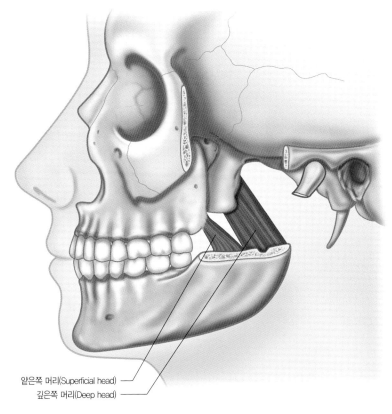

얕은쪽 머리(Superficial head)
깊은쪽 머리(Deep head)

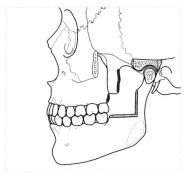

안쪽날개근(내측익돌근, Medial pterygoid)

안쪽날개근(MEDIAL PTERYGOID)

그리스어, pterygoeides, 날개–모양의. **라틴어**, medialis, 가운데쪽과 연관된

이러한 근육은 그 두 개의 근육들 사이에 위치한 아래턱뼈 기지와 함께 그것의 위치와 작용 모두에서 깨 물근을 반영한다.

이는곳	깊은쪽 머리: 날개돌기의 가쪽 날개 판의 안쪽 표면. 입천장뼈의 날개패임돌기
	얕은쪽 머리: 위턱뼈의 거친면과 입천장뼈의 날개패임돌기
닿는곳	아래턱뼈의 각과 가지의 안쪽 표면
신경	삼차신경(V)(아래턱의 분지)
작용	씹기 작용에서처럼 아래턱뼈의 올리기와 양 옆으로의 움직임
기본적인 기능적 움직임	음식을 씹기

머리와 얼굴 근육들의 이는곳, 닿는곳, 신경공급 그리고 작용에 대한 참조표

(Reference Table for the Origin, Insertion, Nerve Supply, and Action of the Head and Face Muscles)

근육	이는곳	닿는곳	신경	작용
머리덮개				
뒤통수이마근	**이마힘살**: 눈썹의 피부 **뒤통수힘살**: 뒤통수뼈의 위목덜미선의 가쪽 2/3. 관자뼈의 꼭지돌기	머리덮개널힘줄	안면신경(Ⅶ)	**이마힘살**: 눈썹을 들어주며 수평으로 이마의 피부의 주름을 만든다. **뒤통수힘살**: 머리덮개를 뒤쪽으로 당긴다.
관자마루근	귀 위의 근막	머리덮개널힘줄의 가쪽 모서리	안면신경(Ⅶ)	
귀				
위귀바퀴근	귀 위쪽 관자 부위 안의 근막	기의 위쪽 부분	안면신경(Ⅶ)	귀를 올려준다.
앞귀바퀴근	관자근막의 앞쪽 부분	귀의 귀둘레 안으로	안면신경(Ⅶ)	귀를 앞쪽으로 그리고 위로 끌어당긴다.
뒤귀바퀴근	관자뼈의 꼭지돌기	귀의 뒤쪽 부분	안면신경(Ⅶ)	귀를 뒤쪽으로 그리고 위쪽으로 끌어당긴다.
눈꺼풀				
눈둘레근	**눈확 부분**: 이마뼈. 위턱뼈의 이마돌기. 안쪽 눈꺼풀인대 **눈꺼풀 부분**: 안쪽 눈꺼풀인대	**눈확 부분**: 눈확 주위 원형의 경로, 이는곳으로 복귀 **눈꺼풀 부분**: 가쪽 눈꺼풀솔기	안면신경(Ⅶ)	**눈확 부분**: 눈꺼풀을 강하게 감음 **눈꺼풀 부분**: 눈꺼풀을 약하게 감음
위눈꺼풀올림근	눈확의 뿌리(날개뼈의 작은날개)	위쪽 눈꺼풀의 피부	눈돌림신경(Ⅲ)	위쪽 눈꺼풀을 올려준다.
눈썹주름근	이마뼈의 눈썹활의 안쪽 끝부분	눈썹의 안쪽 절반 아래 피부의 깊은 표면	안면신경(Ⅶ)	눈썹을 안으로 및 아래로 끌어당긴다.
코				
눈살근	코뼈 위의 근막. 가쪽 코연골의 위쪽 부분	눈썹 사이의 피부	안면신경(Ⅶ)	콧등 위에서 주름살을 만든다.
코근	**가로 부분**: 코의 바로 옆의 위턱뼈 **날개 부분**: 가쪽 앞니 위의 위턱뼈	**가로 부분**: 콧등을 가로질러 마주한 측면의 근육을 모아준다. **날개 부분**: 코의 날개연골	안면신경(Ⅶ)	**가로 부분**: 코의 구멍을 압박한다. **날개 부분**: 연골을 아래로 그리고 바깥쪽으로 끌어당긴다.
코중격내림근	안쪽 앞니 위의 위턱뼈	코의 중격과 날개	안면신경(Ⅶ)	코를 아래로 당긴다.
입				
입꼬리내림근	아래턱뼈의 비스듬선	입의 구석에서 피부	안면신경(Ⅶ)	임의 구석을 아래로 및 가쪽으로 당긴다.
아래입술내림근	아래턱뼈의 비스듬선의 앞쪽 부분	아래 입술의 피부	안면신경(Ⅶ)	아래 입술을 아래쪽으로 그리고 바깥쪽으로 당긴다.

근육	이는곳	닿는곳	신경	작용
입(계속)				
턱끝근	앞니에 대하여 아래쪽 아래턱뼈	턱의 피부	안면신경(VII)	아래 입술을 내밀고 턱의 피부를 위로 당긴다.
입꼬리당김근	깨물근 위쪽의 근막	입의 구석에서 피부	안면신경(VII)	입의 구석을 뒤로 당긴다.
큰광대근	광대뼈의 바깥쪽 표면의 뒤쪽 부분	입의 구석에서 피부	안면신경(VII)	입의 구석을 위쪽으로 및 바깥쪽으로 당긴다.
작은광대근	광대뼈의 바깥쪽 표면의 앞쪽 부분	입의 구석에 대하여 바로 안쪽의 위입술	안면신경(VII)	위쪽 입술을 올려준다.
위입술올림근	**눈확각 머리**: 관자뼈와 위턱뼈의 이마돌기 **눈확아래 머리**: 눈확의 아래쪽 모서리	**눈확각 머리**: 큰날개연골, 위쪽 입술 그리고 코의 피부 **눈확아래 머리**: 위쪽 입술의 근육	안면신경(VII)	위쪽 입술을 올려주며 콧구멍을 확장시킨다.
입꼬리올림근	위턱의 송곳니오목	입의 구석에서 피부	안면신경(VII)	입의 구석을 들어올린다
입둘레근	입의 구멍을 둘러싸는 근육섬유들	입의 구석에서 피부와 근막	안면신경(VII)	입을 다문다. 입술을 내민다.
볼근	위턱뼈와 아래턱뼈의 뒤쪽 부분; 날래아래턱의 솔기	입둘레근과 그리고 입술 안으로 합쳐진다.	안면신경(VII)	이빨 쪽으로 뺨을 누른다. 확장된 뺨을 눌러준다.
씹기 작용				
깨물근	광대뼈의 광대활과 위턱돌기	아래턱뼈 가지의 가쪽 표면	삼차신경(V)	아래턱뼈의 올림
관자근	관자오목의 뼈, 관자근막	아래턱뼈의 갈고리돌기. 아래턱뼈 가지의 앞쪽 모서리	삼차신경(V)	아래턱뼈의 올림과 뒤로 당김
가쪽날개근	**위쪽 머리**: 아래관자오목의 천장 **아래쪽 머리**: 날개돌기의 바깥쪽 판의 비깥쪽 표면	**위쪽 머리**: 턱관절의 관절주머니와 관절연골 **아래쪽 머리**: 아래턱뼈의 목 부분	삼차신경(V)	아래턱뼈의 내밀기와 양 옆으로 움직임
안쪽날개근	**깊은쪽 머리**: 날개돌기의 가쪽 날개판의 안쪽 표면. 입천장뼈의 날개패임돌기 **얕은쪽 머리**: 위턱뼈의 거친면과 입천장뼈의 날개패임돌기	아래턱뼈의 각과 가지의 안쪽 표면	삼차신경(V)	아래턱뼈의 올리기와 양 옆으로 움직임

머리덮개와 얼굴 근육들의 신경 경로들(Nerve Pathways of the Scalp and Face Muscles)

뇌신경 Ⅶ – 안면신경(Cranial Nerve Ⅶ – Facial Nerve)

다리뇌와 중간뇌로부터, Ⅶ 뇌신경인 안면신경은 속귀길을 통해서 관자뼈로 들어가며, 이어서 붓꼭지구멍을 통해서 나오며, 그 장소에서 이 신경은 뒤귀쪽 가지안으로 가지를 낸다. 여기에서 다섯 개의 주요한 가지들이 존재한다 – 관자의(T), 광대의(Z), 볼의(B), (가장자리의) 아래턱의(M), 그리고 목의(C)(기억을 돕도록 "잔지바르까지 자동차로 향하기[To Zanzibar By Motor Car]"로 기억한다). 그 이름에서 의미하는 것처럼 안면신경은 머리덮개와 함께, 얼굴의 근육들로(얼굴 표정의 근육들) 신경분포하게 된다.

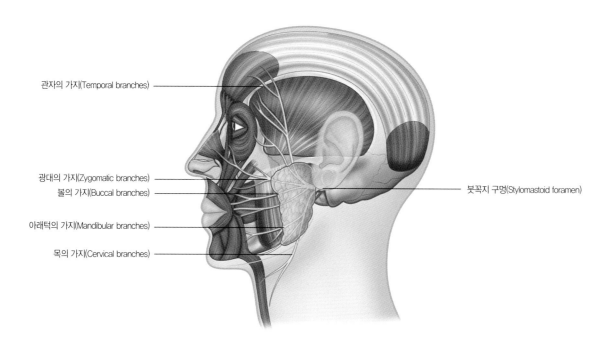

관자의 가지(Temporal branches)

광대의 가지(Zygomatic branches)
볼의 가지(Buccal branches)

아래턱의 가지(Mandibular branches)

목의 가지(Cervical branches)

붓꼭지 구멍(Stylomastoid foramen)

뇌신경 V – 삼차신경(Trigeminal Nerve)

V 뇌신경인 삼차신경은 뇌신경 중에 가장 크며 세 개의 주요 분지를 보유한다: 눈의(V1), 위턱의(V2) 그리고 아래턱의(V3). 삼차신경은 얼굴 안에서 그리고 깨물기와 씹기와 같은 기능을 위한 감각을 담당하고 있다. 눈의 분지와 위턱의 분지 두 가지 모두는 순수하게 감각성인 반면에, 아래턱의 분지는 감각성 및 운동의 기능 모두를 보유한다. 아래턱의 분지는 깨물근, 관자근, 날개근 그리고 턱목뿔근 그리고 두힘살근(앞쪽 힘살) 등으로 신경분포된다.

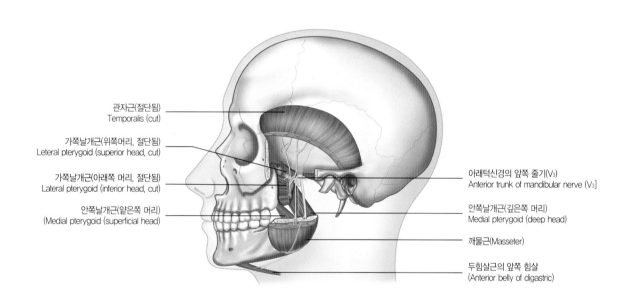

관자근(절단됨)
Temporalis (cut)

가쪽날개근(위쪽머리, 절단됨)
Leteral pterygoid (superior head, cut)

가쪽날개근(아래쪽 머리, 절단됨)
Lateral pterygoid (inferior head, cut)

안쪽날개근(얕은쪽 머리)
(Medial pterygoid (superficial head)

아래턱신경의 앞쪽 줄기(V3)
Anterior trunk of mandibular nerve (V3]

안쪽날개근(깊은쪽 머리)
Medial pterygoid (deep head)

깨물근(Masseter)

두힘살근의 앞쪽 힘살
(Anterior belly of digastric)

목의 근육들

Muscles of the Neck

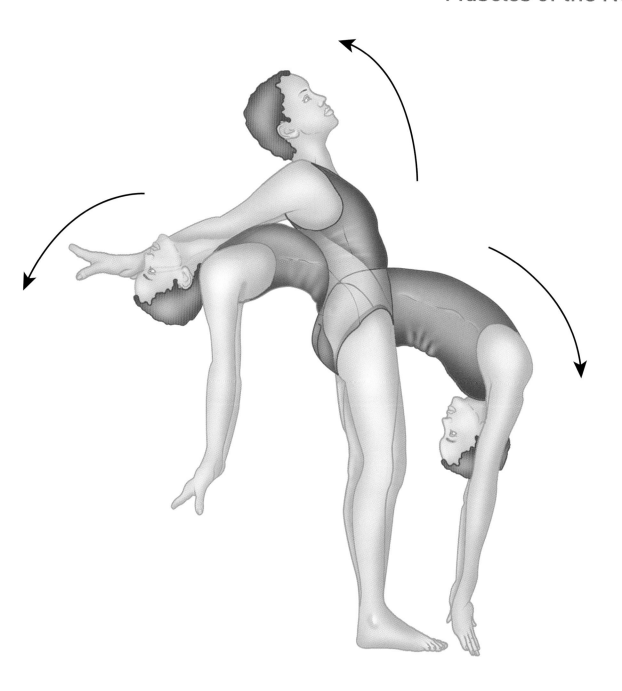

이러한 부위에서 해부학을 이해하기 위해서, 기본적인 배치를 아는 것이 중요하다. 필연적으로, 목은 종방향으로 이어진 조직들의 다섯 가지 구획으로 구성된다:

1. 목뼈, 근육들에(근육척추의 구획) 의하여 둘러싸이며 척추앞 근막 안으로 에워싸인다.
2. 인두와 후두, 기관앞 근막에 의하여 둘러싸인다.
3. & 4. 두 개의 혈관성 구획. 이러한 것들은 온목동맥, 속목정맥 그리고 미주신경 등을 둘러싸고 있는 좌측- 및 우측-측면에 위치한 근막성 껍질이 된다.
5. 근막의 바깥의 덮어주는 층, 목빗근과 등세모근을 덮어주고 있다.

목빗근(sternocleidomastoid, SCM)은 가장 크고 가장 표면에 위치한 목의 근육들 중 하나이다. 이 근육은 관자뼈의 꼭지돌기 위로 부착하기 위해서, 두 개의 머리라는 특징에 의하여, 복장뼈자루 그리고 빗장뼈의 안쪽 부분으로부터 기원한다. 이러한 근육은 머리 위치 설정하기에서 핵심적인 작용요소가 된다: 이 근육의 수축은 수축하고 있는 측면의 반대쪽 측면으로 회전을 그리고 수축하고 있는 측면으로 향하는 옆으로 굽힘을 유발한다. 그 근육의 양 측면의 수축은 목뼈를 굽혀준다. 이 근육이 목을 두 개의 구획으로 구분해주므로, SCM은 일종의 유용한 경계표이기도 하다: 앞쪽 삼각형과 뒤쪽 삼각형.

목의 앞쪽과 뒤쪽 삼각형은 머리와 목의 근육들에 의하여 만들어진 해부학적인 구획인 것이다. 여기에서 언급한 모든 삼각형들이 쌍을 이룬다는 것 – 즉, 그것들이 목의 좌측과 우측에서 보인다는 것을 주목하는 것이 중요하다.

앞쪽 삼각형(Anterior Triangle)

앞쪽 삼각형(anterior triangle)은 목의 앞쪽에 위치하고 있으며 다음으로 경계를 이룬다:

• 위쪽에서, 아래턱뼈(턱뼈)의 아래쪽 모서리에 의해;
• 가쪽으로, SCM의 안쪽 모서리에 의해;
• 안쪽에서, 신체의 정중앙을 아래로 이어주는 가상적인 시상면의 연결선에 의해;

근육, 신경, 동맥, 정맥 그리고 림프절 등이 앞쪽 삼각형 내부에 담겨있다. 앞쪽 삼각형의 내용물들이 겹쳐져있는 목빗근에 의해서와 마찬가지로, 얕은 근막 내부에 놓여있는 넓은목근에 의해서도 부분적으로 가려져있다는 것을 반드시 주목해야 한다. **넓은목근**(platysma)은 목, 아래쪽 턱 그리고 턱관절로 향해 빗장뼈 위에서 위쪽으로, 안쪽으로 그리고 비스듬하게 이어지는 자체의 섬유들과 함께, 큰가슴근과 어깨세모근의

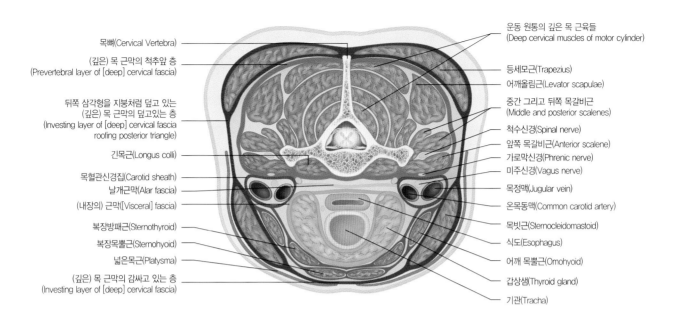

목뼈(Cervical Vertebra)

(깊은) 목 근막의 척추앞 층
(Prevertebral layer of [deep] cervical fascia)

뒤쪽 삼각형을 지붕처럼 덮고 있는
(깊은) 목 근막의 덮고있는 층
(Investing layer of [deep] cervical fascia roofing posterior triangle)

긴목근(Longus colli)

목혈관신경집(Carotid sheath)

날개근막(Alar fascia)

(내장의) 근막([Visceral] fascia)

복장방패근(Sternothyroid)

복장목뿔근(Sternohyoid)

넓은목근(Platysma)

(깊은) 목 근막의 감싸고 있는 층
(Investing layer of [deep] cervical fascia)

운동 원통의 깊은 목 근육들
(Deep cervical muscles of motor cylinder)

등세모근(Trapezius)

어깨올림근(Levator scapulae)

중간 그리고 뒤쪽 목갈비근
(Middle and posterior scalenes)

척수신경(Spinal nerve)

앞쪽 목갈비근(Anterior scalene)

가로막신경(Phrenic nerve)

미주신경(Vagus nerve)

목정맥(Jugular vein)

온목동맥(Common carotid artery)

목빗근(Sternocleidomastoid)

식도(Esophagus)

어깨 목뿔근(Omohyoid)

갑상샘(Thyroid gland)

기관(Tracha)

근육들 그리고 연관된 구조물들 사이에서 상호연관성을 분명하게 보여주고 있는 목의 횡단면

위쪽 부분을 덮고 있는 근막으로 생겨나고 있는 근육의 넓은 껍질이다. 이러한 근육은 입을 아래쪽으로 끌어당기는 것을 도와주며 결승선을 통과하려고 최대한 긴장하고 있는 운동선수에서 관찰되는 것처럼, 강력하게 수축된다면 훨씬 더 두드러지게 만들어질 수 있다. 이 근육이 안전한 면도를 허용하도록 목의 피부를 팽팽하게 만들기 위해서 긴장될 수 있으므로, 이 근육은 **면도의 근육**(shaving muscle)으로서도 유명하다!

앞쪽 삼각형 안에서 근육들은 그것들이 목뿔뼈에 대한 관계에서 위치하고 있는 장소에 따라서, 즉 위쪽의(supra-) 또는 아래의(infra-)로 구분된다. 네 개의 **목뿔-위의**(suprahyoid) 근육들이 존재한다: **붓목뿔근**(stylohyoid), **두힘살근**(digastric), **턱목뿔근**(mylohyoid) 그리고 **턱끝목뿔근**(geniohyoid). 이것들은 상이한 작용을 보유하지만, 전반적으로 그 근육들 모두가 삼키기에서 포함된 동작인, 목뿔뼈의 올리기를 도와준다.

역시 네 개의 **목뿔밑의**(infrahyoid) 근육들도 존재한다. 이러한 것들은 **띠근육**(strap muscle)이라고 불리며, 두 개의 그룹으로 구분될 수 있다:

1. 얕은 – **어깨목뿔근**(omohyoid) 그리고 **복장목뿔근**(sternohyoid)
2. 깊은 – **복장방패근**(sternothyroid) 그리고 **방패목뿔근**(thyrohyoid)

목뿔밑의 근육들의 기능은 목뿔뼈를 안정시키려는 것이며, 목뿔뼈를 고정시켜서 목뿔위의 근육들이 작용할 수 있게 만드는 것이다.

온목동맥은 앞쪽 삼각형을 통해서 지나가며, 그 내부에서, 바깥의 그리고 안쪽의 목동맥으로 갈라진다. 속목정맥도 역시 이러한 부위 내부에서 확인될 수 있다. 많은 뇌신경들도 일부분은 그대로 통과해서 지나가는 한편으로, 다른 것들은 그 삼각형 내부의 기타 구조물들의 일부분으로 신경 분포하도록 가지들을 내보내면서, 그 앞쪽 삼각형 내부에 위치한다.

뒤쪽 삼각형(Posterior triangle)

뒤쪽 삼각형(posterior triangle)은 목의 가쪽 측면에 위치하는 그리고 다음으로 둘러싸인 해부학적 영역이다:

- 앞쪽에서, SCM의 뒤쪽 모서리에 의해
- 뒤쪽에서, 등세모근의 앞쪽 모서리에 의해(7장 참조)
- 아래쪽에서, 빗장뼈의 중간 삼분의 일 지점에 의해

목의 뒤쪽 영역은 근막의 감싸는 층에 의하여 덮히며, 그 바닥은 척추앞 근막에 의해 형성된다. 이러한 부위의 바닥과 경계면을 구성하고 있는 많은 근육들이 존재한다. 한 가지 중요한 근육은 **어깨목뿔근**(omohyoid)이며, 이 근육은 힘줄에 의하여 두 개의 근육힘살로 갈라진다. 아래쪽 힘살은 뒤쪽 삼각형을 건너가며, 위쪽안쪽의 방향에서 이어지며 그 삼각형을 두 개의 영역으로 나눠준다. 이 근육은 이어서 SCM 밑을 지나서, 목의 앞쪽 삼각형 안으로 진입한다.

다수의 척추 근육들은 뒤쪽 삼각형의 바닥을 형성한다.

- 머리널판근(5장을 참조)
- 어깨올림근(7장을 참조)
- 앞쪽, 중간, 그리고 뒤쪽 목갈비근

목갈비근(scalene)은 목의 측면 안에 위치한, 세 개의 쌍을 이룬 근육(앞쪽, 중간 그리고 뒤쪽)을 형성하며; 이 근육들 모두는 뒤쪽 삼각형의 바닥을 형성한다. 이러한 근육들은 호흡의 보조적인 근육으로 작용하며 목의 굽힘을 시행한다. **앞쪽 목갈비근**(anterior scalene)은 두드러진 SCM보다 깊숙하게, 목의 가쪽 측면에 놓여 있다. 세 개의 목갈비근 중 가장 크고 가장 긴 **중간 목갈비근**(middle scalene)은 목뼈로부터 기원하는 여러 개의 길고 가는 근육힘살을 보유하며; 이러한 힘살들은 첫 번째 갈비뼈로 삽입되는, 하나의 커다란 힘살로 모인다. 마지막으로, **뒤쪽 목갈비근**(posterior scalene)은 가장 작고 가장 깊이 위치한 목갈비근이며; 앞쪽 및 중

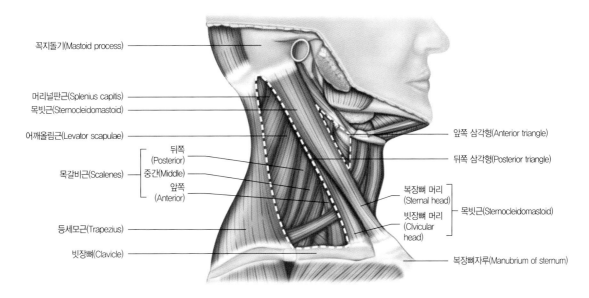

꼭지돌기(Mastoid process)

머리널판근(Splenius capitis)
목빗근(Sternocleidomastoid)

어깨올림근(Levator scapulae)

목갈비근(Scalenes)
뒤쪽(Posterior)
중간(Middle)
앞쪽(Anterior)

등세모근(Trapezius)

빗장뼈(Clavicle)

앞쪽 삼각형(Anterior triangle)

뒤쪽 삼각형(Posterior triangle)

복장뼈 머리(Sternal head)
빗장뼈 머리(Clvicular head)
목빗근(Sternocleidomastoid)

복장뼈자루(Manubrium of sternum)

목의 앞쪽과 뒤쪽 삼각형은 머리와 목의 근육들에 의하여 만들어진 해부학적인 구획인 것이다.

간 목갈비근과는 다르게, 두 번째 갈비뼈로 삽입된다. SCM과 함께, 이러한 근육들은 일반적으로 매일의 동작에서 과도하게 사용되기 때문에, 근력강화를 거의 요구하지 않는다. 임상적으로, 늘리기가 보다 더 적합할 것이다.

척추앞의 및 가쪽의 척추 근육들은 척주의 목의 및 위쪽 등의 부위의 척추뼈몸통과 가로돌기들로 부착된 근육들의 작은 집단이 된다. **긴목근**(longus colli)은 고리뼈와 세 번째 등뼈 사이에서 척주의 목뼈의 및 위쪽 등뼈의 추골들 모두의 앞쪽 가쪽의 측면에 자리한다. 이 근육은 어느 쪽 끝이든 좁고 중간에서 넓으며, 세 개의 부분으로 이루어진다: 위쪽 비스듬한, 아래쪽 비스듬한 그리고 수직의 부분.

긴머리근(longus capitus)은 세 번째에서 여섯 번째 목뼈의 가로돌기의 앞쪽 결절로부터 기원하며 뒤통수뼈의 바닥 부분의 아래쪽 표면 안으로 삽입된다. 이러한 근육은 여러 가지 작용을 보유한다: 양측에서 작용하면, 이 근육은 머리와 목을 굽혀주는 반면에, 한쪽에서만 작용할 때 이 근육은 머리와 목을 가쪽으로 굽혀주며 같은 쪽으로 회전시킨다.

앞쪽 근육이 고리뼈의 가쪽덩이의 앞쪽 표면에서부터 기원하는 반면, 가쪽 근육이 고리뼈의 가로돌기로부터 기원하므로, **앞쪽 머리곧은근**(rectus capitis anterior)과 **가쪽 머리곧은근**(rectus capitis lateralis) 등은 폄과 반대쪽 옆으로 굽힘 동안 머리를 감속시켜준다. 이러한 두 개의 근육들은 뒤통수뼈의 바닥(앞쪽)과 목정맥(가쪽) 부분 안으로 삽입된다.

넓은목근(Platysma)

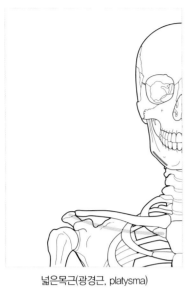

넓은목근(광경근, platysma)

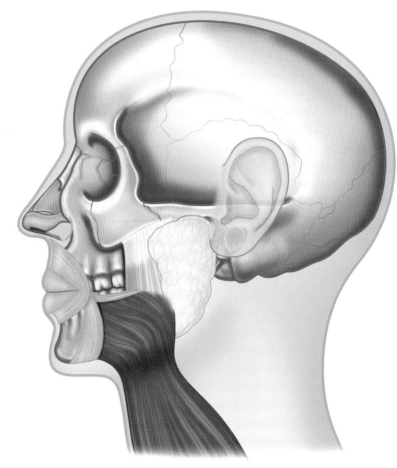

넓은목근(PLATYSMA)

그리스어, platys, 넓은, 평편한.

이러한 근육은 아마도 힘든 구간을 마치고 있는 육상선수에게서 두드러지게 보일 것이다.

이는곳	가슴의 위쪽 사분면의 피부밑근막(즉, 큰가슴근과 어깨세모근 위에 놓여있는 근막)
닿는곳	턱과 턱관절의 피부밑근막과 근육들. 아래턱뼈의 아래쪽 모서리
신경	안면신경(Ⅶ) (목쪽 가지)
작용	잎의 구석으로부터 아래 입술을 아래로 그리고 가쪽으로 당겨준다. 가슴의 피부를 위쪽으로 끌어당긴다.
기본적인 기능적 움직임	깜짝 놀란 또는 갑작스러운 두려움의 표현을 만들어낸다.

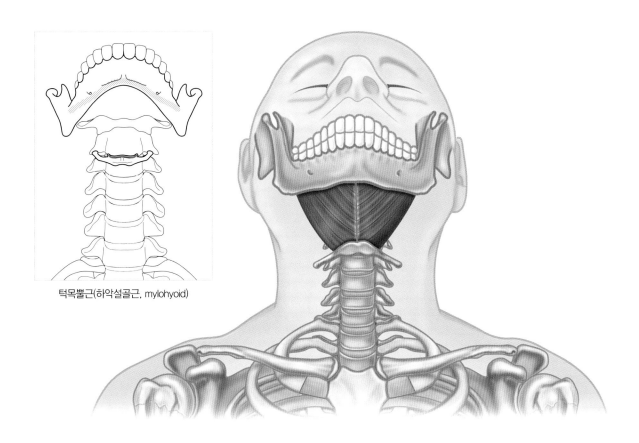

턱목뿔근(하악설골근, mylohyoid)

턱목뿔근(MYLOHYOID)

그리스어, mylos, 이정표, 어금니의; hyodeides, 그리스어 문자 입실론(v)과 비슷한 모양의
턱목뿔근 섬유는 입의 바닥을 받쳐주는 삼각건이나 가로막을 형성한다.

이는곳	아래턱뼈의 안쪽 표면 위에서 턱목뿔근선
닿는곳	정중앙 섬유성 솔기와 목뿔뼈의 인접한 부분
신경	삼차 V 신경(아래턱뼈 가지)의 하부 이틀가지로부터의 턱목뿔 신경
작용	목뿔뼈가 고정될 때 아래턱뼈를 끌어내린다. 아래턱뼈가 고정될 목뿔뼈를 올려주고 당겨준다. 구강의 바닥을 받쳐주며 올려준다.
기본적인 기능적 움직임	삼키기

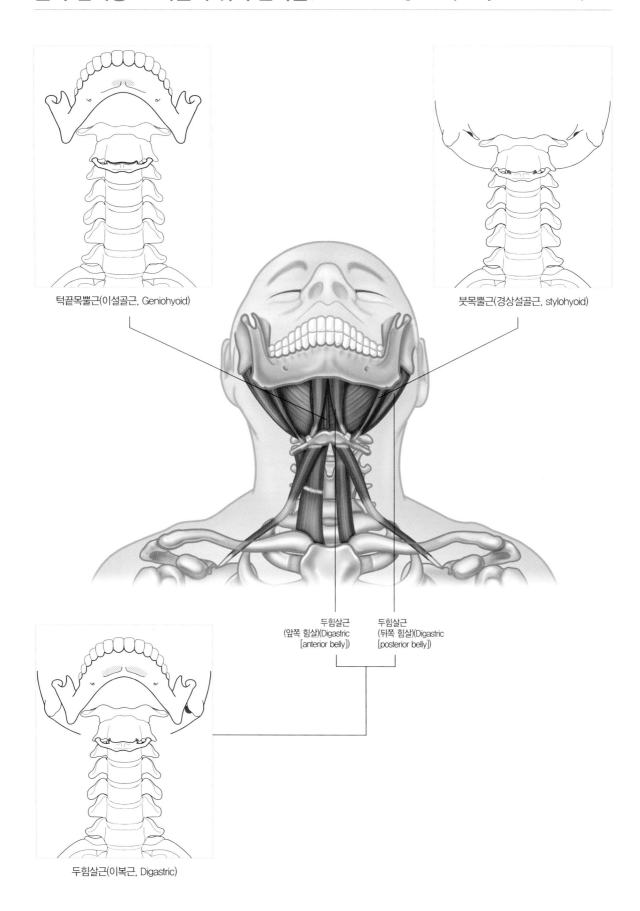

턱끝목뿔근(이설골근, Geniohyoid)

붓목뿔근(경상설골근, stylohyoid)

두힘살근
(앞쪽 힘살)(Digastric
[anterior belly])

두힘살근
(뒤쪽 힘살)(Digastric
[posterior belly])

두힘살근(이복근, Digastric)

턱끝목뿔근(GENIOHYOID)

그리스어, geneion, 턱; hyodeides, 그리스어 문자 입실론(υ)과 비슷한 모양의

이는곳	아래턱뼈의 안쪽 표면 위의 하부 턱끝가시
닿는곳	목뿔뼈
신경	혀밑신경(XII)을 따라서 전해진 C1의 배쪽가지로부터의 가지
작용	목뿔뼈를 내밀고 올려주며, 음식의 수용을 위해서 인두를 넓혀준다. 목뿔뼈가 고정되었다면 아래턱뼈를 내려준다.

붓목뿔근(STYLOHYOID)

라틴어, stilus, 말뚝, 울타리. **그리스어,** hyodeides, 그리스어 문자 입실론(υ)과 비슷한 모양의

이는곳	관자뼈 붓돌기의 바닥
닿는곳	목뿔뼈(두힘살근의 가운데 힘줄을 둘러싸도록 갈라진 후)
신경	안면신경(VII) (아래턱의 가지)
작용	목뿔뼈를 위쪽과 뒤쪽으로 당겨주며, 이에 의해 혀를 올려준다.

두힘살근(DIGASRIC)

라틴어, digastricus, 두 개의 (근육)힘살을 보유한

이는곳	앞쪽 힘살: 아래턱뼈의 하부 모서리의 안쪽 면 위의 두힘살근 오목
	뒤쪽 힘살: 관자뼈의 꼭지돌기의 안쪽 면 위의 꼭지패임
닿는곳	중간힘줄 위에서 근막성 멜빵을 경유해서 목뿔뼈의 몸통
신경	앞쪽 힘살: 삼차신경(V) (아래턱 분지)로부터, 턱목뿔신경
	뒤쪽 힘살: 안면신경(VII) (두힘살근 가지)
작용	앞쪽 힘살: 목뿔뼈를 올려준다. 아래턱뼈를 내려줌에 의하여 입을 벌린다.
	뒤쪽 힘살: 목뿔뼈를 위로 그리고 뒤쪽으로 당겨준다.

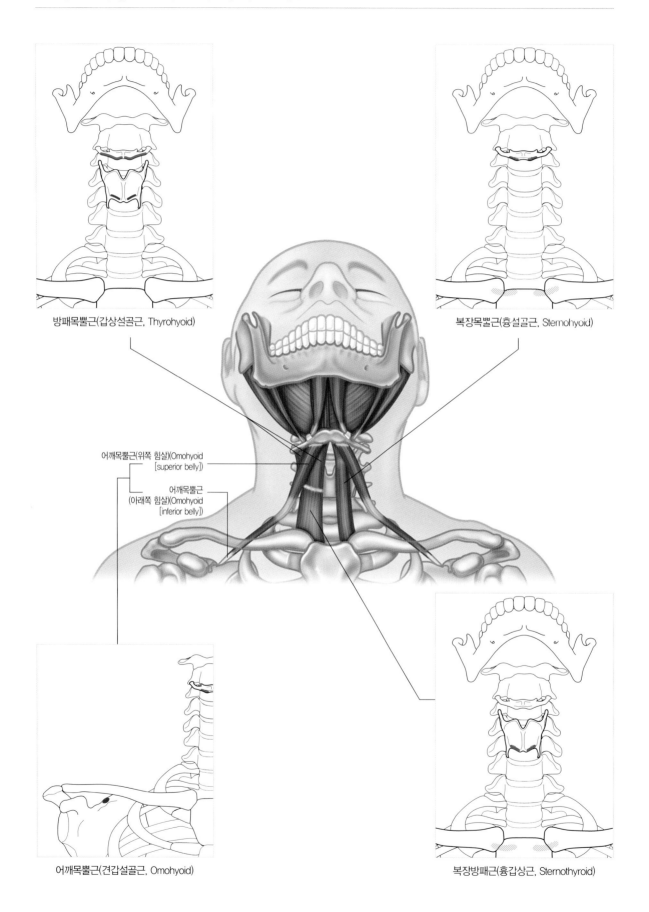

방패목뿔근(갑상설골근, Thyrohyoid)

복장목뿔근(흉설골근, Sternohyoid)

어깨목뿔근(위쪽 힘살)(Omohyoid
[superior belly])

어깨목뿔근
(아래쪽 힘살)(Omohyoid
[inferior belly])

어깨목뿔근(견갑설골근, Omohyoid)

복장방패근(흉갑상근, Sternothyroid)

복장목뿔근(STERNOHYOID)

그리스어, sternon, 가슴; hyodeides, 그리스어 문자 입실론(υ)과 비슷한 모양의

이는곳	복장빗장관절의 뒤쪽 면 그리고 인접한 복장뼈자루
닿는곳	목뿔뼈의 아래쪽 모서리(어깨목뿔근의 닿는 곳에 대하여 안쪽에서)
신경	목신경고리를 통해서 C1에서 3까지의 배쪽 가지
작용	삼키기 이후 목뿔뼈를 내려준다.

복장방패근(STERNOTHYROID)

그리스어, sternon, 가슴; thyreos, 직사각형의 방패

이는곳	복장뼈자루의 뒤쪽 표면
닿는곳	갑상연골의 바깥쪽 표면 위의 비스듬선
신경	목신경고리를 통해서 C1에서 3까지의 배쪽 가지
작용	후두를 아래쪽으로 끌어당긴다.

방패목뿔근(THYROHYOID)

그리스어, thyreos, 직사각형 방패; hyodeides, 그리스어 문자 입실론(υ)과 비슷한 모양의

이는곳	갑상연골의 바깥쪽 표면의 비스듬선
닿는곳	목뿔뼈 몸통의 아래쪽 모서리와 큰뿔
신경	혀밑신경(XII)을 따라서 전해진 C1의 배쪽 가지로부터의 섬유들
작용	방패뼈를 올려주고 목뿔뼈를 내려주며, 그러므로 후두구멍을 닫아주며, 삼키기 도중 음식물이 후두로 들어감을 막아준다.

어깨목뿔근(OMOHYOID)

그리스어, omos, 어깨; hyodeides, 그리스어 문자 입실론(υ)과 비슷한 모양의

이는곳	아래쪽 힘살: 어깨뼈패임까지 안쪽으로 어깨뼈의 위쪽 모서리
	위쪽 힘살: 중간힘줄
닿는곳	아래쪽 힘살: 중간힘줄
	위쪽 힘살: 목뿔뼈의 아래쪽 모서리, 복장목뿔근의 부착부에 대하여 가쪽에서
신경	목신경고리를 통해서 C1에서 3까지의 배쪽 가지
작용	목뿔뼈를 내려주며 고정시킨다.

척추 앞의 그리고 바깥쪽 척추의 근육들(Prevertebral and Lateral Vertebral Muscles)

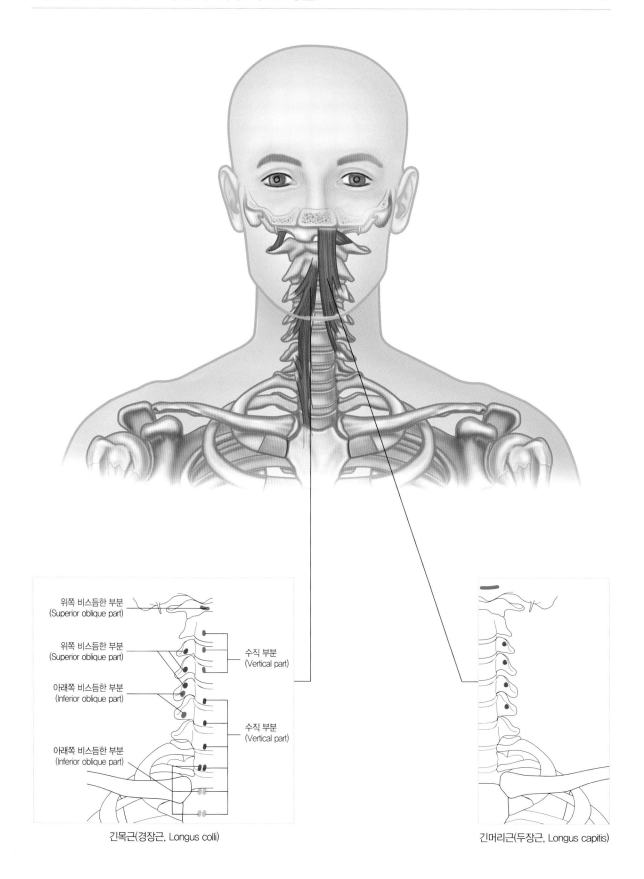

위쪽 비스듬한 부분
(Superior oblique part)

위쪽 비스듬한 부분
(Superior oblique part)

아래쪽 비스듬한 부분
(Inferior oblique part)

아래쪽 비스듬한 부분
(Inferior oblique part)

수직 부분
(Vertical part)

수직 부분
(Vertical part)

긴목근(경장근, Longus colli)

긴머리근(두장근, Longus capitis)

긴목근(LONGUS COLLI) – 깊은 목 굽힘근

근력강화(STRENGTHEN)

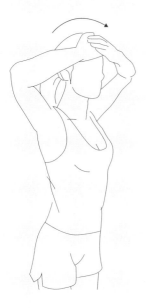

등척성 목 굽힘 운동
(Isometric neck flexion exercise)

라틴어, longus, 긴; colli, 목의

긴목근은 세 부분으로 구분될 수 있으며 – 위쪽 비스듬한, 아래쪽 비스듬한 그리고 수직의 부분들 – 그리고 척추앞 근육들 중 가장 큰 근육이다.

이는곳 위쪽 비스듬한: 세 번째에서 다섯 번째 목뼈(C3-5)의 가로돌기

아래쪽 비스듬한: 첫 번째와 두 번째 등뼈 또는 아마도 세 번째 등뼈(T1, 2 아마도 3)의 몸통의 앞쪽 표면

수직의: 첫 번째에서 세 번째 등뼈(T1-3) 그리고 5번에서 7번 목뼈(C5-7)까지의 목뼈의 몸통의 앞쪽 표면.

닿는곳 위쪽 비스듬한: 고리뼈의 앞쪽 활

아래쪽 비스듬한: 5번과 6번 목뼈(C5-6)의 가로돌기

수직의: 2번에서 4번 목뼈(C2-4)의 가로돌기

신경 C2-6 목신경의 배쪽 가지

작용 목을 앞쪽으로 그리고 바깥쪽으로 굽혀주며 반대쪽 방향으로 약간의 회전

기본적인 기능적 움직임

목 굽힘으로 향해서 움직임의 조절과 질적인 면을 제공한다.

긴머리근(LONGUS CAPITIS) – 깊은 목 굽힘근

늘리기(STRETCH)

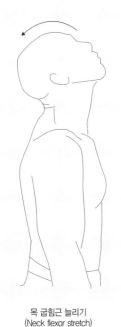

목 굽힘근 늘리기
(Neck flexor stretch)

라틴어, longus, 긴; capitis, 머리의

긴머리근은 긴목근의 위쪽 비스듬한 섬유에 대하여 앞쪽에 놓인다.

이는곳 3번에서 6번 목뼈(C3-6)의 가로돌기

닿는곳 뒤통수뼈의 바닥 부분의 아래쪽 표면

신경 C1-3,(C4) 목신경의 배쪽 가지

작용 머리를 굽혀준다.

기본적인 기능적 움직임

목 굽힘으로 향해서 움직임의 조절과 질적인 면을 제공한다.

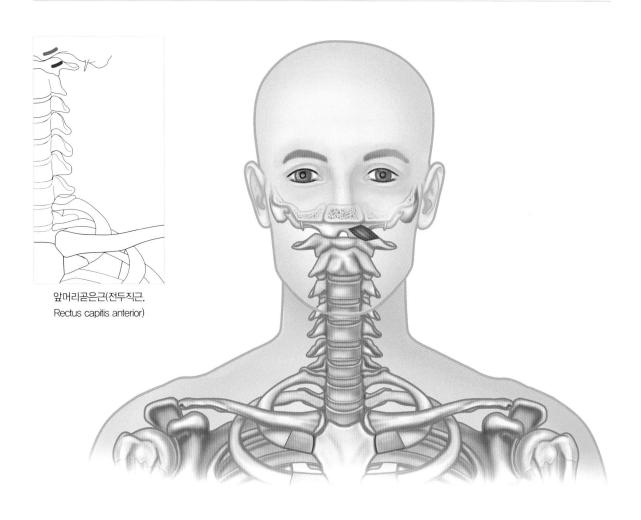

앞머리곧은근(전두직근,
Rectus capitis anterior)

앞머리곧은근(RECTUS CAPITIS ANTERIOR)

라틴어, rectus 곧은; capitis, 머리의; anterior 앞쪽에

이는곳　　　　　　　고리뼈의 가쪽덩이의 앞쪽 표면 그리고 고리뼈의 가로돌기

닿는곳　　　　　　　뒤통수뼈의 바닥 부분의 아래쪽 표면

신경　　　　　　　　　C1, 2 목신경의 배쪽 가지로부터 나온 가지들

작용　　　　　　　　고리−중쇠관절에서 머리를 굽혀준다.

기본적인 기능적 움직임　목 굽힘으로 향해서 움직임의 조절과 질적인 면을 제공한다.

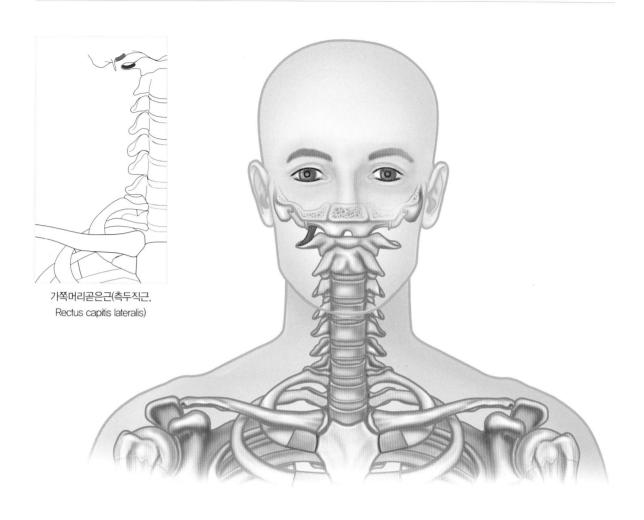

가쪽머리곧은근(측두직근,
Rectus capitis lateralis)

가쪽머리곧은근(RECTUS CAPITIS LATERALIS)

라틴어, rectus 곧은; capitis, 머리의; lateralis 가쪽에 연관된

이는곳	고리뼈의 가로돌기
닿는곳	뒤통수뼈의 목정맥구멍돌기
신경	C1, 2 목신경의 배쪽 가지로부터 나온 가지들
작용	머리를 같은 측면으로 가쪽으로 굽혀준다.
	고리−뒤통수관절을 안정시킨다.

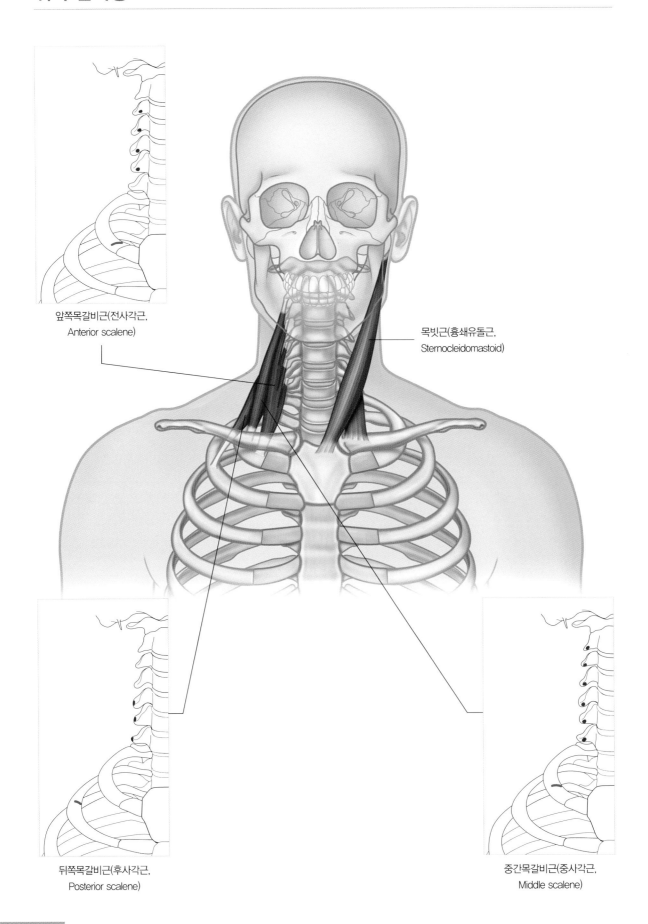

앞쪽목갈비근(전사각근,
Anterior scalene)

목빗근(흉쇄유돌근,
Sternocleidomastoid)

뒤쪽목갈비근(후사각근,
Posterior scalene)

중간목갈비근(중사각근,
Middle scalene)

근력강화(STRENGTHEN)

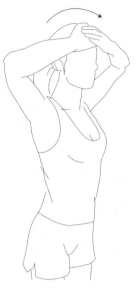

등척성 목 굽힘 운동
(Isometric neck flexion exercise)

목갈비근(SCALENE)

그리스어, skalenos, 울퉁불퉁한; **라틴어**, anterior 앞쪽의; medius 중간의; posterior 뒤쪽의

이는곳 앞쪽: 3번에서 6번 목뼈(C3-6)의 가로돌기의 앞쪽 결절
중간: 2번에서 7번 목뼈(C2-7)의 가로돌기
뒤쪽: 4번에서 6번 목뼈(C4-6)의 가로돌기의 뒤쪽 결절

닿는곳 앞쪽: 첫 번째 갈비뼈의 목갈비근 결절과 위쪽 표면
중간: 빗장밑동맥을 위한 고랑 뒤쪽에서, 첫 번째 갈비뼈의 위쪽 표면
뒤쪽: 두 번째 갈비뼈의 위쪽 표면

신경 앞쪽: C4-7 목신경의 배쪽 가지
중간: C3-7 목신경의 배쪽 가지
뒤쪽: C5-7 목신경의 배쪽 가지

늘리기(STRETCH)

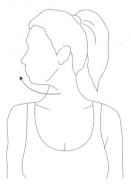

회전의 목 늘리기
(Rotation neck stretch)

작용 양 측면 모두에서 작용함: 능동적인 호흡의 들숨 중 첫 번째 또는 두 번째 갈비뼈를 올려준다.
한쪽 측면에서 작용함: 머리를 옆으로 굽혀주며 회전시킨다.

기본적인 기능적 움직임
들숨의 주요한 근육

해당 근육을 많이 이용하는 스포츠
강한 호흡을 요구하는 모든 능동적인 스포츠(예: 높은 강도의 달리기)

이 근육들이 만성적으로 팽팽하거나/짧아져있을 때의 공통적인 문제
팽팽한 근육이 빗장밑동맥에 대한 것과 함께 팔신경얼기(brachial plexus)라고 불리는 신경의 다발에 압박을 주기 때문에, 목, 어깨, 팔의 통증 병변

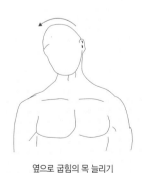

옆으로 굽힘의 목 늘리기
(Side flexion neck stretch)

뒤쪽 삼각형(Posterior Triangle)

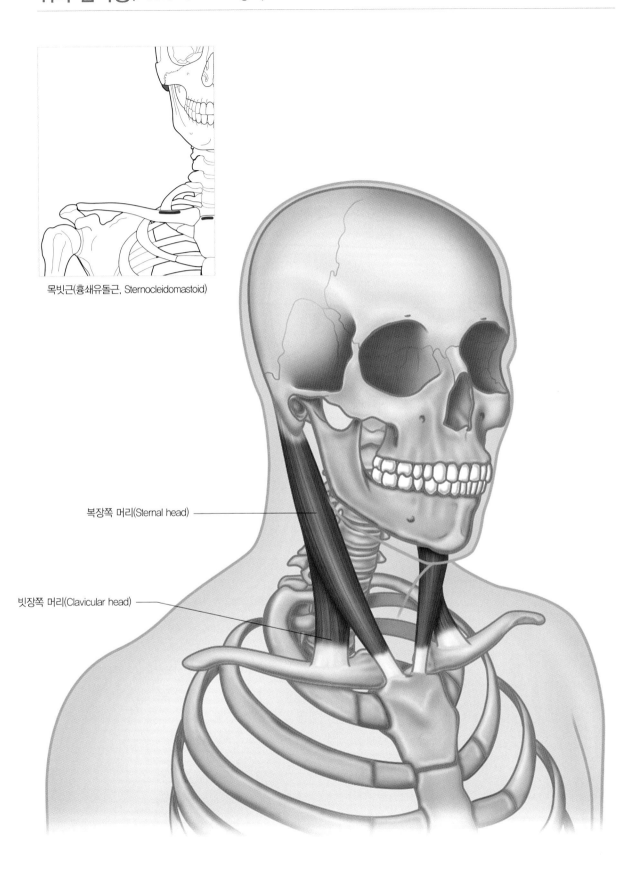

목빗근(흉쇄유돌근, Sternocleidomastoid)

복장쪽 머리(Sternal head)

빗장쪽 머리(Clavicular head)

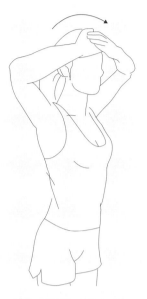

근력강화(STRENGTHEN)

등척성 목 굽힘 운동
(Isometric neck flexion exercise)

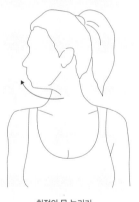

늘리기(STRETCH)

회전의 목 늘리기
(Rotation neck stretch)

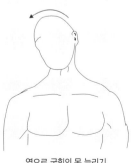

옆으로 굽힘의 목 늘리기
(Side flexion neck stretch)

목빗근(STERNOCLEIDOMASTOID)

그리스어, sternon, 가슴의 ; kleis 열쇠, mastoedies, 젖꼭지 모양의

이러한 근육은 두 개의 머리를 보유한 긴 띠 근육이다. 이것은 출산 중 종종 손상을 받으며, 기운목(사경, wry neck)을 만들도록 수축하는 섬유성 조직에 의해 부분적으로 대체될 수 있다.

이는곳   복장쪽 머리 : 복장뼈자루의 앞쪽 표면의 위쪽 부분
빗장쪽 머리 : 빗장뼈의 안쪽 1/3 지점의 위쪽 표면

닿는곳   복장쪽 머리 : 뒤통수뼈의 위목덜미선의 가쪽 1/3 지점
빗장쪽 머리 : 관자뼈의 꼭지돌기의 바깥쪽 표면

신경   더부신경(XI) 그리고 C2, 3, (C4) 목신경의 배쪽가지로부터의 가지

작용   양측의 수축 : 머리를 앞쪽으로 끌어당긴다(내민다) ; 깊은 들숨 도중에, 복장뼈를 그리고 결과적으로는 갈비뼈를 올려준다.
편측의 수축 : 동일한 측면으로 머리를 굽혀주며 ; 반대쪽으로 머리를 회전시킨다.

기본적인 기능적 움직임

어깨 위에서 바라보도록 머리를 돌려주기, 베개로부터 머리를 들어올리기

이러한 근육들을 상당하게 이용하는 스포츠

예 : 수영, 럭비의 스크럼짜기, 미식 축구

이러한 근육을 손상시킬 수 있는 움직임이나 상해

극단적인 채찍질손상 움직임

이 근육들이 만성적으로 팽팽하거나/짧아져있을 때의 공통적인 문제

두통과 목의 통증

목 근육들의 이는곳, 닿는곳, 신경 공급 그리고 작용에 대한 참조표
(Reference Table for the Origin, Insertion, Nerve Supply, and Action of the Neck Muscles)

근육	이는곳	닿는곳	신경	작용
넓은목근	가슴의 위쪽 사분면의 피부 밑 근막	턱과 턱관절의 피부밑근막과 근육들. 아래턱뼈의 하부 모서리	안면신경(XII)	입의 구석에서 아래 입술을 하방으로 그리고 가쪽으로 당겨준다. 가슴의 피부를 위로 끌어올린다.
앞쪽 삼각형 – 목뿔뼈위의 근육들				
턱목뿔근	아래턱뼈의 안쪽 표면 위의 턱목뿔근선	가운데 섬유성 솔기와 목뿔뼈의 인접한 부분	아래턱신경의 아래이틀신경으로부터의 턱목뿔신경(V₃)	목뿔뼈가 고정될 때 아래턱뼈를 내려준다. 아래턱뼈가 고정될 때 목뿔뼈를 올려주며 앞으로 당겨준다. 입 공간의 바닥을 받쳐주며 올려준다.
턱끝목뿔근	아래턱뼈의 안쪽 표면 위의 아래턱뼈 가시	목뿔뼈	혀밑신경(XII)을 따라서 전해진 C1의 배쪽 가지로부터의 가지	목뿔뼈를 내밀며 올려준다. 목뿔뼈가 고정된되면 아래턱뼈를 내려준다.
붓목뿔근	관자뼈 붓돌기의 바닥	목뿔뼈	안면신경(VII)	목뿔뼈를 위로 및 뒤쪽으로 당겨주며, 그러므로 혀를 올려준다.
두힘살근	**앞쪽 힘살**: 아래턱뼈의 하부 모서리 위 두힘살근오목 **뒤쪽 힘살**: 관자뼈 꼭지돌기의 안쪽면 위 꼭지패임	중간힘줄 위에서 근막성 삼각건을 경유해서 목뿔뼈의 몸통	**앞쪽 힘살**: 아래턱신경으로부터 턱목뿔신경(V₃) **뒤쪽 힘살**: 안면신경(VII)	**앞쪽 힘살**: 목뿔뼈를 올려준다. 아래턱뼈를 내려줌에 의해 입을 벌린다. **뒤쪽 힘살**: 목뿔뼈를 위로 뒤로 당겨준다.
앞쪽 삼각형 – 목뿔아래의 근육들				
복장목뿔근	복장빗장관절의 후면, 그리고 복장뼈자루의 인접한 부분	목뿔뼈의 하부 모서리(어깨목뿔근 부착부에 대하여 안쪽)	목신경고리를 통해서 C1에서 3의 배쪽 가지	삼키기 이후 목뿔뼈를 내려준다.
복장방패근	복장뼈자루의 후방 표면	방패연골의 바깥쪽 표면 위 비스듬선	목신경고리를 통해서 C1에서 3의 배쪽 가지	후두를 아래로 끌어당긴다.
방패목뿔근	방패연골의 바깥쪽 표면 위 빗금	목뿔뼈의 큰뿔과 몸통의 하부 모서리	혀밑신경(XII)을 따라서 전해진 C1의 배쪽 가지로부터의 가지	갑상샘을 올려주며 목뿔뼈를 내려준다.
어깨목뿔근	**아래쪽 힘살**: 어깨뼈패임에 대해 안쪽 어깨뼈의 위쪽 모서리 **위쪽 힘살**: 중간힘줄	**아래쪽 힘살**: 중간힘줄 **위쪽 힘살**: 복장목뿔근의 부착 외측의 목뿔뼈의 하부 모서리	목신경고리를 통해서 C1에서 3의 배쪽 가지	목뿔뼈를 내려주며 고정시킨다.

근육	이는곳	닿는곳	신경	작용
척추앞의 그리고 바깥쪽 척추의 근육들				
긴목근	**위쪽 비스듬한**: C3-5의 가로돌기 **아래쪽 비스듬한**: T1, T2, 아마도 T3 몸체의 앞쪽 표면 **수직의**: T1-3와 C5-7 몸통의 앞쪽 표면	**위쪽 비스듬한**: 고리뼈 앞쪽 활 **아래쪽 비스듬한**: C5 -6의 가로돌기 **수직의**: C2-4의 가로돌기	C2-6 목신경의 배쪽 가지	앞쪽으로 및 가쪽으로 목을 굽혀주며 반대쪽으로 약간 회전시킨다.
긴머리근	C3-6의 가로돌기	뒤통수뼈의 바닥부분의 아래쪽 표면	C1, 3(C4) 목신경의 배쪽 가지	머리를 굽혀준다.
앞머리곧은근	고리뼈의 가쪽덩이의 앞쪽 표면과 고리뼈의 가로돌기	뒤통수뼈의 바닥부분의 아래쪽 표면	C1, 2 목신경의 배쪽 가지로부터의 가지	고리뒤통수관절에서 머리를 굽혀준다.
가쪽 머리곧은근	고리뼈의 가로돌기	뒤통수뼈의 목정맥구멍돌기	C1, 2 목신경의 배쪽 가지로부터의 가지	머리를 같은 쪽으로 가쪽으로 굽혀준다. 고리뒤통수관절을 안정시킨다.
뒤쪽 삼각형				
목갈비근	**앞쪽**: C3-6의 가로돌기의 앞쪽 결절 **중간**: C2-7의 가로돌기 **뒤쪽**: C4-6의 가로돌기의 뒤쪽 표면	**앞쪽**: 1번 갈비뼈의 목갈비근 결절과 위쪽 표면 **중간**: 빗장밑동맥을 위한 고랑 뒤쪽, 1번 갈비뼈의 위쪽 표면 **뒤쪽**: 2번 갈비뼈의 위쪽 표면	**앞쪽**: C4-7 목신경의 배쪽 가지 **중간**: C3-7 목신경의 배쪽 가지 **뒤쪽**: C5-7 아래 목신경의 배쪽 가지	**양쪽 모두에서 작용**: 목을 굽혀준다; 능동적인 호흡성 들숨 중 1번 또는 2번 갈비뼈를 올려준다 **한 측면에서 작용**: 목을 옆으로 굽혀주며 돌려준다.
빗장근	**복장쪽 머리**: 복장뼈자루의 앞쪽 표면의 위쪽 부분 **빗장쪽 머리**: 빗장뼈이 안쪽 1/3의 위쪽 표면	**복장쪽 머리**: 뒤통수뼈의 위목덜미선의 가쪽 1/3 **빗장쪽 머리**: 관자뼈의 꼭지돌기의 바깥쪽 표면	더부신경(XI)과 C2, 3, (C4) 목신경의 배쪽가지로부터의 가지	**양쪽의 수축**: 머리를 앞쪽으로 끌어당긴다(내민다); 깊은 들숨 도중에 복장뼈를 올려주며, 결과적으로 갈비뼈를 올려주다 **편측의 수축**: 동측으로 머리를 굽혀주며; 반대쪽으로 머리를 회전시킨다.

목 근육들의 신경 경로들(Nerve Pathways of the Neck Muscles)

목의 신경얼기(Cervical Plexus)

목신경얼기는 네 개의 위쪽 목신경(C1-4)들의 배쪽 가지들에 의하여 형성된, 신경의 그물망이다. 이러한 신경얼기는 목 안에, 목빗근에 대하여 깊숙하게 위치하며, 피부의 및 근육의 가지들 모두를 보유한다. 근육의 가지들은 다음을 구성한다: 목신경고리(ansa cervicalis) 신경, 이것은 복장목뿔근, 복장방패근, 방패목뿔근 그리고 어깨목뿔근으로 신경분포된다; 가로막신경(phrenic nerve), 이것은 가로막으로 신경분포된다; 그리고 분절별 신경(segmental nerves), 이것은 중간과 앞쪽 목갈비근으로 신경분포한다. 더욱이, 긴목근, 긴머리근, 가쪽머리곧은근 그리고 앞쪽머리곧은근 등도 역시 목신경얼기를 경유해서 신경을 공급받는다.

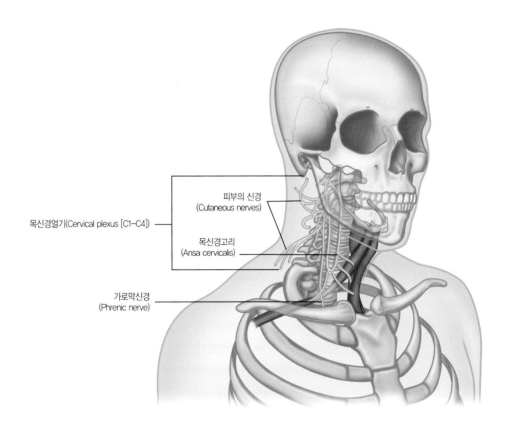

목신경얼기(Cervical plexus [C1–C4])

피부의 신경
(Cutaneous nerves)

목신경고리
(Ansa cervicalis)

가로막신경
(Phrenic nerve)

뇌신경 XI – 더부신경(Accessory – Nerve)

　더부신경(accessory nerve)라고 불리는 XI번 뇌신경은 그것이 미주신경(X)과 합쳐지는 머리쪽 부분과 목빗근과 등세모근으로 신경 분포되도록 내려가는 척수쪽 부분(7장을 참조) 등과 함께 합쳐지며 그리고 이어서 갈라지는 뇌신경의 및 척수신경의 구성요소 모두를 형성한다는 것에서 독특하다.

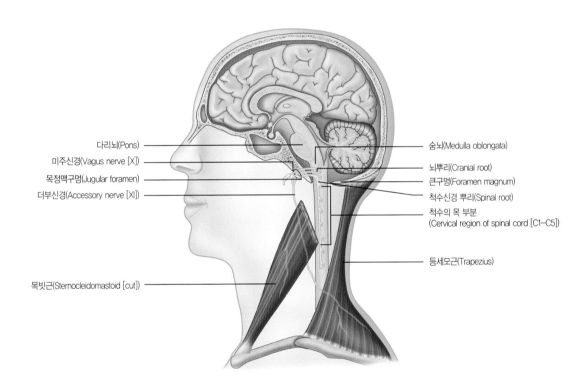

다리뇌(Pons)

미주신경(Vagus nerve [X])

목정맥구멍(Jugular foramen)

더부신경(Accessory nerve [XI])

숨뇌(Medulla oblongata)

뇌뿌리(Cranial root)

큰구멍(Foramen magnum)

척수신경 뿌리(Spinal root)

척수의 목 부분
(Cervical region of spinal cord [C1–C5])

등세모근(Trapezius)

목빗근(Sternocleidomastoid [cut])

몸통의 근육들

Muscles of the Trunk

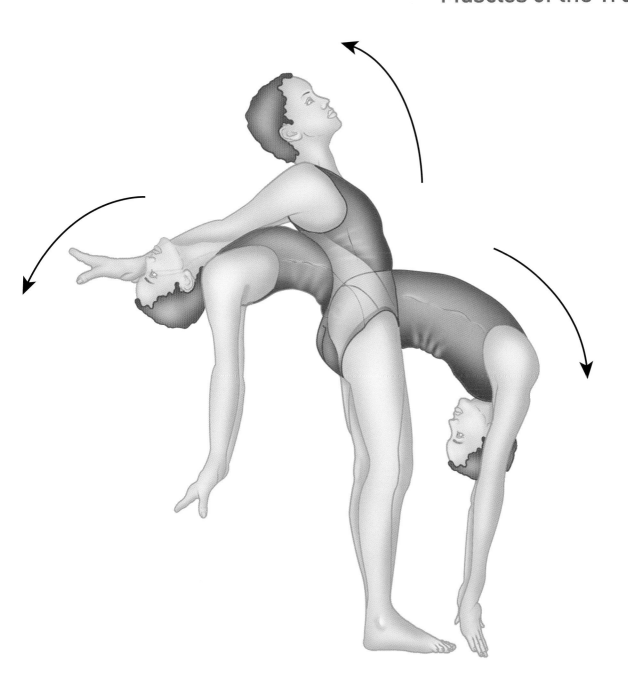

등(The Back)

등은 머리뼈로부터 꼬리뼈의 끝부분까지 이어지며 몸통의 뒤쪽 표면(posterior surface of the trunk)인 것으로 정의될 수 있다. 가슴벽(thoracic wall)의 위쪽 부분 위에서는 어깨뼈와 어깨뼈를 몸통으로 이어주는 근육들이 존재한다. 신체의 정중앙의 뼈 기둥이라는 척주(spinal column)는 정중선 안에 위치한다. 척주는 머리뼈, 가슴우리 그리고 가슴의 팔이음뼈를 통해서 상지를 받쳐주며; 척주는 골반의 다리이음뼈를 통해서 하지로 신체의 체중을 전달한다.

척주는 오로지 24개 만이 진정한 척추뼈이며, 다른 뼈들은 융합되있는, 33개의 척추뼈로 구성된다. 진정한 척추뼈는 일곱 개의 목뼈, 열두 개의 등뼈 그리고 다섯 개의 허리뼈로 존재하며; 다섯 개의 엉치뼈와 네 개의 꼬리뼈는 융합되어 있다. 개별 척추뼈의 몸통은 체중-받쳐주는 부분인 것이며, 그것의 크기는 아래쪽 방향으로 내려가며 증가한다.

전형적인 척추뼈는 하나의 몸통 그리고 관절의 및 근육의 부착을 위하여 여러 개의 돌기들을(관절의, 가로의 그리고 가시의) 보유한 하나의 척추뼈고리를 구성한다. 몸통과 척추뼈고리 사이에서 척추뼈구멍이 존재한다: 모든 구멍들의 배치가 척수를 안전하게 둘러싸주는, 척주관(vertebral canal)을 형성한다.

척주는 그것이 분절화 되었으며, 척추뼈, 관절들, 섬유연골성의 척추원판, 인대 그리고 근육 등으로 구성되어 있기 때문에 일종의 유연한 구조물이 된다. 척추뼈는 그것들의 모양이라는 의미에서 일종의 공통적인 패턴을 보유하지만, 척주의 전체 길이를 따라서 그것들이 위치하고 있는 장소에 따라 부위별 차이를 나타낸다. 그 특정한 위치는 허리뼈의 커다란 몸통의 사례에서 그러한 것처럼 그 척추뼈가 체중을 받칠 것인가 또는 받치지 않은 것인가, 아니면 등뼈의 사례에서처럼, 갈비뼈와의 관절을 위하여 등뼈의 측면에 존재하는 갈비뼈 관절오목을 보유할 것인가 등을 결정할 것이다.

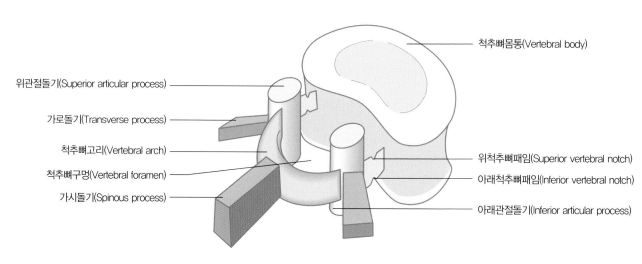

전형적인 추골의 개요도

성인의 척주는 네 개의 전후방으로의 휘어짐을 보여준다: 두 곳 모두가 앞쪽으로 오목한 등뼈의 및 엉치뼈의 휘어짐, 그리고 둘 모두가 뒤쪽으로 오목한 목뼈의 및 허리뼈의 휘어짐. 태아일 때, 척주는 처음에는 하나의 연속적인 전방의 오목함을 형성하며, 그래서 일차적(primary)이라고 명명된, 등뼈의 및 엉치뼈의 휘어짐이 배아기 동안에 점차적으로 나타나게 된다. 이차적(secondary)이라고 불리는 목뼈의 및 허리뼈의 휘어짐은 출산 이후에, 유아가 처음으로 자신의 머리를 들어올리는 것이 가능할 때 그리고 똑바로 선 자세의 채용으로 향해서 처음 1년의 마지막을 향해서 나타나게 된다.

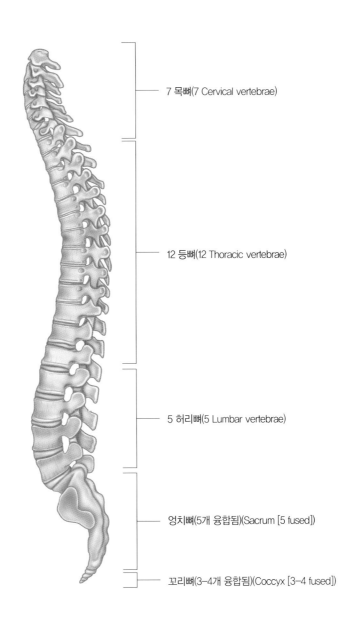

7 목뼈(7 Cervical vertebrae)

12 등뼈(12 Thoracic vertebrae)

5 허리뼈(5 Lumbar vertebrae)

엉치뼈(5개 융합됨)(Sacrum [5 fused])

꼬리뼈(3-4개 융합됨)(Coccyx [3-4 fused])

척주: 측면 모습(The vertebral column: lateral view)

등의 근육들(Muscles of the Back)

등의 근육들은 다음으로 구분될 수 있다:

- 얕은 – 어깨의 움직임과 연관됨
- 중간의 – 가슴우리 그리고 호흡의 움직임들과 연관됨
- 깊은 – 척주의 움직임과 연관됨

얕은 그리고 중간의 근육들은 등 안에서 발달되지 않았으며 외인성 근육들로(extrinsic mucles) 분류된다; 이 근육들은 상지 그리고 가슴벽을 움직이기에서 포함된다. 얕은 외인성 근육들은 중간 및 위쪽 등과 연관해서 V–자 모양의 근육구조를 형성하며, 등세모근, 넓은등근, 어깨올림근 그리고 마름근 등을 포함한다(어깨와 팔의 고유한 근육들의 세부 내용에 대하여 7장을 참조한다).

중간의 외인성 근육들은 **위 및 아래뒤톱니근**(serratus posterior superior and inferior)을 포함한다. 이러한 근육들은 척주로부터 갈비우리로 주행하며 갈비뼈들을 올려주고 내려주기에 도움을 준다. 이 근육들은 약간의 호흡성 기능을 보유한 것으로 생각된다.

깊은 근육들은 발생학적으로 등 안에서 발달하며, 그러므로 내인성 근육들(intrinsic muscles)로서 묘사된다. 깊은 내인성 근육들은 자세를 유지하기에서 포함되며 상체와 척주가 굽힘, 옆으로 굽힘, 폄, 젖힘 그리고 회전 등에서 움직이는 것을 허용할 것이다.

이러한 깊은 내인성 근육 그룹은 다시 얕은, 중간의 그리고 깊은 층들로 세분될 수 있을 것이다. 이러한 층들 모두의 내부에서 그 근육들은 척수신경의 등쪽 가지들에 의하여 신경 분포된다.

얕은 층(Superficial Layer)

가시가로돌기근(spinotransversales)이라고 알려진, 근육들의 이러한 그룹은 보다 깊은 근육들을 덮고 있는 목의 후방측면의 부위에서 위치하고 있다. 이러한 그룹 안에는 두 개의 근육이 존재하며 – **머리널판근**(splenius capitis) 그리고 **목널판근**(splenius cervicis)– 이러한 근육들은 머리와 목을 가쪽으로 굽혀주며, 회전시키고 펴준다.

중간 층(Intermediate Layer)

엉치가시근(sacrospinalis)라고도 불리는, **척추세움근**(erector spinae)은 깊은 내인성 근육들 가운데 중간 층을 형성한다. 척추뼈의 가시돌기와 갈비뼈의 갈비각 사이에서, 척주에 대하여 후방외측으로 위치하면서 이 근육의 기능은 척주를 펴주는 것 그리고 정상적인 휘어짐(자세)을 유지하는 것이 된다. 척추세움근은 가쪽에서부터 안쪽으로, 나란하게 배열된 근육들의 세 개의 세트로 이루어진다: **엉덩갈비근**(iliocostalis), **가장긴근**(longissimus) 그리고 **가시근**(spinais). 세 개의 근육들 모두는 그것들의 위쪽 부착지점에 따라서 **허리**(lumborum), **등**(thoracic), **목**(cervicis) 그리고 **머리**(capitis) 등으로 더욱 더 세분될 수 있다.

깊은 층(Deep Layer)

척추세움근 밑에서 자체를 유지하도록 도와주며 척추를 움직이기에서 중간 근육들을 보조하는 근육들의 또 다른 층이 존재한다. 깊은 내인성 근육들은 척주의 가로돌기 및 가시돌기와 연관된 짧은 근육의 그룹이다: 이러한 근육들의 어떤 것도 절대로 여섯 개의 척추뼈 분절 이상으로 이어지지 않는다.

가로가시돌기근(transversospinalis muscles)은 척추세움근보다 깊게 위치한 세 개의 작은 근육 그룹을 구성한다: 그렇지만, 척추세움근과는 다르게, 개별 그룹은 나란하게 놓이기보다는, 순차적으로 보다 깊게 위치한다. 얕은 층에서 깊어지면서, 그 근육 그룹은 다음과 같다: 반가시근, 뭇갈래근 그리고 회전근. 이러한 근육들의 섬유들은 일반적으로 가로돌기로부터 위쪽에 놓인 가시돌기까지 상방으로 그리고 내측으로 이어진다. **반가시근**(semispinalis)은 다시 등, 목 그리고 머리 부위로 세분될 수 있다. **뭇갈래근**(multifidus)은 반가

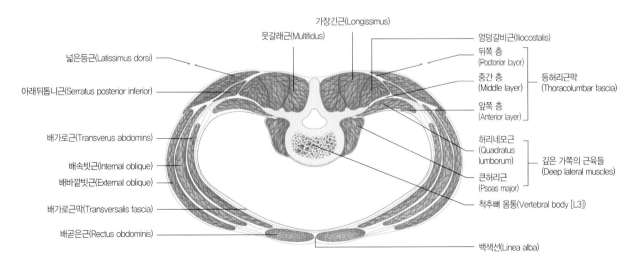

근육들 그리고 연관된 구조물들 사이에서 상호관계를 명료하게 보여주는 몸통의 횡단면-모습

시근과 척추세움근보다 깊게, 척추뼈의 가시돌기와 가로돌기들 사이의 도랑 안에 놓인다. **회전근**(Rotators)은 가로가시돌기근 그룹의 가장 깊은 층이며 뭇갈래근 아래에 놓인다; 이 근육들은 회전과 고유감각수용을 도와준다.

가슴(The Thorax)

가슴벽은 뒤쪽에서 척주의 등 부분에 의하여 그리고 앞쪽에선 복장뼈(가슴뼈)의 양 측면의 갈비연골에 의하여 그리고 측면에서는 갈비뼈와 그 갈비연골에 의하여 형성된다. 복장뼈는 앞쪽 가슴벽의 정중앙에 위치한다. 복장뼈는 평편한 뼈이며 세 부분으로 구성된다: 위쪽 부분은 복장뼈자루, 복장뼈의 몸통이 중간에 놓이며, 아래쪽 부분은 칼돌기가 된다.

가슴우리의 대부분은 열두 개의 길고, 납작하며, 휘어진 갈비뼈들로 이루어진다. 처음 일곱 개의 갈비뼈들 또는 "진정한 갈비뼈"는 앞쪽에서 자체의 갈비 연골(유리연골의 막대로)에 의하여 복장뼈로 이어진다. 여덟, 아홉 그리고 열 번째는 그것들이 갈비연골에 의하여 위쪽의 갈비뼈로 이어지므로, "거짓 갈비뼈"가 된다. 열한 번째와 열두 번째 갈비뼈는 그것들이 앞쪽으로 관절하지 않으므로, 단지 거짓 갈비뼈뿐만 아니라 "뜬갈비뼈"가 된다. 뒤쪽에서, 갈비뼈들은 개별적으로 자체의 개별 등뼈와 관절한다. 개별 갈비뼈들 사이의 공간은 갈비사이공간이라고 불리며 개별 갈비뼈들을 그 아래쪽 갈비뼈로 이어주는 갈비사이 근육들의 세 개의 층과 함께 신경과 혈관을 담고 있다. 열두 번째 갈비뼈는 그것이 가장 아래쪽 갈비뼈이므로, 예외가 된다.

가슴의 근육들(Muscles of the Thorax)

바깥갈비사이근(external intercostal muscles)은 갈비사이의 근육들의 세 층 가운데 가장 얕게 놓인다; 이 근육들은 뒤쪽으로 척추뼈로부터 앞쪽으로 갈비연골 연결부까지 공간을 채워주며, 거기에서 그 근육들은 얕은 앞쪽의 갈비사이 막이 된다. 그 섬유들은 위쪽 갈비뼈로부터 아래쪽 갈비뼈까지 아래로, 비스듬하게 그리고 전방으로 진행한다(자신의 앞주머니에 넣은 손을 생각해보라). 바깥갈비사이근의 수축은 갈비뼈를 들어주며 벌려준다. 아래쪽 바깥갈비사이근은 복벽의 배바깥빗근의 섬유들과 합쳐질 것이다.

속갈비사이근(internal intercostal muscles)은 갈비사이근의 가장 깊은 섬유이며; 이 근육은 앞쪽에서 복장뼈로부터 뒤쪽으로 갈비뼈의 각으로 갈비사이 공간을 채워주며, 거기에서 그것들은 척추뼈 몸통까지 최대한 멀리 이어지는 뒤쪽 갈비사이 막이 된다. 그 섬유들은 아래로, 비스듬하게 그리고 후방으로 바깥갈비사근에 대하여 직각으로 주행한다(당신의 손을 뒷주머니에 넣고 있는 것을 생각한다).

가장 **맨속갈비사이 근육**(innermost intercostal muscle)은 하나의 갈비사이 공간 이상으로 펼쳐진다. 이러한 층은 뒤쪽에서 **갈비밑근**(subcostal muscles), 가쪽에선 **속갈비사이근**(intercostales intimi) 그리고 앞쪽에서는 **등가로근**(transversus thoracis)으로 구성된다.

가로막(diaphragm)은 배로부터 가슴을 구분해주는 하나의 중요한 해부학적 표지물로서 작용하는 것과 함께, 호흡의 가장 중요한 근육이다. 구조적으로, 이것은 두 부분으로 구성된다: 주변의 근육 그리고 중앙의 힘줄. **주변의 근육**(peripheral muscle)은 복장뼈, 갈비뼈 그리고 척추뼈로부터 기원하며 **중심힘줄**(central tendon)로 수렴되며 형성한다. 가로막의 복장 부위는 칼돌기의 후면으로부터 일어나며; 가로막의 갈비쪽 기원은 아래쪽 여섯 갈비뼈와 그것들의 갈비연골의 안쪽 표면이 된다. 척추뼈로부터, 가로막은 좌측과 우측 다리 그리고 안쪽 및 가쪽 중앙활꼴인대로부터 기원한다. 중심힘줄은 모양에서 세 부분을 보유한 세 잎(클로버잎과 비슷한 모양의)이며; 심장의 심장막의 아래쪽 표면과 이어진다. 가로막 안의 구멍들은 식도, 가로막 및 미주 신경, 내림대동맥 그리고 아래대정맥 등이 가슴의 및 배의 공간 사이를 이어주도록 허용한다.

고요한 들숨 중, 가로막은 들숨의 노력의 주된 부분을 담당한다. 가로막이 수축하며 중심힘줄은 배의 공간 안으로 아래로 당겨지며; 동시에, 바깥갈비사이근은 앞쪽 갈비우리를 양동이손잡이와 비슷하게 올려준다. 가슴 공간은 보다 깊고 보다 커지며 이어서 공기가 폐 안으로 끌려들어간다. 반대로, 강요된 들숨은 목빗근, 목갈비근 그리고 작은가슴근처럼, 들숨의 부수적인 근육들로부터 도움을 받는다.

들숨이 능동적인 과정인 반면, 날숨은 약간의 또는 전혀 근육 수축이 필요없는 수동적인 과정이며, 주로 폐의 탄력적인 반동에 의하여 이끌린다. 가로막은 이완하며 이어서 자체의 반원모양을 취하도록 올라가며, 갈비우리는 자체의 안정 시 자세로 다시 내려간다. 강요된 또는 능동적 날숨은 배벽의 근육들과 수축할 때 갈비우리를 아래로 당겨주는 속갈비사이근 등의 수축에 의하여 시행된다. 가슴 공간은 이제 용적에서 작아지며, 압력은 몸의 바깥에 비교해서 높아지며, 공기는 밖으로 밀려나간다.

호흡에서 자체의 역할과 함께, 가로막은 복부의 힘주기에서 관여된다(배뇨, 분만, 배변 그리고 구토); 가로막은 또한 역도 근육이며 가슴복부의 펌프가 된다.

배(The Abdomen)

배(abdomen)는 위쪽에서 가로막과 아래쪽으로 골반의 입구 사이의 부위로서 정의된다.

뒤쪽으로, 배벽은 다섯 개의 허리뼈와 그것들의 추간판으로 구성되며; 조금 더 외측으로, 배벽은 열두번째 갈비뼈와 골반의 위쪽 부분으로 이루어진다. 이러한 뼈 층보다 깊숙하게 허리네모근(quadratus lumborum), 허리뼈의 폄근 그리고 엉덩관절과 요추의 굽힘근인 두 개의 큰허리근(psoas major)이 놓여있다.

앞쪽으로 배벽은 위쪽에서 가슴우리의 아래쪽 부분에 의해서 그리고 아래쪽에선 근육 층들에 의하여 형성된다. 이러한 근육 층들은 전방에서 널힘줄을 형성하는 세 개의 넓고, 얇은 껍질들을 구성한다. 바깥에서 안쪽으로, 그 층들은 **배바깥빗근**(external oblique), **배속빗근**(internal oblique) 그리고 **배가로근**(transversus abdominis)이 된다. 몸통의 주요 굽힘근인 넓은 수직의 근육인 **배곧은근**(rectus abdomimis)을 감싸주는 것은 이러한 세 근육의 널힘줄(힘줄)이다.

허리네모근(quadratus lumborum)은 아래에서 엉덩뼈와 엉덩허리인대로부터 위로 열두 번째 갈비뼈와 처음 네 개의 허리 척추뼈들까지 교차하는 방식에서 주행하는 섬유들이다. 이 근육의 작용은 척추와 골반의 안정작용과 움직임에 기여하는 것이다. 양측의 수축은 요추의 폄으로 이끌리는 반면, 편측의 수축은 수축하는 쪽으로 향한 옆으로 굽힘을 유발한다.

큰허리근(psoas major)은 **엉덩근**(iliacus)과 합쳐지기 위해서 아래로 주행하며 – 그것들이 넙다리뼈의 작은 돌기 위로 온힘줄(common tendon)에 의하여 둘 다 함께 부착하기 때문에, 집합적으로 이 근육들은 엉덩허리근이라고 불린다. 집합적으로, 이러한 근육들은 여러 가지 배의 내장을 위한 받침으로서 작용하며, 엉덩관절의 주요한 굽힘근과 허리의 안정근이 되기 위해서 배를 떠난다.

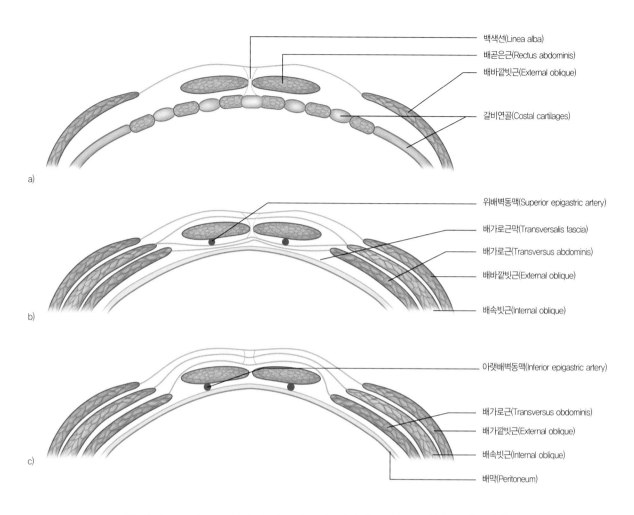

배곧은근 껍질을 통한 횡단-모습: (a) 갈비모서리 위쪽에서, (b) 배꼽 위에서, (C) 두덩결합 위에서

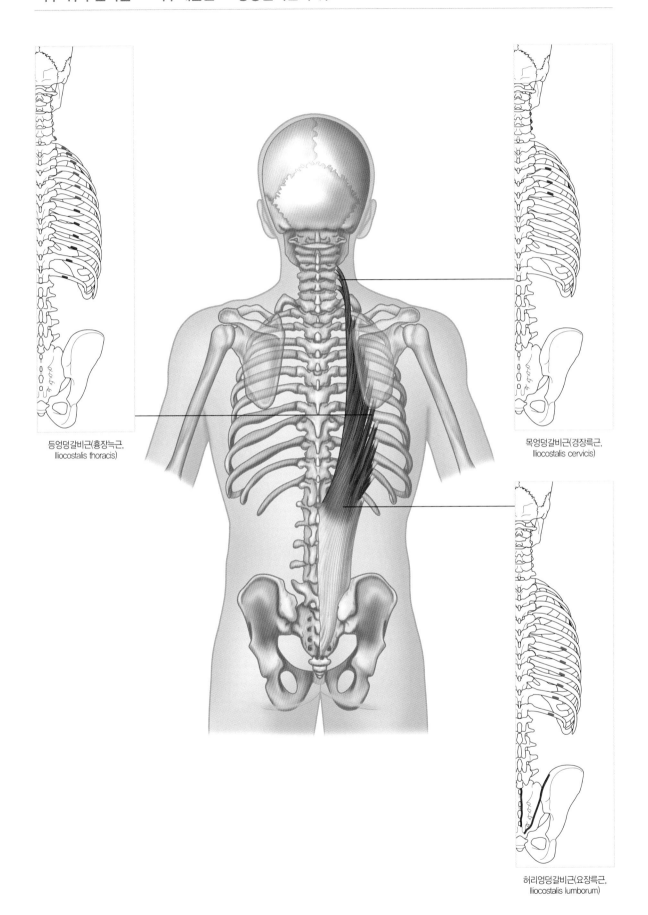

등엉덩갈비근(흉장늑근,
Iliocostalis thoracis)

목엉덩갈비근(경장늑근,
Iliocostalis cervicis)

허리엉덩갈비근(요장늑근,
Iliocostalis lumborum)

근력강화(STRENGTHEN)

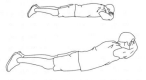

등 펴기
(Back extension)

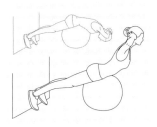

스위스 볼 등 펴기
(Swiss ball back extension)

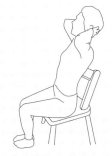

앉은 자세 등 펴기
(Seated back extension)

늘리기(STRETCH)

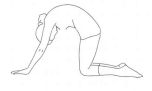

등 아치 늘리기
(Back arch atretch)

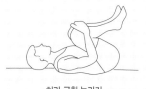

허리 굽힘 늘리기
(Lumbar flexion stretch)

엉덩갈비근은 척추세움근의 가장 가쪽 부분이며 아마도 허리, 등 그리고 목 부분으로 세분될 수 있을 것이다. 전체적으로, 엉덩갈비근은 C4–S5 척수신경의 등쪽 가지를 경유해서 신경 분포된다.

라틴어, iliocostalis, 엉덩뼈에서부터 갈비뼈까지, lumborum, 허리의, thoracis 가슴의; cervicis, 목의

이는곳　허리: 엉덩뼈, 허리 척추뼈와 아래쪽 두 개의 등쪽 척추뼈의 가시돌기, 그리고 그것들의 가시위인대 그리고 엉덩뼈능선
　　　　등: 아래쪽 여섯 개의 갈비뼈들의 각, 안쪽으로 허리엉덩갈비근까지
　　　　목: 3번에서 6번 갈비뼈의 각

닿는곳　허리: 아래쪽 여섯 또는 일곱 개의 갈비뼈의 각
　　　　등: 위쪽 여섯 갈비뼈의 각와 7번 목뼈(C7)의 가로돌기
　　　　목: 4번에서 6번 목뼈의 가로돌기들

신경　　목의, 등의 그리고 허리의 척수신경의 등쪽 가지

작용　척주를 펴주고 옆으로 굽혀준다. 강한 들숨을 위해서 갈비뼈를 아래로 끌어당긴다(오로지 등엉덩갈비근만).

기본적인 기능적 움직임
등을 곧게(올바른 휘어짐을 보유한 채) 유지하며, 그러므로 자세를 유지해준다.

이러한 근육들을 상당하게 이용하는 스포츠
모든 스포츠, 각별하게는 수영, 체조 그리고 무술

이러한 근육에 손상을 줄 수 있는 움직임이나 상해
무릎을 편 채 들어올리기, 또는 몸의 앞쪽에서 지나치게 멀리 물체를 들고 있기

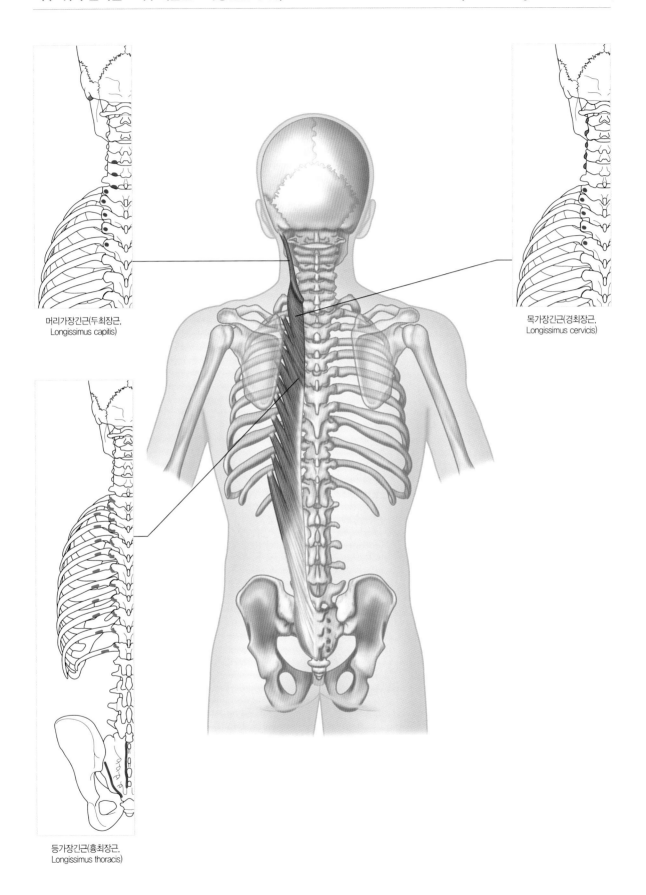

머리가장긴근(두최장근,
Longissimus capitis)

목가장긴근(경최장근,
Longissimus cervicis)

등가장긴근(흉최장근,
Longissimus thoracis)

근력강화(STRENGTHEN)

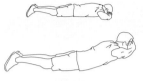

등 펴기
(Back extension)

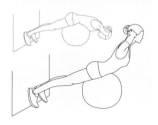

스위스 볼 등 펴기
(Swiss ball back extension)

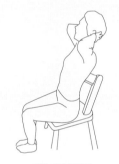

앉은 자세 등 펴기
(Seated back extension)

늘리기(STRETCH)

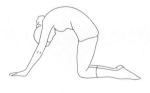

등 아치 늘리기
(Back arch atretch)

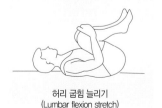

허리 굽힘 늘리기
(Lumbar flexion stretch)

가장긴근은 척추세움근의 중간 부분이며 아마도 등, 목 그리고 머리로 좀 더 세분화될 수 있을 것이다. 전체적으로, 가장긴근은 C1–S1 척수신경의 등쪽 가지를 경유해서 신경 분포된다.

라틴어, longissimus 가장 긴; thoracis 가슴의; cervicis, 목의; capitis 머리의

이는곳　등: 허리 부위 안에서 엉덩허리근과 합쳐지며 허리 척추뼈의 가로돌기로 부착된다.
　　　　목: 위쪽 네 개 또는 다섯 개의 등 척추뼈(T1–5)의 가로돌기
　　　　머리: 위쪽 네 개 또는 다섯 개의 등뼈(T1–5)의 가로돌기. 아래쪽 세 개 또는 네 개의 목뼈(C4–7)의 관절돌기

닿는곳　등: 모든 등뼈의 가로돌기(T1–12). 아래쪽 아홉 개나 열 개의 갈비뼈의 결절과 각 사이의 부위
　　　　목: 두 번째로부터 여섯 번째 목뼈(C2–6)의 가로돌기
　　　　머리: 관자뼈의 꼭지돌기의 뒤쪽 모서리

신경　　C1–S1 척수신경의 등쪽 가지

작용　　척주를 펴주고 옆으로 굽혀준다. 강한 들숨을 위해서 갈비뼈를 아래로 끌어당긴다(오로지 등가장긴근만). 머리를 펴주며 회전시킨다(머리가장긴근만).

기본적인 기능적 움직임

등을 곧게(올바른 휘어짐을 보유한 채) 유지하며, 그러므로 자세를 유지해준다.

이러한 근육들을 상당하게 이용하는 스포츠

모든 스포츠, 특히, 수영, 체조 그리고 무술

이러한 근육에 손상을 줄 수 있는 움직임이나 상해

무릎을 편 채 들어올리기, 또는 몸의 앞쪽에서 지나치게 멀리 떨어져서 물체를 들고 있기

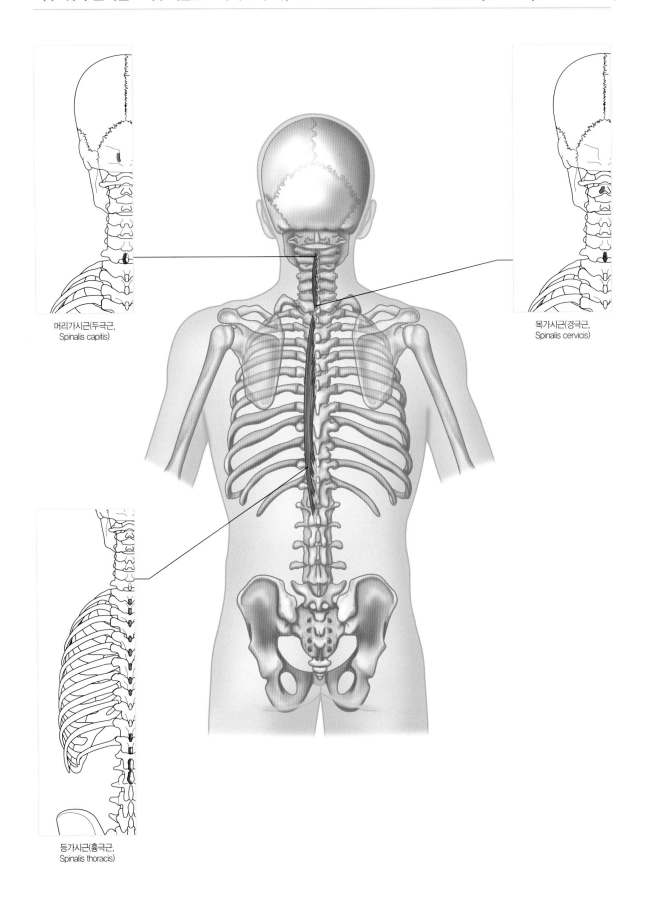

머리가시근(두극근,
Spinalis capitis)

목가시근(경극근,
Spinalis cervicis)

등가시근(흉극근,
Spinalis thoracis)

근력강화(STRENGTHEN)

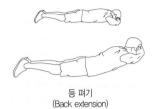

등 펴기
(Back extension)

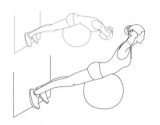

스위스 볼 등 펴기
(Swiss ball back extension)

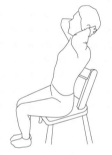

앉은 자세 등 펴기
(Seated back extension)

늘리기(STRETCH)

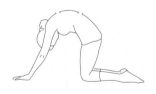

등 아치 늘리기
(Back arch atretch)

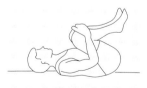

허리 굽힘 늘리기
(Lumbar flexion stretch)

가시근은 척추세움근의 가장 안쪽 부분이 되며 아마도 등, 목 그리고 머리쪽 부위로 세분될 수 있을 것이다. 머리가시근은 일반적으로 머리반가시근과 합쳐진다.

라틴어, spinalis, 가시와 연관된; thoracis, 가슴의; cervicis 목의; capitis 머리의

이는곳　등: 아래쪽 두 개의 등 척추뼈(T11–12) 그리고 위쪽 두 개의 허리 척추뼈(L1–2)의 가시돌기
　　　　　목: 목덜미인대. 일곱 번째 목뼈(C7)의 가시돌기
　　　　　머리: 일반적으로 머리반가시근과 합쳐진다.

닿는곳　등: 위쪽 여덟 개 등뼈(T1–8)의 가시돌기
　　　　　목: C2(중쇠뼈)의 가시돌기
　　　　　머리: 머리반가시근과 함께

신경　C2–L3 척수신경의 등쪽 가지

작용　척주를 펴준다. 기립 자세와 앉은 자세에서 척추의 올바른 휘어짐을 유지하도록 도와준다. 머리를 펴준다(오로지 머리가시근만).

기본적인 기능적 움직임
등을 곧게 유지하며(올바른 휘어짐과 함께), 그러므로 자세를 유지한다.

이러한 근육을 상당하게 이용하는 스포츠
모든 스포츠, 특히 수영, 체조 그리고 무술

이러한 근육들을 손상을 줄 수 있는 움직임이나 상해
무릎을 굽히지 않은 채 들어올리기 또는 몸의 전면에서부터 지나치게 멀리 물체를 들고 있기

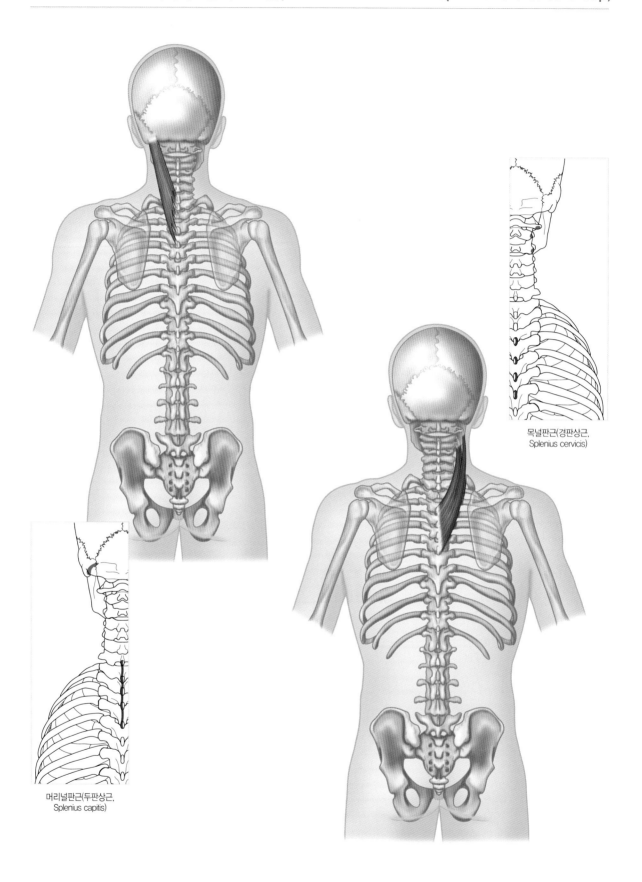

목널판근(경판상근,
Splenius cervicis)

머리널판근(두판상근,
Splenius capitis)

머리널판근과 목널판근(SPLENIUS CAPITIS AND SPLENIUS CERVICIS)

그리스어. splenion, 붕대. **라틴어** capitis 머리의, cervicis 목의

이는곳	머리: 목덜미인대의 아래쪽 부분. 일곱 번째 목뼈(C7)의 그리고 위쪽 세 개 또는 네 개의 등뼈(T1-4)의 가시돌기 목: 세 번째에서 여섯 번째 등뼈(T3-6)의 가시돌기
닿는곳	머리: 관자뼈의 꼭지돌기의 후면. 목빗근 부착지점보다 더 깊게, 위목덜미선의 가쪽 부분 목: 위쪽 둘 또는 세 개의 목뼈(C1-3)의 가로돌기의 뒤쪽 결절
신경	머리: 중간 목 신경의 등쪽 가지 목: 아래 목 신경의 등쪽가지
작용	양쪽 모두에서 작용함: 머리와 목을 펴준다. 한쪽에서만 작용함: 목을 옆으로 굽혀주며; 머리를 수축하고 있는 근육 쪽으로 회전시킨다.

기본적인 기능적 움직임

위를 쳐다보기 또는 뒤를 돌아보도록 머리 돌리기

이러한 근육을 상당하게 이용하는 스포츠

럭비 스크럼, 미식 축구, 무술, 수영

이러한 근육들을 손상을 줄 수 있는 움직임이나 상해

채찍질 손상

근육들이 만성적으로 팽팽하고/단축되었을 때의 공통적인 문제들

두통과 목의 통증

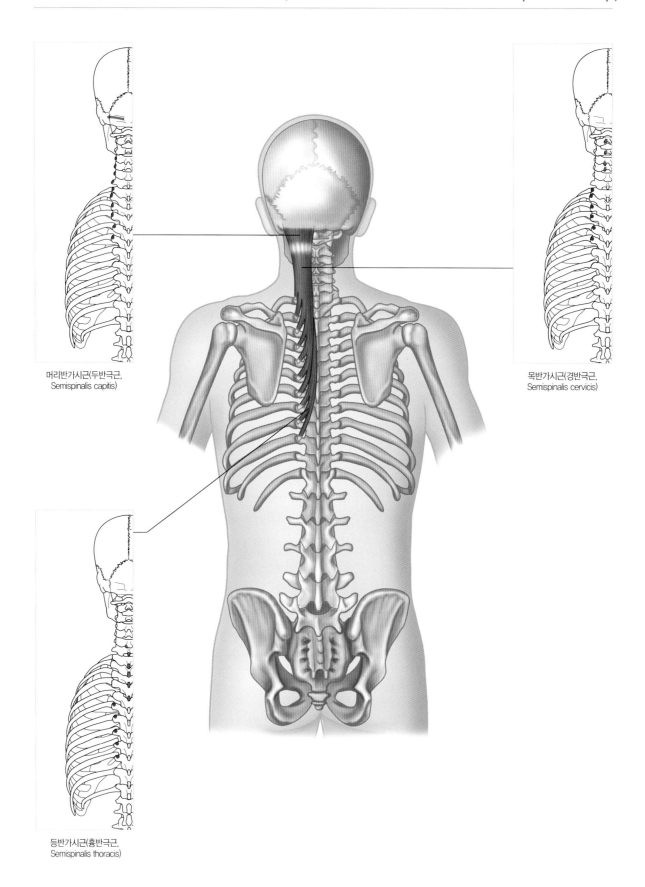

머리반가시근(두반극근,
Semispinalis capitis)

목반가시근(경반극근,
Semispinalis cervicis)

등반가시근(흉반극근,
Semispinalis thoracis)

근력강화(STRENGTHEN)

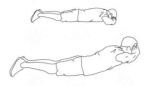

등 펴기(Back extension)

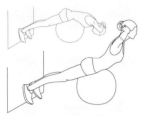

스위스 볼 등 펴기
(Swiss ball back extension)

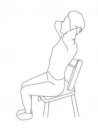

앉은 자세 등 펴기
(Seated back extension)

늘리기(STRETCH)

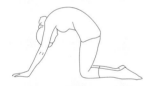

등 아치 늘리기(Back arch atretch)

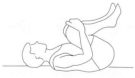

허리 굽힘 늘리기
(Lumbar flexion stretch)

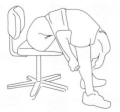

앉은 허리 굽힘 늘리기
(Seated spinal flexion stretch)

근육들의 가로가시돌기근 그룹은 척추세움근보다 더 깊게 위치한 세 개의 작은 근육 그룹을 구성한다; 그렇지만, 척추세움근과는 다르게, 개별 그룹들은 옆으로 나란하게 놓이기 보다는 표면에서부터 연속적으로 깊게 위치하게 된다. 표면으로부터 깊숙하게, 그 근육 그룹들은 반가시근, 뭇갈래근 그리고 회전근 순으로 위치한다. 이러한 섬유들은 가로돌기로부터 더 위에 위치한 가시돌기까지 위쪽으로 그리고 안쪽으로 이어진다.

반가시근(Semispinalis)

반가시근은 등, 목 그리고 머리 부위로 세분될 수 있다. 하나의 전체로서, 반가시근은 등과 목의 척수신경의 등쪽 가지를 경유해서 신경 분포된다. 머리반가시근의 안쪽 부분은 일반적으로 머리가시근과 합쳐진다.

라틴어, semispinalis, 절반–가시의; thoracis, 가슴의; cervicis 목의; capitis 머리의

이는곳　등: 여섯 번째에서 열 번째 등뼈(T6–10)의 가로돌기
　　　　　목: 위쪽 다섯 또는 여섯 개의 등뼈(T1–6)의 가로돌기
　　　　　머리: 아래쪽 네 개의 목뼈의 그리고 위쪽 여섯이나 일곱 개의 등뼈(C4–T7)의 가로돌기

닿는곳　등: 아래쪽 두 개의 목뼈와 위쪽 네 개의 등뼈(C6–T4)의 가시돌기
　　　　　목: 두 번째로부터 다섯 번째 목 척추뼈(C2–5)의 가시돌기
　　　　　머리: 뒤통수뼈의 위쪽 그리고 아래쪽 목덜미선 사이에서

신경　등뼈의 및 목뼈의 척수신경들의 등쪽 가지

작용　척주의 등뼈쪽 및 목뼈쪽 부위를 펴준다. 등과 목의 척추뼈의 회전에서 도움을 준다. 머리반가시근은 머리를 펴주며 회전을 도와준다.

기본적인 기능적 움직임

위를 바라보기 또는 뒤돌아보도록 머리를 돌려주기

이러한 근육을 상당하게 이용하는 스포츠

모든 스포츠, 특히 수영, 체조 그리고 무술

이러한 근육들을 손상을 줄 수 있는 움직임이나 상해

채찍질 손상

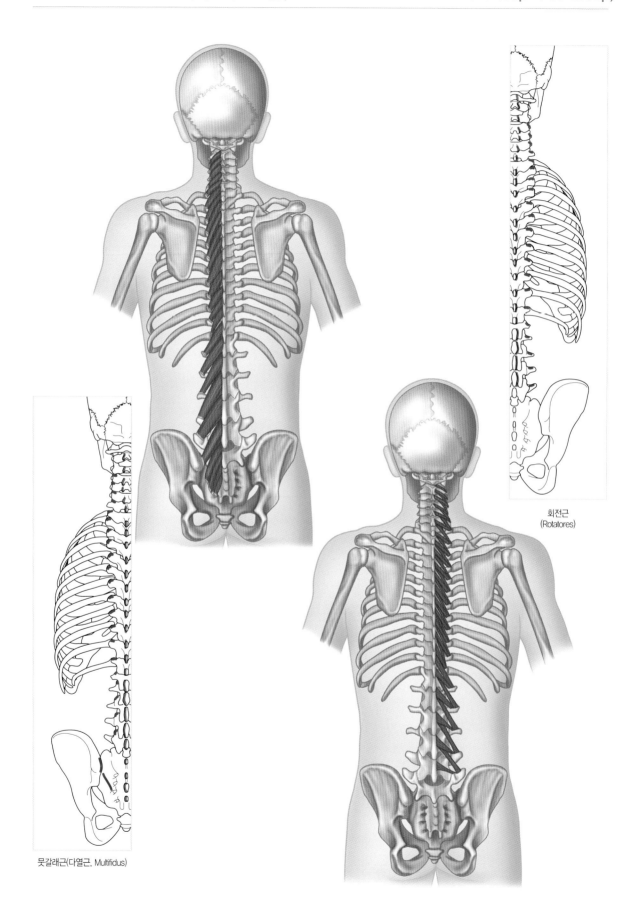

회전근
(Rotatores)

뭇갈래근(다열근, Multifidus)

근력강화(STRENGTHEN)

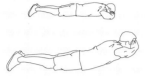

등펴기
(Back extension)

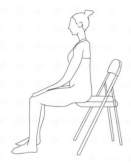

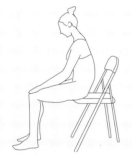

앉은 말아올리기
(Seated roll up)

뭇갈래근(MULTIFIDUS)

라틴어, multi, 많은; findere, 갈라진

이 근육은 척추뼈의 가시돌기와 가로돌기 사이의 고랑 안에 놓인 가로가시돌기근의 한 부분이다. 뭇갈래근은 반가시근과 척추세움근보다 깊게 놓여있다.

이는곳 엉치뼈, 척추세움근의 이는곳, 위뒤엉덩뼈가시, 모든 허리뼈의 꼭지돌기(위관절돌기의 뒤쪽모서리), 모든 등뼈의 가로돌기, 아래쪽 네 개 목뼈의 관절돌기

닿는곳 다섯 번째 허리뼈로부터 위로 중쇠뼈까지 모든 척추뼈(L5–C2)의 가시돌기 하부

신경 척수신경의 등쪽 가지

작용 보다 강한 얕은 주작용근들에 의한 움직임들 중 개별적인 척추뼈 관절 조절을 제공한다. 척주의 폄, 옆으로 굽힘 그리고 회전

회전근(ROTATORS)

라틴어, rota 바퀴

이러한 작은 근육들은 가로가시돌기근 그룹의 가장 깊은 층이 된다.

이는곳 개별 척추뼈의 가로돌기

닿는곳 위쪽의 이어지는 척추뼈의 가시돌기의 바닥

신경 척수신경의 등쪽 가지

작용 척주의 폄을 도와주며 회전시킨다.

기본적인 기능적 움직임

모든 움직임 중 척추의 안정성과 올바른 자세를 유지하도록 도와준다.

이러한 근육들에 손상을 줄 수 있는 움직임이나 상해

무릎을 굽히지 않고 들어올리기 또는 신체의 선년에서 너무 밀리 물제를 들고 있기

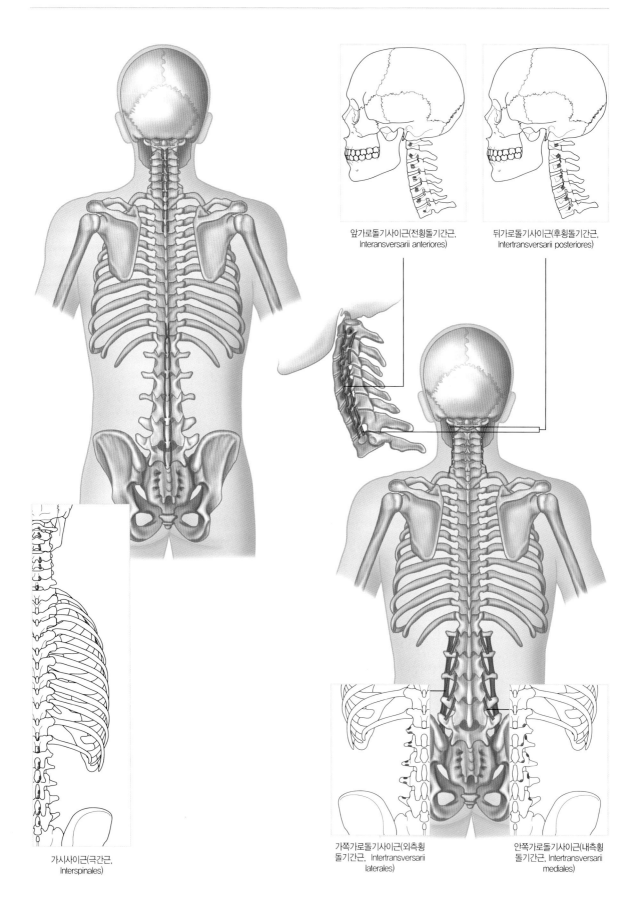

앞가로돌기사이근(전횡돌기간근,
Interansversarii anteriores)

뒤가로돌기사이근(후횡돌기간근,
Intertransversarii posteriores)

가시사이근(극간근,
Interspinales)

가쪽가로돌기사이근(외측횡
돌기간근, Intertransversarii
laterales)

안쪽가로돌기사이근(내측횡
돌기간근, Intertransversarii
mediales)

가시사이근(INTERSPINALES)

라틴어, inter, 사이의; spinali 가시와 연관된

짧게 짝을 이룬 근육들로 목의 및 허리의 부위 안에서 가장 잘 발달되지만, 아마도 등의 부위 안에서는 없을 것이다.

이는곳/닿는곳	하나의 가시돌기(이는곳)로부터 하나 위쪽의 다음번 가시돌기(닿는곳)까지 척주 전반에 걸쳐서 이어진다. 가시위인대의 양 측면에 위치하고 있다.
신경	척수신경의 등쪽 가지
작용	척주의 움직임 중 인접하고 있는 척추뼈를 안정시켜주는 자세의 근육

가로돌기사이근(INTERTRANSVERSARII)

라틴어, inter, 사이의; transversus 가로의, 교차하는; anterior 앞쪽의; posterior 뒤쪽의; lateralis 측면과 연관된; medialis 안쪽과 연관된

이는곳	앞쪽: 첫 번째 등뼈로부터 중쇠뼈까지(T1-C2) 척추뼈의 가로돌기의 앞쪽 결절 뒤쪽: 첫 번째 등뼈로부터 중쇠뼈까지(T1-C2) 척추뼈의 가로돌기의 뒤쪽 결절 가쪽: 허리뼈의 가로돌기 안쪽: 꼭지돌기(허리뼈의 위관절돌기의 뒤쪽 모서리)
닿는곳	앞쪽: 위로 인접한 척추뼈의 앞쪽 결절 뒤쪽: 위에서 인접한 척추뼈의 가로돌기 안쪽: 위에서 인접한 척추뼈의 덧돌기
신경	척수신경의 배쪽 가지(안쪽만 별개로, 척수신경의 등쪽 가지)
작용	척주의 움직임 중 인접하고 있는 척추뼈들을 안정시키는 자세의 근육

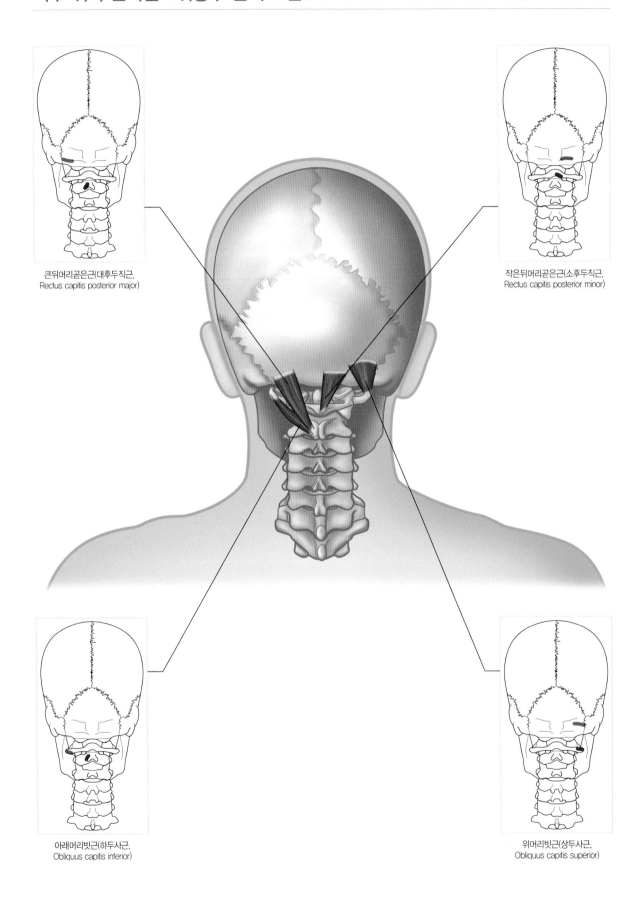

큰뒤머리곧은근(대후두직근,
Rectus capitis posterior major)

작은뒤머리곧은근(소후두직근,
Rectus capitis posterior minor)

아래머리빗근(하두사근,
Obliquus capitis inferior)

위머리빗근(상두사근,
Obliquus capitis superior)

근육들의 뒤통수밑 그룹은 목 안에서, 머리널판근, 머리가장긴근 그리고 머리반가시근들 보다 앞쪽에 놓여있다. 이 근육 그룹은 뒤통수밑 삼각형(suboccipital triangle)이라고 알려진 삼각형의 공간을 둘러싼다.

큰뒤머리곧은근(RECTUS CAPITIS POSTERIOR MAJOR)

라틴어, rectus, 곧은; capitis 머리의; posterior 뒤쪽의; major, 보다 큰

이는곳	중쇠뼈의 가시돌기
닿는곳	아래쪽 목덜미선 아래의 뒤통수뼈의 가쪽 부위
신경	뒤통수밑 신경(첫 번째 경추신경 C1의 등쪽 가지)
작용	머리를 펴준다. 머리를 같은 쪽으로 회전시킨다.
기본적인 기능적 움직임	어깨 위의 그리고 위로 바라보기의 동작을 조절하도록 도와준다.

작은뒤머리곧은근(RECTUS CAPITIS POSTERIOR MINOR)

라틴어, rectus, 곧은; capitis 머리의; posterior 뒤쪽의; minor, 보다 작은

이는곳	고리뼈의 뒤쪽 결절
닿는곳	아래쪽 목덜미선 아래의 뒤통수뼈의 안쪽 부위
신경	뒤통수밑 신경(첫 번째 경추신경 C1의 등쪽 가지)
작용	머리를 펴준다.
기본적인 기능적 움직임	위로 바라보기의 동작을 조절하도록 도와준다.

아래머리빗근(OBLIQUUS CAPITIS INFERIOR)

라틴어, obliquus, 대각선의, 경사진; capitis 머리의; inferior, 아래쪽의

이는곳	중쇠뼈의 가시돌기
닿는곳	고리뼈의 가로돌기
신경	뒤통수밑 신경(첫 번째 경추신경 C1의 등쪽 가지)
작용	중쇠뼈 위에서 고리뼈를 회전시키며, 머리를 같은 쪽으로 회전시킨다.
기본적인 기능적 움직임	머리가 돌아가 있을 때 그 머리로 안정성을 제공한다.

위머리빗근(OBLIQUUS CAPITIS SUPERIOR)

라틴어, obliquus, 대각선의, 기울어진; capitis 머리의; superior 위쪽의

이는곳	고리뼈의 가로돌기
닿는곳	위 및 아래 목덜미선 사이의 뒤통수뼈
신경	뒤통수밑 신경(첫 번째 경추신경 C1의 등쪽 가지)
작용	머리를 펴주며 같은 쪽으로 굽혀준다.
기본적인 기능적 움직임	위를 바라보기의 동작을 조절하도록 도와준다.

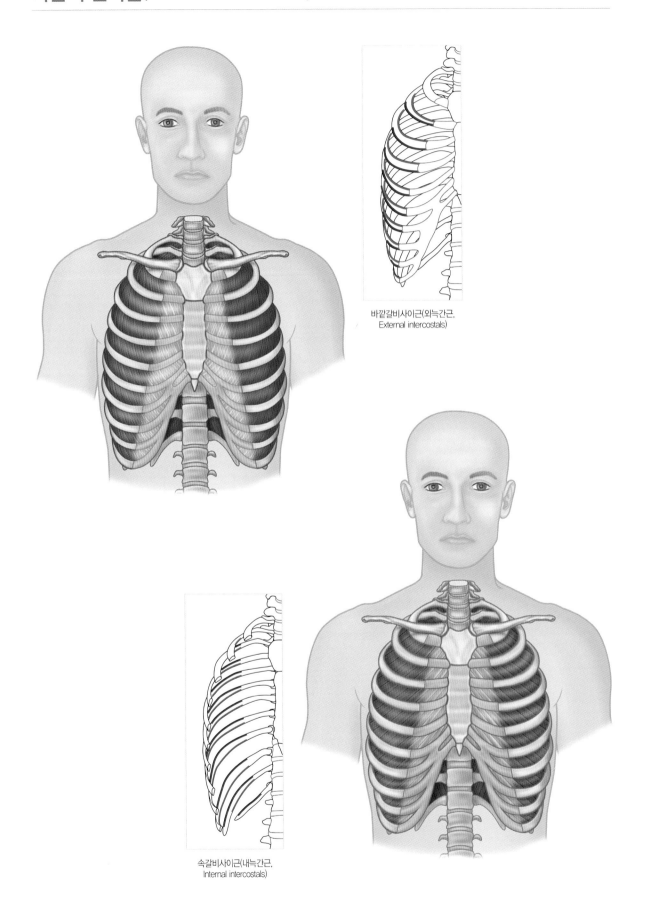

바깥갈비사이근(외늑간근,
External intercostals)

속갈비사이근(내늑간근,
Internal intercostals)

바깥갈비사이근(EXTERNAL INTERCOSTALS)

근력강화(STRENGTHEN)

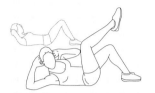

비틀림 크런치
(Twisting crunch)

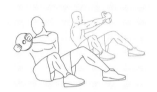

하중 준 앉은 비틀기
(Weighted seated twist)

라틴어, inter, 사이의; costa, 갈비뼈의; externi 바깥의

아래쪽 바깥갈비사이근은 그 근육을 덮고 있는 배바깥빗근의 섬유들과 합쳐질 것이며, 그러므로 갈비뼈들 사이의 외견상으로 고립된 바깥갈비사이근 섬유들과 하나의 연속적인 근육의 껍질을 효과적으로 형성한다.

이는곳   한 갈비뼈의 아래쪽 모서리

닿는곳   아래쪽 갈비뼈의 위쪽 모서리(섬유는 앞쪽으로 그리고 아래로 비스듬하게 주행한다)

작용   몸통의 다양한 움직임 중 갈비우리를 안정시키도록 수축한다. 들숨 중 갈비뼈를 들어줄 것이며, 이것이 가슴 공간의 용적을 증가시킬 것이다(비록 이러한 작용이 논쟁이 있을지라도). 호흡 중 갈비사이 공간이 부풀거나 쪼그라들지 않도록 막아준다.

속갈비사이근(INTERNAL INTERCOSTALS)

늘리기(STRETCH)

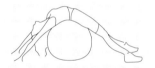

공 늘리기
(Ball stretch)

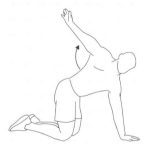

무릎꿇고 회전 늘리기
(kneeling rotation stretch)

라틴어, inter, 사이의; costalis, 갈비뼈의; interni 안쪽의

속갈비사이근 섬유는 바깥갈비사이근보다 깊게 위치하며 그 섬유와 비스듬하게 교차하며 주행한다. 갈비우리의 각 측면에서 열한 개의 속갈비사이근이 존재한다.

이는곳   하나의 갈비뼈와 갈비연골의 위쪽 모서리

닿는곳   위쪽 갈비뼈의 아래쪽 모서리(섬유들은 갈비연골을 향해서 비스듬하게 전방으로 그리고 위쪽으로 주행한다)

작용   몸통이 여러 움직임들 중 갈비우리를 고정해주도록 수축한다. 아마도 강제된 날숨 중 인접한 갈비뼈들을 함께 모이도록 끌어당길 것이며, 그러므로 흉강의 용적을 감소시킬 것이다(비록 이러한 작용이 논란이 있을지라도). 호흡 중 갈비사이공간이 부풀어 오르거나 움츠러듬을 막아준다.

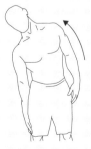

옆으로 굽힘 늘리기
(Side flexion stretch)

신경   일치하는 갈비사이 신경

이러한 근육을 상당하게 이용하는 스포츠

모든 활동적인 스포츠

이 근육들이 만성적으로 팽팽하고/단축되었을 때 공통적인 문제

척추후만증(굽은 등) 그리고 함몰 가슴

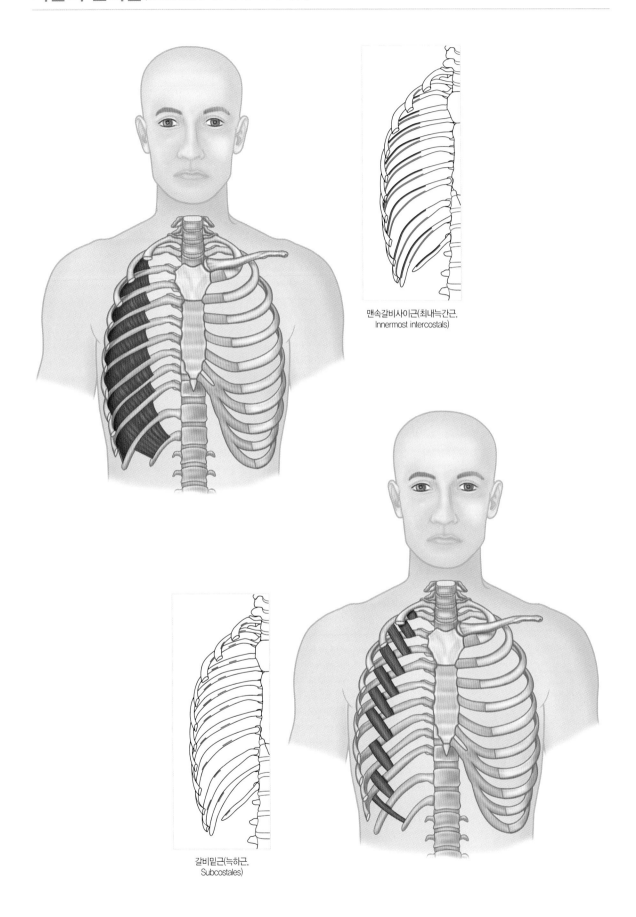

맨속갈비사이근(최내늑간근,
Innermost intercostals)

갈비밑근(늑하근,
Subcostales)

근력강화(STRENGTHEN)

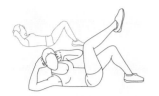

비틀림 크런치
(Twisting crunch)

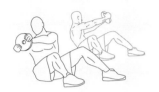

하중 준 앉은 비틀기
(Weighted seated twist)

늘리기(STRETCH)

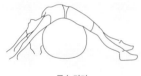

공 늘리기
(Ball stretch)

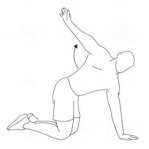

무릎꿇고 회진 늘리기
(kneeling rotation stretch)

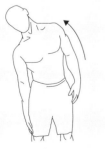

옆으로 굽힘 늘리기
(Side flexion stretch)

맨속갈비사이근(INNERMOST INTERCOSTALS)

라틴어, inter, 사이의; costalis, 갈비뼈의; intimo, 가장 안쪽 부분

이러한 근육은 속갈비사이근의 섬유와 같은 방향에서 주행하지만 보다 깊게 위치한, 가변적인 섬유의 층이 된다. 이것들은 갈비사이 신경과 혈관에 의하여 속갈비사이근으로부터 분리된다.

이는곳 개별 갈비뼈의 위쪽 모서리

닿는곳 이전 갈비뼈의 아래쪽 모서리

신경 일치하는 갈비사이 신경

작용 맨속갈비사이근의 작용을 잘 알지는 못하지만, 그 근육들이 호흡 중 갈비뼈들의 위치를 고정시키도록 작용하는 것이라고 인정된다.

갈비밑근(SUBCOSTALES)

라틴어, sub, 아래의; costalis, 갈비뼈의;

아래쪽 속갈비사이근에 대하여 보다 깊게 위치하면서, 갈비밑근 섬유들은 맨속갈비사이근과 동일한 방향에서 주행하며 아마도 그 근육들과 이어질 것이다. 갈비밑근, 가슴가로근 그리고 맨속갈비사이근 등은 가장 깊은 갈비사이의 근육 층을 구성할 것이다.

이는곳 갈비뼈 각 근처에서 각각의 아래쪽 갈비뼈의 가장 안쪽 표면

닿는곳 섬유들은 아래쪽 두 번째나 세 번째 갈비뼈의 안쪽 표면을 향해서 비스듬하게 그리고 안쪽으로 주행한다.

신경 일치하는 갈비사이 신경

작용 몸통의 여러 가지 움직임들 중 갈비우리를 고정시켜주도록 수축한다. 아마도 강제된 날숨 중 인접한 갈비뼈들을 함께 끌어당길 것이며, 그러므로 가슴 안의 용적을 감소시킬 것이다(비록 이러한 작용에 논란이 있을지라도).

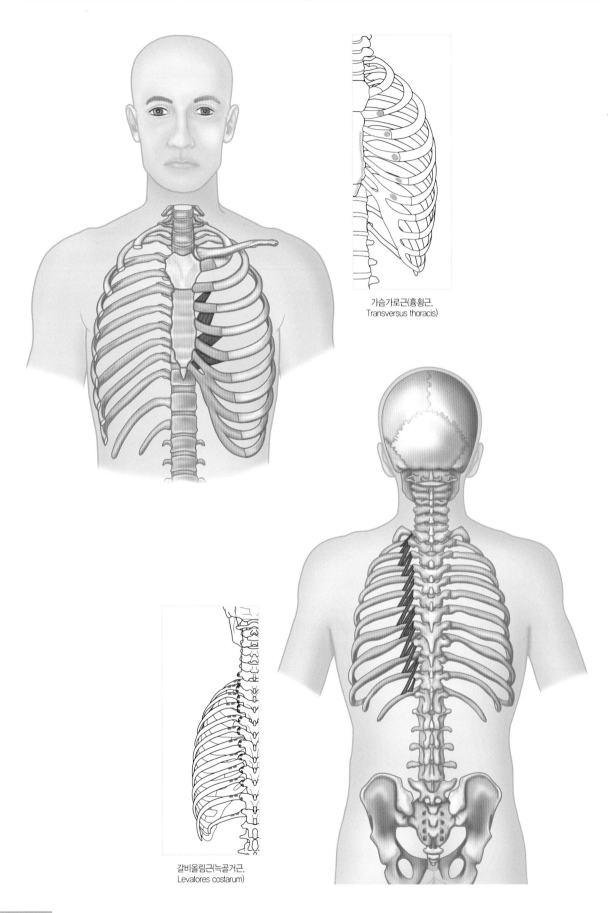

가슴가로근(흉횡근,
Transversus thoracis)

갈비올림근(늑골거근,
Levatores costarum)

근력강화(STRENGTHEN)

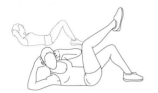

비틀림 크런치
(Twisting crunch)

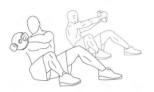

하중 준 앉은 비틀기
(Weighted seated twist)

늘리기(STRETCH)

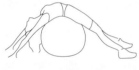

공 늘리기
(Ball stretch)

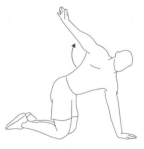

무릎꿇고 회선 늘리기
(kneeling rotation stretch)

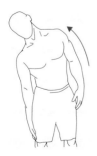

옆으로 굽힘 늘리기
(Side flexion stretch)

가슴가로근(TRANSEVERSUS THORACIS)

라틴어, transversus, 가로질러, 십자형으로; thoracis, 가슴의;
속갈비사이근보다 더 깊게 위치한다.

이는곳 복장뼈몸통과 칼돌기의 뒤쪽 표면. 네 번째로부터 일곱 번째 갈비뼈의 갈비연골

닿는곳 두 번째로부터 여섯 번째 갈비뼈의 갈비연골의 안쪽 표면

신경 일치하는 갈비사이 신경

작용 갈비연골을 아래쪽으로 끌어당기며, 강제된 날숨에 도움을 준다.

기본적인 기능적 움직임
불꽃을 강하게 불어서 *끄기*

갈비올림근(LEVATORES COSTARUM)

라틴어, levare 들어올리는 것; costarum, 갈비뼈의;

이는곳 일곱 번째 목뼈의 가로돌기로부터 11번째 등뼈(C7–T11) 가로돌기 전체로

닿는곳 갈비뼈의 결절과 각 사이에서, 아래쪽 갈비뼈의 바깥 표면을 향해 가쪽으로 아래로

신경 가슴 척수신경의 배쪽 가지

작용 갈비뼈를 들어올린다. 아마도 척주의 옆으로 굽힘과 회전을 지극히 미미하게 도와줄 것이다.

가슴의 근육들(Muscles of the Thorax)

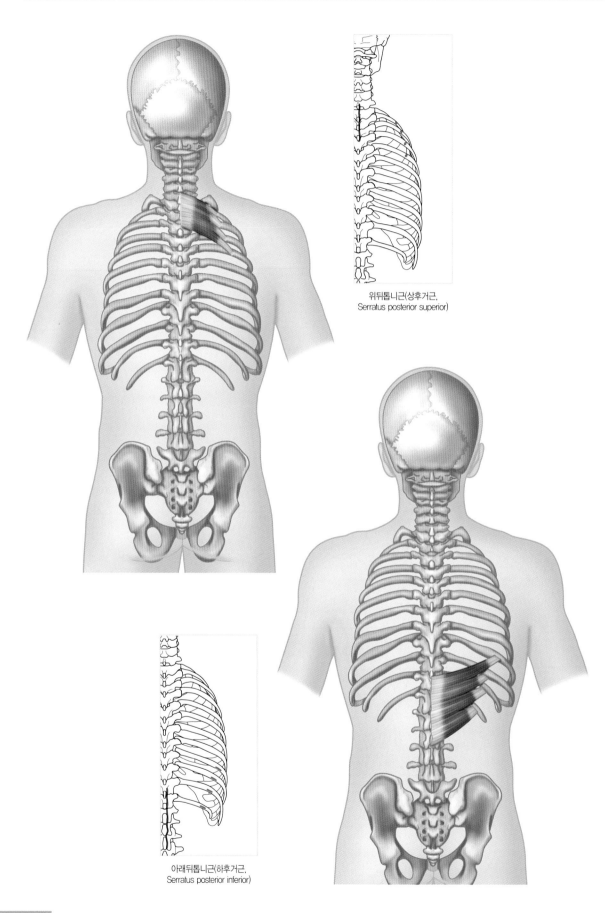

위뒤톱니근(상후거근,
Serratus posterior superior)

아래뒤톱니근(하후거근,
Serratus posterior inferior)

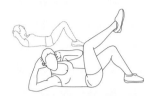

비틀림 크런치
(Twisting crunch)

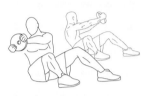

하중 준 앉은 비틀기
(Weighted seated twist)

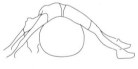

공 늘리기
(Ball stretch)

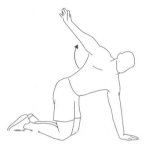

무릎꿇고 회전 늘리기
(kneeling rotation stretch)

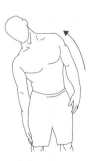

옆으로 굽힘 늘리기
(Side flexion stretch)

위뒤톱니근(SERRATUS POSTERIOR SUPERIOR)

라틴어, serratus, 톱니모양의; postrerior 뒤쪽의; sperior 위쪽의

이는곳 목덜미인대의 아래쪽 부분
일곱 번째 목뼈와 위쪽 세 개의 등뼈(C7, T1–3)의 가시돌기. 가시위인대

닿는곳 두 번째로부터 다섯 번째 갈비뼈의 각에 대하여 외측면에

신경 위쪽 가슴신경 T2–5의 배쪽 가지

작용 갈비뼈를 들어올린다(아마도 강제된 날숨 중에).

아래뒤톱니근(SERRATUS POSTERIOR INFERIOR)

라틴어, serratus, 톱니모양의; posterior, 뒤쪽의; inferior 아래의

이는곳 아래쪽 두 개의 등뼈(T11–12) 그리고 위쪽 둘 또는 세 개의 허리뼈(L1–3)의 가시돌기로 향한 등허리근막의 부착부에서, 등허리근막에

닿는곳 아래쪽 네 개의 갈비뼈의 아래쪽 모서리

신경 하부 흉추신경(T9–12)의 배쪽 가지

작용 아마도 아래쪽 갈비뼈들을 아래로 그리고 뒤쪽으로 끌어당기도록 도와줄 것이며, 가로막의 당김에 대하여 저항할 것이다.

가슴의 근육들(Muscles of the Thorax)

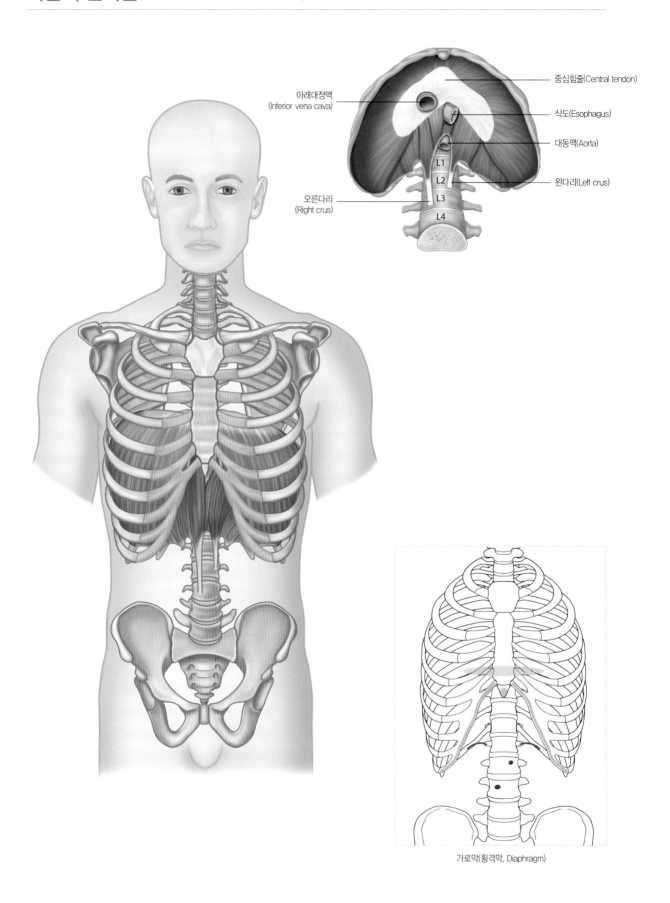

중심힘줄(Central tendon)

아래대정맥
(Inferior vena cava)

식도(Esophagus)

대동맥(Aorta)

왼다리(Left crus)

오른다리
(Right crus)

L1
L2
L3
L4

가로막(횡격막, Diaphragm)

가로막(DIAPHAGM)

그리스어, dia, 가로질러; phragma, 격벽, 나눠주는 벽
배의 공간으로부터 가슴 공간을 분리시켜주는 가는 근육힘줄성 구조물

이는곳	복장뼈 부분: 칼돌기의 뒤쪽
	갈비뼈 부분: 아래쪽 여섯 개의 갈비뼈와 그것들의 갈비연골의 안쪽 표면
	허리뼈 부분: 위쪽 둘 또는 세 개의 허리뼈(L1-3), 안쪽과 가쪽의 허리갈비활(안쪽과 가쪽 활꼴인대[medial & lateral arcuate ligaments]로도 알려져 있는)
닿는곳	모든 섬유들은 중심힘줄 안으로 모여들면서 거기로 부착한다. 즉, 이러한 근육은 그것들 자체로 부착하는 것이다.
신경	가로막 신경(배쪽 가지) C3-5
작용	가슴 공간(흉강)의 바닥을 형성한다. 들숨 중 중심힘줄을 아래로 당겨주며, 그럼에 의해서 가슴 공간의 용적을 증가시킨다.
기본적인 기능적 움직임	호흡하는 능력의 대략 60%를 만들어낸다.
	비-호흡성 기능: 배-안의 압력을 증가시킴에 의하여 토사물, 배설물 그리고 소변을 몸으로부터 배출하도록 도와준다. 출산을 도와준다. 식도가 식도구멍(esophageal hiatus)을 통해서 지나가면서 식도에 대한 압력을 발휘함에 의하여 위산 역류를 막아준다.

이러한 근육을 상당하게 이용하는 스포츠
육체적인 부담을 주는 모든 스포츠

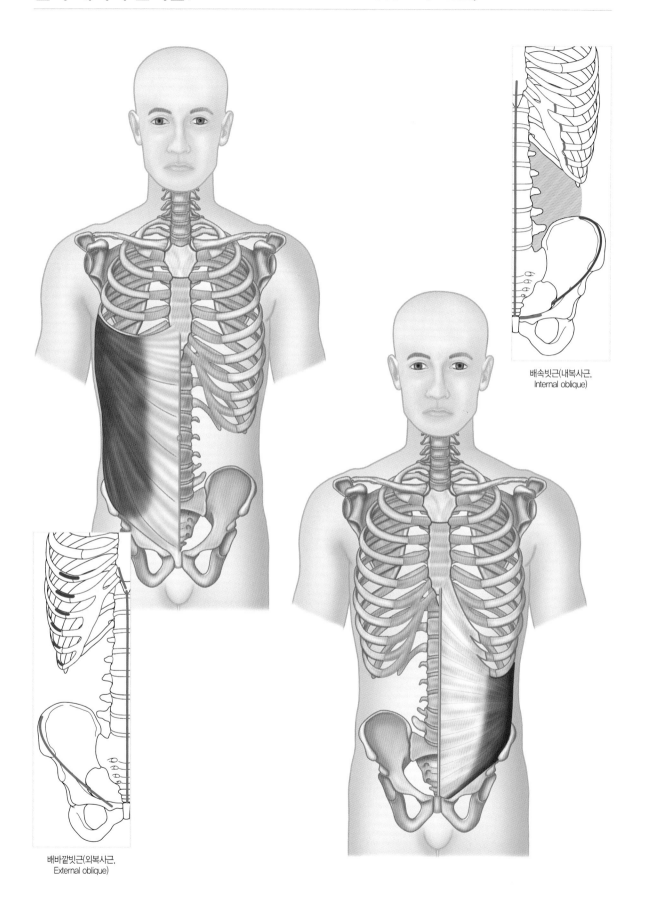

배속빗근(내복사근,
Internal oblique)

배바깥빗근(외복사근,
External oblique)

근력강화(STRENGTHEN)

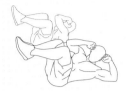

대각선 크런치(Oblique crunches)

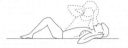

비틀며 윗몸일으키기(Twisting sit ups)

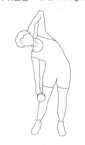

옆으로 굽힘(Side bends)

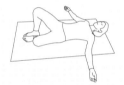

엉덩관절 비틀기(Hip twist)

늘리기(Stretch)

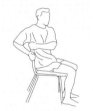

앉은 비틀기(Seated twist)

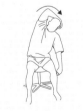

앉은 옆으로 늘리기(Seated side stretch)

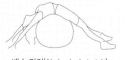

배 늘리기(Abdominal stretch)

앞쪽의 배벽은 가슴뼈 안에서 근육들의 세 개의 층에 일치하는 동일한 방향에서 주행하는 섬유들과 함께, 세 개의 근육층을 보유한다. 가장 깊은 층은 배가로근으로 이루어지며, 이 근육의 섬유들은 대체적으로 수평으로 주행한다. 가운데 층은 배속빗근으로 구성되며, 이 근육의 섬유들은 St. Andrew의 십자가(X-이러한 모양의)와 닮은 섬유들의 패턴을 형성하면서 배바깥빗근이라고 불리는 가장 바깥쪽 층에 의해서 (X자 모양으로) 교차된다. 이러한 세 개의 층 위에 배곧은근이 놓이며, 이 근육의 섬유는 배의 정중선의 양쪽 측면에서 수직으로 주행한다.

배바깥 그리고 배속빗근(EXTERNAL AND INTERNAL OBLIQUES)

라틴어, obliquus, 대각선의, 기울어진; externus 바깥의; internus 안쪽의; abdominis 배의

배바깥빗근의 뒤쪽 섬유들은 일반적으로 넓은등근에 의하여 덮혀있지만, 일부 사례에서는 엉덩뼈능선 바로 위에 위치한 허리

삼각형(lumbar triangle)로 알려진 장소에서, 그 두 개의 근육 사이에서 공간이 존재한다. 허리 삼각형은 배벽의 약한 지점이다.

이는곳 배바깥빗근: 아래쪽 여덟 개 갈비뼈의 바깥 표면으로부터의 근육성 가는 조각들

배속빗근: 엉덩뼈능선, 샅고랑인대의 가쪽으로 삼분의 이 지점. 등허리근막

닿는곳 배바깥빗근: 엉덩뼈능선의 가쪽 순. 백색선 안에서 끝나고 있는 널힘줄

배속빗근: 아래쪽 세 개 또는 네 개의 갈비뼈의 하부 모서리. 배널힘줄을 경유해서 백색선. 두덩뼈능선과 두덩근선

신경 배바깥빗근: 등뼈 척수신경 T5-12의 배쪽 가지

배속빗근: 등 척수신경 T7-12 및 L1의 배쪽 가지

작용 배바깥빗근: 중력의 당김에 대항해서 배속 장기를 받쳐주도록, 복부를 압박한다. 한쪽에서의 수축은 몸통을 동측으로 굽혀주며 반대쪽으로 회전시킨다.

배속빗근: 중력에 대항해서 배속 장기를 받쳐주도록, 복부를 압박한다. 한쪽에서의 수축은 몸통을 옆으로 굽히며 회전시킨다.

기본적인 기능적 움직임

배바깥빗근: 삽을 이용해서 땅파기

배속빗근: 갈퀴질하기

이러한 근육을 상당하게 이용하는 스포츠

배바깥빗근: 체조, 조정, 럭비

배속빗근: 골프, 투창, 장대높이뛰기

이러한 근육이 약할 때 공통적인 문제

배 근육 긴장도가 이러한 부위의 안정성에 기여하기 때문에, 허리뼈에 대한 손상

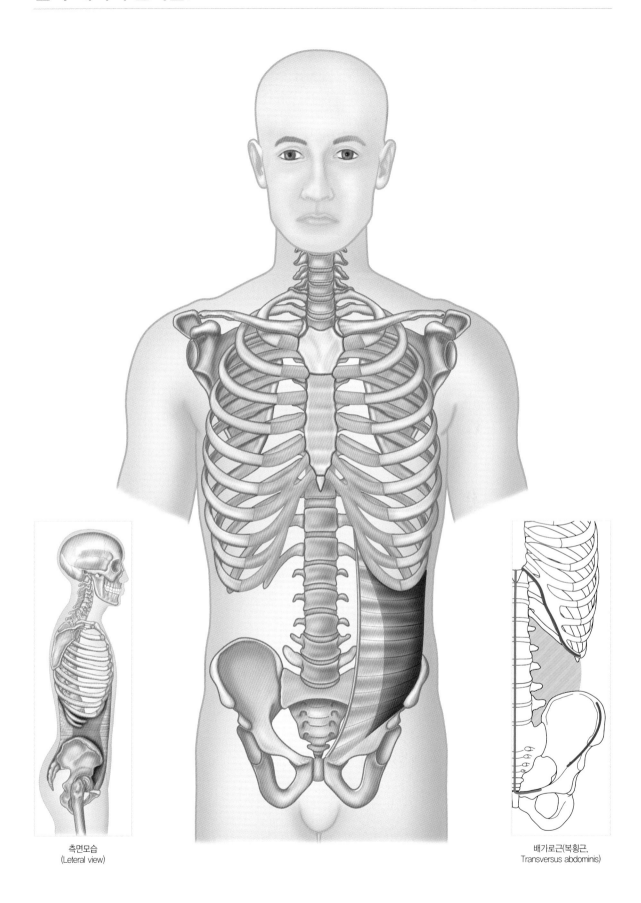

측면모습
(Leteral view)

배가로근(복횡근,
Transversus abdominis)

근력강화(STRENGTHEN)

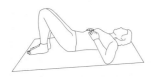

중립의 척추
(Neutral spine)

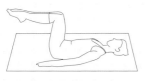

중립의 골반 기울이기
(Neutral pelvic tilt)

늘리기(Stretch)

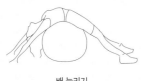

배 늘리기
(Abdominal stretch)

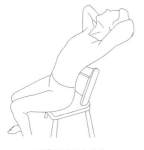

앉은 자세 배 늘리기
(Seated abdominal stretch)

배가로근(TRANSVERSUS ABDOMINIS)

라틴어, transversus, 가로의, 교차하는, abdominis 배의,

이는곳   엉덩뼈능선의 앞쪽 삼분의 이. 샅고랑인대의 가쪽 삼분의 일 지점. 등허리근막. 아래쪽 여섯 개 갈비뼈의 갈비연골

닿는곳   백색선 안에서 종말하는 널힘줄. 두덩뼈능선 그리고 두덩근선

신경   등 척수신경 T7-12 및 L1의 배쪽 가지

작용   중력의 당김에 대항해서 배속 장기들을 받쳐주도록 돕기 위해서 복부를 압박한다.

기본적인 기능적 움직임

올바른 자세를 유지하도록 도와준다. 강제된 날숨, 하품하기 그리고 기침하기 중 중요한 작용

이 근육을 상당하게 이용하는 스포츠

모든 스포츠

이 근육이 약할 때 공통적인 문제

복부 근육 긴장도가 이러한 부위의 안정성에 기여하기 때문에, 허리뼈에 대한 손상

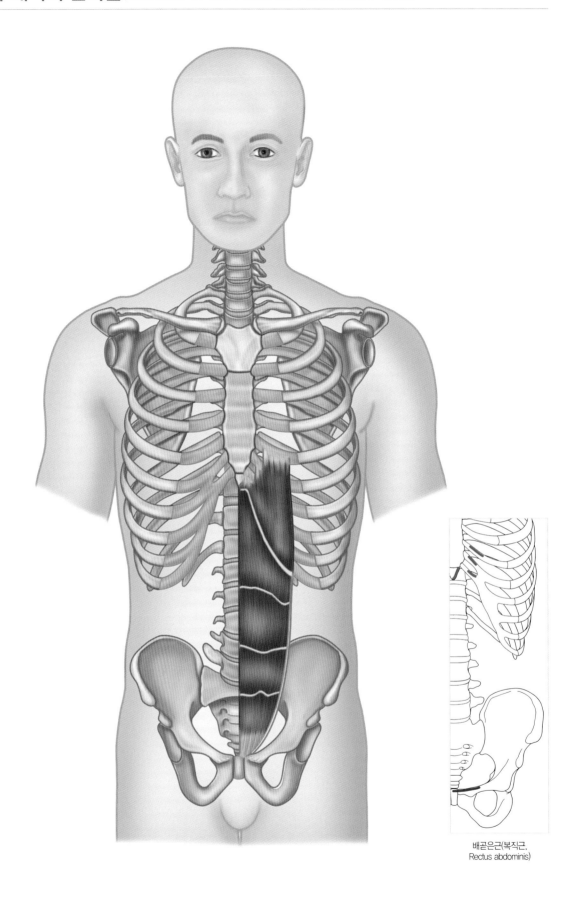

배곧은근(복직근,
Rectus abdominis)

근력강화(STRENGTHEN)

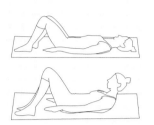

복부 들어주기
(Abdominal hold)

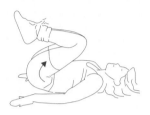

역 윗몸일으키기
(Reverse sit up)

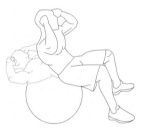

스위스 공 크런치
(Swiss ball crunch)

늘리기(STRETCH)

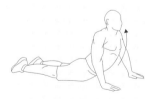

배 들고 늘리기
(Rising stomach stretch)

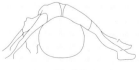

배 늘리기
(Abdominal stretch)

배곧은근(RECTUS ABDOMINIS)

라틴어, rectus, 곧은; abdominis 배의

배곧은근은 세 개의 또는 네 개의 근육힘살로 구분된 힘줄성 띠로 이루어 지며, 그 힘살 각각은 가쪽 복부의 근육들로부터의 널힘줄성 섬유들로 둘러싸인다. 이러한 섬유들은 중앙에서 백색선을 형성하도록 모여든다. 배세모근(pyramidalis)이라고 불리는 근육은 배곧은근의 아래쪽 부분에 대하여 전방에 위치하며, 빈번하게 존재하지 않으며, 이 근육은 두덩뼈능선으로부터 기원하며 백색선 안으로 삽입된다. 이 근육은 알수 없는 이유에서, 백색선을 긴장시킨다.

이는곳 두덩뼈능선, 두덩결절 그리고 두덩결합

닿는곳 칼돌기의 앞쪽 표면. 다섯, 여섯 그리고 일곱 번째 갈비연골

신경 등 척수신경 T5-12의 배쪽 가지

작용 허리뼈를 굽혀주며 갈비우리를 아래로 당겨준다. 걷기 동안 골반을 고정시킨다.

기본적인 기능적 움직임
낮은 의자로부터 일어서기를 착수시킨다.

이 근육을 상당하게 이용하는 스포츠
조정, 장대높이뛰기, 체조

이 근육이 약할 때 공통적인 문제
복부 근육의 긴장도가 이러한 부위의 안정성에 기여하기 때문에, 허리뼈에 대한 손상

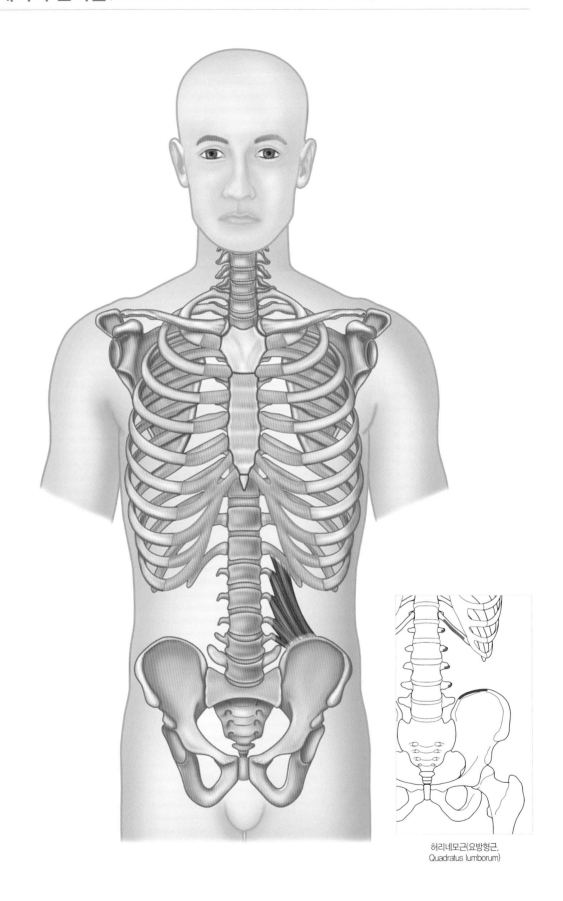

허리네모근(요방형근,
Quadratus lumborum)

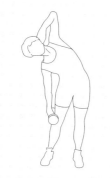

근력강화(STRENGTHEN)

옆으로 굽힘(Side bends)

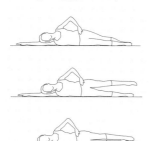

옆으로 누워 다리들기
(Side lying lef lifts)

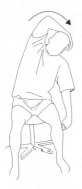

늘리기(STRETCH)

앉은 옆으로 늘리기
(Seated side stretch)

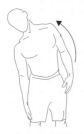

가쪽 옆으로 늘리기
(Lateral side stretch)

뒤쪽 배벽은 허리네모근에 대하여 안쪽에 위치한 큰허리근의 이는곳과 함께, 허리네모근으로 이루어지며, 허리뼈 몸통의 측면과 허리뼈 가로돌기의 앞쪽 측면을 덮어주고 있다. 큰허리근은 엉덩뼈오목을 덮고있는 엉덩근과 합쳐지기 위해서 아래쪽으로 주행한다. 이 근육들 모두가 다양한 배 속의 장기들을 위한 받침대로서 작용하며, 엉덩관절의 주요한 굽힘근이 되기 위해서 배를 떠나게 된다.

허리네모근(QUADRATUS LUMBORUM)

라틴어, quadratus 네모난 모양의; lumborum 허리의.

이는곳 L5 척추뼈의 가로돌기.
엉덩뼈능선의 뒤쪽 부분. 엉덩허리인대

닿는곳 열두 번째 갈비뼈의 아래쪽 모서리의 안쪽부분. 위쪽 네 개 허리뼈(L1-4)의 가로돌기

신경 T12, L1-4의 배쪽 가지

작용 척주를 옆으로 굽힌다. 깊은 호흡 중 열두 번째 갈비뼈를 고정시킨다(예: 목소리 조절을 연습하고 있는 가수를 위해서 가로막을 고정시키도록 도와준다). 척주의 허리쪽 부분을 펴주도록 도와주며 허리의 측방 안정성을 제공한다.

기본적인 기능적 움직임
앉은 자세에서 바닥으로부터 물체를 집어올리도록 옆으로 굽혀주기

이 근육을 상당하게 이용하는 스포츠
예: 체조(안마), 창던지기, 테니스 서브

이 근육을 손상시킬 수 있는 움직임 또는 상해
지나치게 빠르게 옆으로 숙인 자세에서 들어올리거나 옆으로 굽히기

이 근육이 만성적으로 팽팽하고/짧을 때 공통적인 문제
허리와 마찬가지로 엉덩관절과 볼기 부위로 향하는 전이통

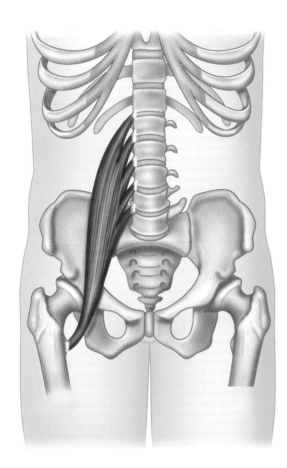

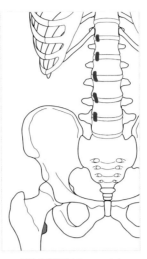

큰허리근(대요근, Psoas major)

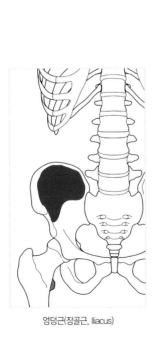

엉덩근(장골근, Iliacus)

근력강화(STRENGTHEN)

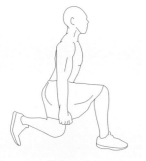

런지(Lunges)

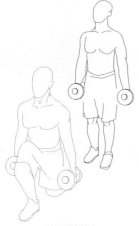

걷기 덤벨 런지
(Walking dumbbell lunges)

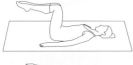

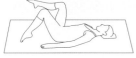

가위운동(Scissors)

늘리기(STRETCH)

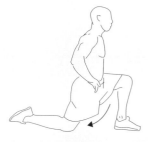

엉덩관절 굽힘근 늘리기
(Hip flexor stretch)

큰허리근의 상부 섬유들 가운데 일부는 아마도 별다른 기능을 보유하지 않으며 사람들의 약 40%에서는 존재하지도 않을 작은허리근을 형성하도록 엉덩두덩융기 안으로 긴 힘줄에 의하여 삽입될 것이다. 큰허리근의 양쪽 모두의 수축은 허리뼈 앞굽음을 증가시킬 것이다.

큰허리근 그리고 엉덩근 모두를 엉덩허리근(iliopsoas muscle)이라고 불린다.

큰허리근(PSOAS MAJOR)

그리스어, psoa, 허리의 근육, **라틴어**, major 보다 큰
이는곳   모든 허리뼈(L1–5)의 가로돌기. 열두 번째 등뼈의 그리고 모든 허리뼈(T12–L5) 몸통과 개별 척추뼈 사이의 추간원판들
닿는곳   넙다리뼈의 작은돌기
신경   허리 신경L1–3의 배쪽 가지

엉덩근(ILIACUS)

라틴어, iliacus, 허리와 연관된
이는곳   엉덩오목의 상부 2/3. 앞쪽 엉치엉덩인대와 엉덩허리인대. 엉치뼈의 상부 가쪽 부분
닿는곳   넙다리뼈의 작은돌기
신경   넙다리신경 L2–4

작용   엉덩관절의 주요한 굽힘근. 축구의 공차기에서처럼, 넙다리를 굽혀주며 가쪽으로 회전시킨다. 걷기나 달리기에서 그 다리를 앞쪽으로 가져간다. 닿는곳에서부터 작용하면, 바로 누운 자세로부터 일어나 앉기에서처럼 이 근육들은 몸통을 굽혀준다.

기본적인 기능적 움직임
    경사로를 걸어 올라가거나 계단을 올라가기

이러한 근육들을 상당하게 이용하는 스포츠
    예: 암벽등반, 단거리경주, 축구처럼 발로 공을 차는 스포츠

이러한 근육들이 만성적으로 팽팽하고/단축되었을 때 공통적인 문제
    허리뼈 앞굽음(전만)에서 증가로 기인하는 요통

몸통 근육들의 이는곳, 닿는곳, 신경공급 그리고 작용에 대한 참조표
(Reference Table for the Origin, Insertion, Nerve Supply, and Action of the Trunk Muscles)

근육	이는곳	닿는곳	신경	작용
척추 뒤쪽 근육들 – 척추세움근 – 엉덩갈비근 부위				
엉덩갈비근 부분	**허리**: 엉치뼈, L1–5와 T11–12 그리고 그것들의 가시위인대. 엉덩뼈능선 **등**: 아래 여섯 개 갈비뼈의 각 **목**: 3에서 6번 갈비뼈의 각	**허리**: 아래 6 또는 7개 갈비뼈의 각 **등**: 위쪽 6개 갈비뼈의 각 그리고 C7의 가로돌기 **목**: C4–6의 가로돌기	목, 등 그리고 허리 척수신경의 등쪽 가지	척주를 펴주며 옆으로 굽혀준다. 강요된 들숨을 위해 갈비뼈를 아래로 끌어당긴다(등쪽 근육만)
척추 뒤쪽 근육들 – 척추세움근 – 가장긴근 부위				
가장긴근 부분	**등**: 허리부위 안에서 엉덩갈비근과 합쳐지며 허리뼈의 가로돌기로 부착된다. **목**: T1–5의 가로돌기 **머리**: T1–5의 가로돌기. C4–7의 관절돌기	**등**: T1–12의 가로돌기. 아래 9 또는 10개 갈비뼈의 결절과 각 사이의 부위 **목**: C2–6의 가로돌기 **머리**: 관자뼈 꼭지돌기의 뒤쪽 모서리	C1–S1의 등쪽 가지	척주를 펴주며 옆으로 굽혀준다. 강요된 들숨을 위해 갈비뼈를 아래로 끌어당긴다(등쪽 근육만). 머리를 펴주며 회전시킨다(머리쪽만).
척추 뒤쪽 근육들 – 척추세움근 – 가시근 부위				
가시근 부분	**등**: T11–12 및 L1–2의 가시돌기 **목**: 목덜미인대, C7의 가시돌기 **머리**: 주로 머리반가시근과 합쳐진다.	**등**: T1–8의 가시돌기 **목**: C2의 가시돌기 **머리**: 머리반가시근과 함께	C2–L3 척수신경의 등쪽 가지	척주를 펴준다. 선 자세와 앉은 자세에서 척추의 올바른 휘어짐을 유지하도록 도와준다. 머리를 펴준다(머리쪽만).
척추 뒤쪽 근육들 – 가시가로돌기근 그룹				
머리널판근과 목널판근	**머리**: 목덜미인대의 아래 부분. C7과 T1–4의 가시돌기 **목**: T3–6의 가시돌기	**머리**: 관자뼈 꼭지돌기의 후면. 목빗근의 부착부보다 깊게. 위목덜미선의 아래쪽 부분 **목**: C1–3의 가로돌기의 후방 결절	**머리**:중간 경추신경의 등쪽 가지 **목**: 하부 경추신경의 등쪽 가지	**양쪽에서 작용**: 머리와 목을 펴준다. **한쪽에서 작용**: 머리를 수축하고 있는 근육쪽으로 회전시킨다.
척추 뒤쪽 근육들 – 가로가시돌기근 그룹				
반가시근	**등**: T6–10의 가로돌기 **목**: T1–6의 가로돌기 **머리**: C4–T7의 가로돌기	**등**: C6–T4의 가시돌기 **목**: C2–5의 가시돌기 **머리**: 뒤통수뼈의 위쪽과 아래쪽 목덜미선 사이에서	등과 목의 척수신경의 등쪽 가지	척주의 등과 목 부분을 펴준다. 등뼈와 목뼈의 회전을 도와준다. 반가시근은 머리를 펴주며 회전을 도와준다.

근육	이는곳	닿는곳	신경	작용
척추 뒤쪽 근육들 – 가로가시돌기근 그룹(계속)				
뭇갈래근	엉치뼈, 척추세움근의 이는곳, PSIS, 전체 허리뼈의 꼭지돌기. 모든 등뼈의 가로돌기. 아래쪽 4 목뼈의 관절돌기	L5–C2로부터 모든 척추뼈의 가시돌기들의 바닥	척수신경의 등쪽 가지	척주의 폄. 옆으로 굽힘 그리고 회전
회전근	개별 척추뼈의 가로돌기	위로 이어지는 척추뼈의 가시돌기의 바닥	척수신경의 등쪽 가지	척주를 회전시키며 폄에서 도와준다.
척추 뒤쪽 근육들 – 분절별 그룹				
가시사이근	척주 전반에 걸쳐서 하나의 가시돌기(이는곳)로부터 다음 번의 하나 위쪽 척추뼈의 가시돌기(닿는곳)까지 이어진다. 가시사이인대의 양 측면으로 자리잡는다.		척수신경의 등쪽 가지	척주의 움직임 중 인접하고 있는 척추뼈를 안정시킨다.
가로돌기사이근	**앞쪽**: T1–C2의 가로돌기의 앞쪽 결절 **뒤쪽**: T1–C2의 가로돌기의 뒤쪽 결절 **가쪽**: 허리뼈의 가로돌기 **안쪽**: 꼭지돌기	**앞쪽**: 위쪽 인접한 척추뼈의 앞쪽 결절 **뒤쪽 및 가쪽**: 위쪽에서 인접한 척추뼈의 가로돌기 **안쪽**: 위쪽 인접한 허리뼈의 덧돌기	척수신경의 배쪽 가지(척수신경의 등쪽 가지로부터의, 안쪽만을 제외)	척추의 움직임 중 인접하고 있는 척추뼈를 안정시킨다.
척추 뒤쪽 근육들 – 뒤통수밑 그룹				
큰뒤머리곧은근	중쇠뼈의 가시돌기	아랫목덜미선 하부 뒤통수뼈의 가쪽 부분	뒤통수밑신경 (C1의 등쪽 가지)	머리를 펴주며 같은 쪽으로 회전시킨다.
작은뒤머리곧은근	고리뼈의 뒤쪽 결절	아랫목덜미선 하부 뒤통수뼈의 안쪽 부분	뒤통수밑신경 (C1의 등쪽 가지)	머리를 펴준다.
아래머리빗근	중쇠뼈의 가시돌기	고리뼈의 가로돌기	뒤통수밑신경 (C1의 등쪽 가지)	중쇠뼈 위에서 고리뼈를 회전시키며, 그러므로 머리를 동측으로 회전시킨다.
위머리빗근	고리뼈의 가로돌기	위 및 아랫목덜미선 사이에서 뒤통수뼈	뒤통수밑신경 (C1의 등쪽 가지)	머리를 펴주며 동측으로 굽혀준다.
가슴의 근육들				
갈비사이근	**바깥**: 한 갈비뼈의 아래쪽 모서리 **안쪽**: 하나의 갈비뼈와 갈비연골의 위쪽 모서리 **맨안쪽**: 개별 갈비뼈의 위쪽 모서리	**바깥**: 아래쪽 갈비뼈의 위쪽 모서리 **안쪽**: 위쪽 갈비뼈의 아래쪽 모서리 **맨안쪽**: 앞선 갈비뼈의 아래쪽 모서리	일치하는 갈비사이신경	몸통 움직임 중 갈비우리를 안정시키도록 수축한다. 호흡 중 팽창이나 함몰로부터 갈비사이 공간을 막아준다. 호흡 중 갈비뼈의 위치를 고정하도록 작용한다(맨 안쪽 만).

근육	이는곳	닿는곳	신경	작용
가슴의 근육들(계속)				
갈비밑근	갈비뼈 각 근처에서 개별 아래 갈비뼈의 안쪽 표면	섬유들이 2번째나 3번째 갈비뼈의 안쪽 표면으로 비스듬하게 안쪽으로 주행한다.	일치하는 갈비 사이신경	몸통의 여러 움직임 중 갈비우리를 고정시키도록 수축한다.
가슴가로근	복장뼈의 몸통과 칼돌기의 후방 표면. 4번에서 7번째 갈비뼈의 갈비연골	2번에서 6번째 갈비뼈의 갈비연골의 안쪽 표면들	일치하는 갈비 사이신경	갈비연골을 아래로 끌어당긴다.
갈비올림근	C7-T11의 가로돌기	아래쪽 갈비뼈의 바깥쪽 표면을 향해서 가쪽으로 아래로 향함.	등뼈 척수신경의 배쪽 가지	갈비뼈들을 들어올린다.
위뒤톱니근	목덜미인대의 아래쪽 부분. C7, T1-3의 가시돌기. 가시끝인대들	2번에서 5번째 갈비뼈들의 위쪽 모서리	T2-5의 배쪽 가지	위쪽 갈비뼈들을 들어올린다.
아래뒤톱니근	등허리근막, T11-12 그리고 L1-3의 가시돌기들로 향한 그 근막의 부착부에서	마지막 4개의 갈비뼈들의 아래쪽 모서리들	T9-12의 배쪽 가지	아래쪽 갈비뼈들을 하방으로 및 후방으로 끌어당기도록 도와줄 것이다.
가로막	**복장뼈 부분**: 칼돌기의 뒤쪽 **갈비뼈 부분**: 아래쪽 6개 갈비뼈와 그것들의 갈비연골의 안쪽 표면들 **허리쪽 부분**: L1-3, 안쪽 그리고 가쪽 허리갈비활	모든 섬유들은 중심힘줄로 모이며 거기로 부착된다.	가로막 신경(배쪽 가지) C3-5	가슴 공간의 바닥을 구성한다. 들숨 중 중심힘줄을 아래로 당겨준다.
앞쪽 배벽의 근육들				
빗근	**바깥쪽**: 아래쪽 8개의 갈비뼈들의 바깥 표면으로부터의 근육성 조각들 **안쪽**: 엉덩뼈능선, 샅고랑인대의 가쪽 삼분의 이. 등허리근막	**바깥쪽**: 엉덩뼈능선의 가쪽 입술 부분. 백색선 안에서 종말하는 널힘줄 **안쪽**: 아래 세 개 또는 네 개의 갈비뼈의 하부 모서리. 배널힘줄을 경유해서 백색선. 두덩뼈능선과 두덩근선	**바깥쪽**: T5-12의 배쪽 가지 **안쪽**: T7-12 그리고 L1의 배쪽 가지	**둘 다 함께**: 복부를 압박하며, 중력의 당김에 대항해서 배의 장기를 받쳐준다. 한쪽만 수축은 몸통을 그쪽으로 옆으로 굽혀주며 반대쪽으로 회전시킨다. 안쪽: 한쪽 만의 수축은 몸통을 옆으로 굽히며 회전시킨다.
배가로근	엉덩뼈능선의 앞쪽 2/3. 샅고랑인대의 가쪽 1/3. 등허리근막. 아래쪽 6개의 갈비연골	백색선 안에서 종말하는 널힘줄. 엉덩뼈능선과 두덩근선	척수신경의 등쪽 가지	배를 압박한다.
배곧은근	두덩뼈능선, 두덩결절 그리고 두덩결합	칼돌기의 앞쪽 표면. 5번에서 7번째 갈비연골	T5-12의 배쪽 가지	허리를 굽혀주며 갈비우리를 아래로 당긴다. 걷기 중 골반을 고정한다.

근육	이는곳	닿는곳	신경	작용
뒤쪽 배벽의 근육들				
허리네모근	L5 척추뼈의 가로돌기. 엉덩뼈능선의 뒤쪽 부분. 엉덩허리인대.	12번째 갈비의 아래쪽 모서리의 안쪽 부분. L1-4의 가로돌기	T12, L1-4의 배쪽 가지	척주를 옆으로 굽혀준다. 깊은 호흡 중 12번째 갈비뼈를 고정시킨다. 척주의 허리부분을 펴도록 도와주며 그 부위로 측방 안정성을 제공한다.
엉덩허리근	**큰허리근**: L1-5의 가로돌기. T12-L5의 척추뼈 몸통과 개별 척추뼈 사이의 추간원판. **엉덩근**: 엉덩뼈오목의 위쪽 2/3. 앞쪽 엉치엉덩의 및 엉덩허리인대. 엉치뼈의 위쪽 가쪽 부분	넙다리뼈의 작은 돌기	**큰허리근**: L1-3의 배쪽 가지 **엉덩근**: L2-4의 넙다리 신경	엉덩관절의 주요 굽힘근. 넙다리를 굴전시키며 가쪽으로 회전시킨다. 걷기나 달리기에서 다리를 앞쪽으로 가져간다.

몸통 근육들의 신경 경로(Nerve Pathways of the Trunk Muscles)

갈비사이신경(Intercostal Nerves)

이러한 신경들은 등뼈 분절 신경의 앞쪽 주요한 가지가 된다. 개별 신경들은 척추사이구멍으로부터 나오며, 나오면서 뒤쪽 주요가지를 방출한다. 그 신경은 안쪽과 가장 안쪽 근육층들 사이의 평면 안에서 갈비밑고랑 안에서 주행한다.

오로지 위쪽 여섯 개의 갈비사이신경만이 자체의 갈비사이 공간 안에서 주행하며, 나머지는 앞쪽 배벽 안으로 지나간다. 갈비사이신경의 가지 다음과 같다:

- 피부의 앞쪽 및 가쪽 가지들
- 갈비사이 공간의 근육들로 공급되는 곁가지
- 가슴막과 배막으로부터의 감각성 가지들

예외는 다음과 같다:

- 첫 번째 갈비사이신경은 아무런 앞쪽의 피부 가지를 보유하지 않는다.
- 두 번째 갈비사이신경은 갈비사이위팔신경의 하나의 가지에 의하여 팔의 안쪽 피부의 신경으로 합쳐진다. 두 번째 갈비사이신경은 겨드랑이와 안쪽 팔의 피부로 공급된다.

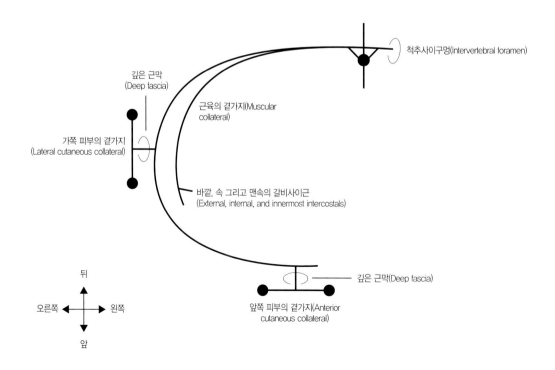

가로막 신경(Phrenic Nerve)

좌측과 우측 가로막신경은 C3, C4 그리고 C5로부터 신경섬유들을 전달한다. 그것들은 가로막으로 향한 신경분포를 공급한다.

"C3, C4 그리고 C5는 가로막을 살아있게 만든다!"

개별 신경은 목의 양 측면 위에서 깊숙하게, 앞쪽과 중간 목갈비근 사이에서 발생한다. 이것은 폐의 가슴막의 둥근천장 위에서 빗장밑정맥에 대하여 뒤쪽에서 그리고 빗장밑동맥에 대하여는 앞쪽에서 가슴세로칸을 향해서 주행한다. 이러한 지점에서, 우측 가로막신경은 위대정맥, 우측 심방, 그리고 아래대정맥 등의 위에 놓이도록 앞쪽으로 진행한다. 이어서 그 신경은 가로막을 가로지르기에 앞서서 우측 폐의 문의 전면 안으로 진입한다. 좌측 가로막신경은 동맥활, 좌측 폐의 문, 좌측 심방귀 그리고 좌측 심실 등의 위에서 아래로 진행하며 이어서 가로막을 건너간다.

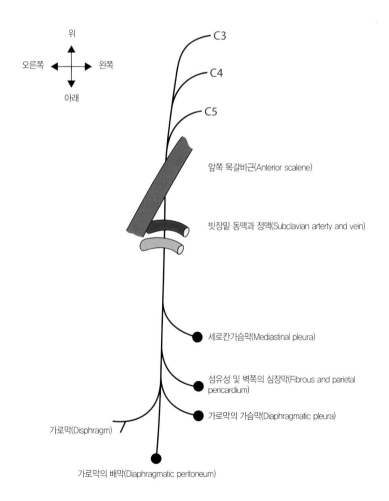

CHAPTER **6**

골반과 샅(회음)의 근육들

Muscles of the Pelvis and Perineum

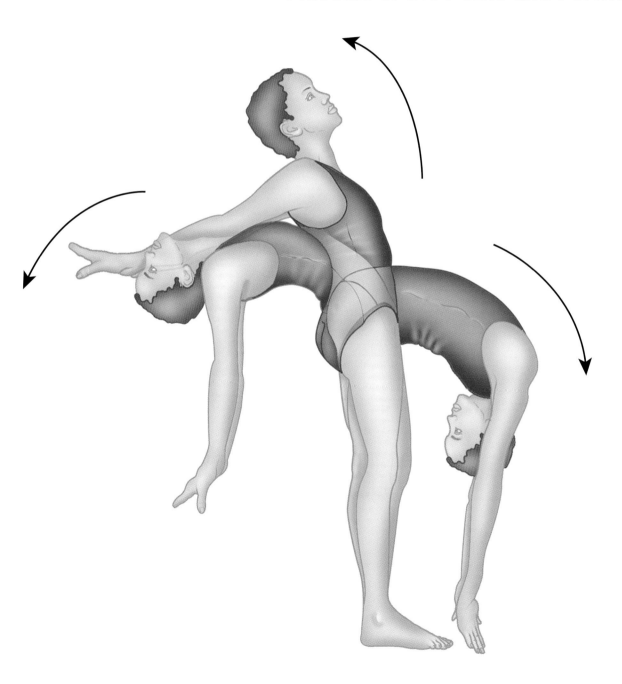

뼈의 골반은 몸통과 하지 사이에서 강하고, 안정적인 연결을 제공한다. 이것은 골반의 가쪽 벽을 구성하고 있는 두 개의 골반(엉덩관절)의 뼈, 그리고 척주의 한 부분이면서 뒤쪽의 벽을 형성하고 있는 엉치뼈와 꼬리뼈로 구성된다. 개별 골반뼈는 세 개의 융합된 뼈-엉덩뼈, 궁둥뼈 그리고 두덩뼈-를 구성하며, 이러한 것들 모두는 절구에서 만난다. 이러한 두 개의 골반뼈는 앞쪽으로는 두덩결합에서 그리고 뒤쪽으로는 엉치엉덩관절에서 엉치뼈와 관절하게 된다. 골반의 모양은 성별에 따라서 달라진다: 이것은 남성에게선 심장 모양이지만, 여성에서는 출산을 도와주기 위해서 보다 넓고 더욱 둥근 형태를 취하게 된다.

골반의 근육들은 골반의 바닥(가로막) 그리고 골반의 벽으로 구분될 수 있을 것이다.

골반바닥(가로막)의 근육들(Muscles of the Pelvic Floor [Diaphragm])

골반바닥은 골반의 밑부분에 펼쳐져 있으며 배막으로부터 아래로 골반의 공간을 분리해주는 근육의 층이다. 이것은 주로 **항문올림근**(levator ani)으로 구성되며 약간 작은 범위에서는 보다 작은 **꼬리근**(coccygeus)으로 구성된다. 골반의 가로막(pelvic diaphragm)으로도 알려져있는, 골반바닥은 골반의 장기들(남성에서는 방광과 창자들, 여성에서는 추가적으로 자궁 등)을 받쳐주는 그릇-비슷한 구조가 된다. 더욱이 이것은 요도조임근 및 항문조임근의 한 부분으로서 배설 억제를 유지함에서 중요한 역할을 수행하지만, 또한 배뇨작용, 배변작용 그리고 출산작용을 돕기 위해서, 배-내부의 압력에서 증가를 만들어내도록 도와준다.

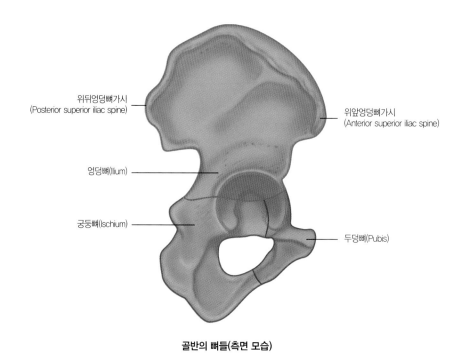

위뒤엉덩뼈가시
(Posterior superior iliac spine)

위앞엉덩뼈가시
(Anterior superior iliac spine)

엉덩뼈(Ilium)

궁둥뼈(Ischium)

두덩뼈(Pubis)

골반의 뼈들(측면 모습)

항문올림근(levator ani)은 두덩뼈, 골반의 측면-벽 그리고 궁둥뼈가시 등으로부터의 넓은 이는곳을 보유한 근육의 넓고, 얇은 껍질이다. 이것은 앞쪽에서 불완전하며, 요도와 질이 외부와 연결을 성취하도록 허용한다. 이 근육은 조임근-비슷한 작용을 만들어내도록, 구멍들 주위에서 멜빵-비슷한 띠들을 형성하도록 근육의 세 개의 그룹을 구성한다.

1. 앞쪽 섬유 그룹: 남성에서 **전립샘올림근**(levator prostatae)과 여성에서 **질조임근**(sphincter vaginae) 등이 각각 전립샘과 질 주위의 멜빵을 형성한다.
2. 중간의 섬유 그룹: **두덩곧창자근**(puborectalis)은 항문곧창자 연결 주위에서 멜빵을 형성한다: **두덩꼬리근**(pubococcygeus)은 항문꼬리의 몸통 안으로 삽입되도록 뒤쪽으로 주행한다.
3. 뒤쪽 섬유 그룹: **엉덩꼬리근**(iliococcygeus)은 항문꼬리의 몸통과 꼬리뼈의 외측면 안으로 삽입된다.

꼬리근(coccygeus)은 항문올림근 뒤쪽으로 위치한 작은 삼각형의 근육이다.

골반벽의 근육들(Muscles of the Pelvic Wall)

엉덩관절과 넙다리의 근육들, 9장에서 다루게 될 골반벽을 구성하는 근육들은 속폐쇄근과 궁둥구멍근이라는 근육이다.

샅(회음)의 근육들(Muscles of the Perineum)

골반바닥 아래 부분이 샅이며, 이것은 아래로부터 관찰될 때 다이아몬드-모양의 영역을 형성한다. 이것은 두 개의 궁둥뼈결절 사이에서 그려진 수평선의 결과로서 두 개의 삼각형 모양의 지역으로 나누어질 것이다: 앞쪽 비뇨생식기의 부위와 뒤쪽 항문의 부위. 그러므로 샅의 근육들은 두 개의 그룹으로 구분될 수 있다; 비뇨생식의 삼각형과 항문의 삼각형.

비뇨생식기의 삼각형(Urogenital Triangle)

비뇨생식기의 삼각형 내부에 담겨있는 고유한 구조물들은 여성에서 요도와 질의 구멍, 클리토리스 및 상응하는 구조물들 그리고 남성에서는 음경, 음낭 및 상응하는 구조물들이 된다.

살막은 비뇨생식기의 삼각형의 측면으로 부착된 강력한 근막의 층이며, 그것을 통해서 지나가는 앞서 언급한 구조물들에 대한 받침을 제공한다. 살막에 대하여 표면으로 얇은 살주머니가 존재하며; 남성에게서 이것은 **망울해면체근**(bulbospongious)과 **궁둥해면체근**(ischiocavernosus)을 담고 있으며, 이러한 근육들은 각각 요도해면체와 해면체를 덮고 있다(음경의 발기 조직). 거기에는 또한 **얇은살가로근**(superficial transverse perineal muscle)도 존재하며, 이 근육은 엉치뼈로부터 살힘줄중심까지 펼쳐진다.

깊은 살주머니는 살막보다도 깊게 놓여있으며, 자체의 얇은 대립근과 비슷하게 살힘줄중심 안으로 삽입되는 **깊은살가로근**(deep transverse perineal muscle)과 함께 요도조임근(vrethral sphincter)도 담고 있다. **요도조임근**(urethral sphincter)은 요도를 통해서 배뇨작용을 조절하도록 사용된 두 개의 근육이 된다; 이러한 근육들은(남성과 여성에게서) **바깥요도조임근**(external urethral sphincter)과 **속요도조임근**(internal urethral sphincter)이 존재한다. 남성과 여성 모두에서 속 및 바깥 요도조임근의 기능은 소변의 배출을 억제하고자 함이다. 속요도조임근은 배뇨작용의 불수의적인 조절을 제공하는 반면에, 바깥요도조임근은 수의적인 조절을 제공한다. 추가로, 남성에게서 속요도조임근은 사정 중 남성의 방광 안으로 정액 흐름의 역류를 막아주도록 작용한다. 여성은 남성보다 훨씬 더 복잡한 바깥조임근들을 보유하며, 그것에서 조임근은 세 부분으로 이루어진다: **바깥요도조임근**(external urethral spincter), **요도질의 조임근**(urethrovaginal sphincter) 그리고 **요도압축근**(compressor urethrae).

정중선 안쪽, 앞쪽과 뒤쪽 살의 연결부에서 항문조임근, 음경해면체근, 항문올림근 그리고 살가로근 등을 위한 부착지점인 살 몸통이 존재한다. 이러한 섬유근육성 마디는 골반의 장기를 받쳐주기에서 너무도 중요한 역할을 담당한다.

항문의 삼각형(Anal Triangle)

항문의 삼각형으로도 알려져 있는 뒤쪽 항문 부위는 항문의 바닥으로서 항문올림근을 그리고 항문의 지붕으로서 피부를 보유한다. 이것은 항문관 그리고 엉치엉덩오목을 담고 있다. 항문관은 대략적으로 4㎝ 정도이며, 곧창자의 연속부분으로서 시작해서 항문으로 종말한다. 항문곧창자 연결부는 항문올림근의 두덩곧창자 구성요소의 멜빵에 의하여 형성된다. 궁둥항문오목은 항문관의 양 측면에 놓여있는 지방−채워진 공간이 된다.

항문조임근(anal sphincter)은 속 및 바깥 부분 두 가지 모두를 보유한다. 속항문조임근은 곧창자의 안쪽 원형의 민무늬근의 연속이 되는 반면에, **바깥항문조임근**(external sphincter ani)은 골격근 섬유의 납작한 평면이 되며, 모양에서 타원형이며 항문 주변의 피부로 부착된다. 그 근육 섬유의 일부는 항문곧창자 고리를 형성하도록 두덩곧창자근과 함께 합쳐지며, 이것은 항문 억제에 필수적이다.

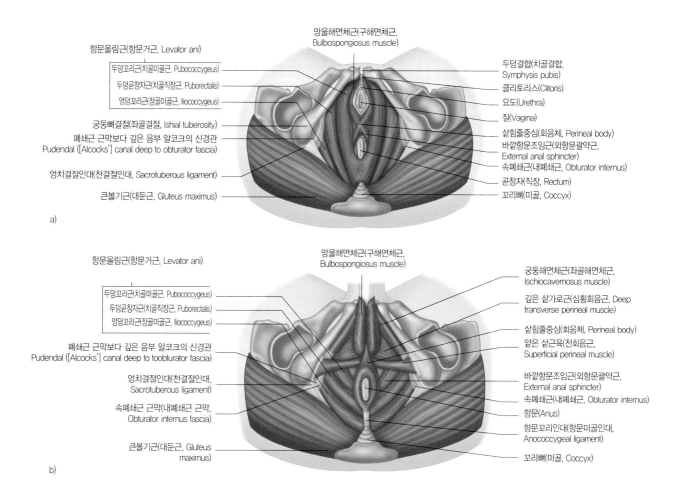

항문올림근(항문거근, Levator ani)

두덩꼬리근(치골미골근, Pubococcygeus)
두덩곧창자근(치골직장근, Puborectalis)
엉덩꼬리근(장골미골근, Iliococcygeus)

궁둥뼈결절(좌골결절, Ishial tuberosity)
폐쇄근 근막보다 깊은 음부 알코크의 신경관
Pudendal ([Alcocks'] canal deep to obturator fascia)

엉치결절인대(천결절인대, Sacrotuberous ligament)

큰볼기근(대둔근, Gluteus maximus)

망울해면체근(구해면체근, Bulbospongiosus muscle)

두덩결합(치골결합, Symphysis pubis)
클리토리스(Clitoris)
요도(Urethra)
질(Vagina)
샅힘줄중심(회음체, Perineal body)
바깥항문조임근(외항문괄약근, External anal sphincter)
속폐쇄근(내폐쇄근, Obturator internus)
곧창자(직장, Rectum)
꼬리뼈(미골, Coccyx)

a)

항문올림근(항문거근, Levator ani)

두덩꼬리근(치골미골근, Pubococcygeus)
두덩곧창자근(치골직장근, Puborectalis)
엉덩꼬리근(장골미골근, Iliococcygeus)

폐쇄근 근막보다 깊은 음부 알코크의 신경관
Pudendal ([Alcocks'] canal deep to toobturator fascia)

엉치결절인대(천결절인대, Sacrotuberous ligament)

속폐쇄근 근막(내폐쇄근 근막, Obturator internus fascia)

큰볼기근(대둔근, Gluteus maximus)

망울해면체근(구해면체근, Bulbospongiosus muscle)

궁둥해면체근(좌골해면체근, Ischiocavernosus muscle)

깊은 샅가로근(심횡회음근, Deep transverse perineal muscle)

샅힘줄중심(회음체, Perineal body)
얕은 샅근육(천회음근, Superficial perineal muscle)

바깥항문조임근(외항문괄약근, External anal sphincter)
속폐쇄근(내폐쇄근, Obturator internus)
항문(Anus)
항문꼬리인대(항문미골인대, Anococcygeal ligament)

꼬리뼈(미골, Coccyx)

b)

(a) 여성의 샅(회음), (b) 남성의 샅(회음) (Female perineum (a), male perineum (b))

골반바닥(가로막)의 근육들(Muscles of the Pelvic Floor [Diaphragm])

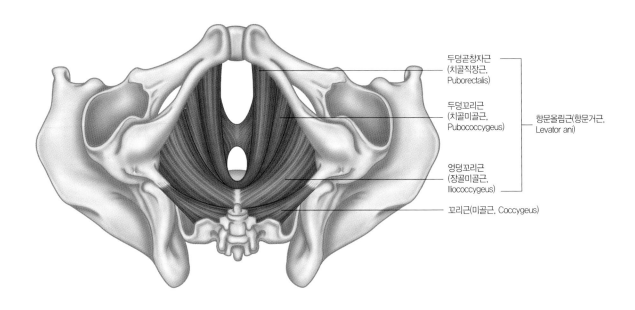

두덩곧창자근
(치골직장근,
Puborectalis)

두덩꼬리근
(치골미골근,
Pubococcygeus)

엉덩꼬리근
(장골미골근,
Iliococcygeus)

꼬리근(미골근, Coccygeus)

항문올림근(항문거근,
Levator ani)

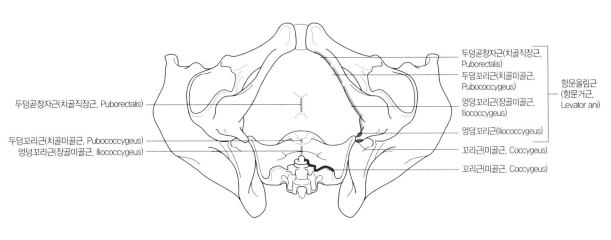

두덩곧창자근(치골직장근, Puborectalis)

두덩꼬리근(치골미골근, Pubococcygeus)
엉덩꼬리근(장골미골근, Iliococcygeus)

두덩곧창자근(치골직장근,
Puborectalis)
두덩꼬리근(치골미골근,
Pubococcygeus)
엉덩꼬리근(장골미골근,
Iliococcygeus)

엉덩꼬리근(Iliococcygeus)

꼬리근(미골근, Coccygeus)

꼬리근(미골근, Coccygeus)

항문올림근
(항문거근,
Levator ani)

골반바닥(Pelvic floor)

골반바닥(가로막)의 근육들(Muscles of the Pelvic Floor [Diaphragm])

항문올림근(LEVATOR ANI)

라틴어, levare, 들어올리는 것; anus, 고리

항문올림근은 세 가지 근육섬유들의 모임으로 구분될 수 있다: 두덩곧창자근, 두덩꼬리근, 그리고 엉덩꼬리근

이는곳	두덩뼈의 후면 위에서 시작하는 골반벽 주위 하나의 연결선 안에서 그리고 궁둥뼈가시까지 힘줄성 활로서 속폐쇄근을 가로질러 펼쳐진다.
닿는곳	앞쪽 부분은 샅막의 위쪽 표면으로 부착되며; 뒤쪽 부분은 샅힘줄중심에서, 항문관 주변에서 그리고 항문꼬리의 인대를 따라서 양측면에서 반대쪽의 같은 쌍을 만나게 된다.
신경	S4의 배쪽 가지로부터의 가지들 그리고 음부신경의 아래곧창자 가지에 의하여
작용	골반바닥의 형성에 기여한다. 곧창자와 항문관 사이에서 각도를 유지한다. 바깥항문조임근을 강화시키며 그리고 여성에게서, 질조임근으로서도 기능한다.

꼬리근(COCCYGEUS)

그리스어, kokkyx, 뻐꾸기

이는곳	궁둥뼈가시와 엉치가시인대의 골반쪽 표면
닿는곳	꼬리뼈의 가쪽 모서리와 엉치뼈의 연관된 경계면
신경	S3와 S4의 배쪽 분지로부터 가지들
작용	골반바닥의 형성에 기여한다. 배변 이후 꼬리뼈를 앞쪽으로 당겨준다.

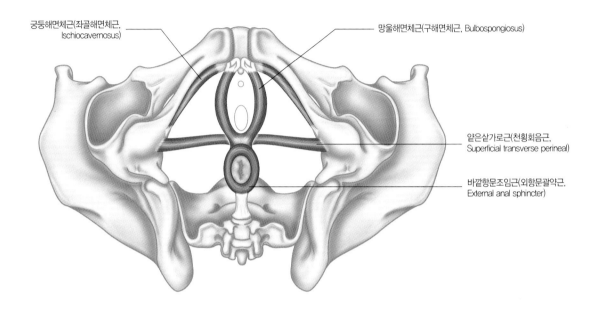

궁둥해면체근(좌골해면체근, Ischiocavernosus)

망울해면체근(구해면체근, Bulbospongiosus)

얕은샅가로근(천횡회음근, Superficial transverse perineal)

바깥항문조임근(외항문괄약근, External anal sphincter)

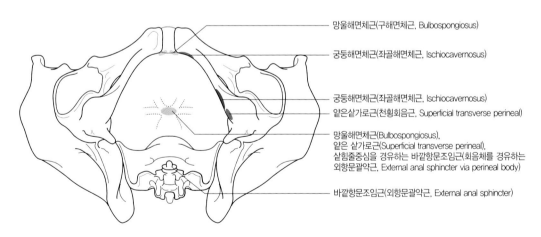

망울해면체근(구해면체근, Bulbospongiosus)

궁둥해면체근(좌골해면체근, Ischiocavernosus)

궁둥해면체근(좌골해면체근, Ischiocavernosus)
얕은샅가로근(천횡회음근, Superficial transverse perineal)

망울해면체근(Bulbospongiosus),
얕은 샅가로근(Superficial transverse perineal),
샅힘줄중심을 경유하는 바깥항문조임근(회음체를 경유하는
외항문괄약근, External anal sphincter via perineal body)

바깥항문조임근(외항문괄약근, External anal sphincter)

비뇨생식기의 삼각형(Urogenital triangle)(여성)

궁둥해면체근(ISCHIOCAVERNOSUS)

라틴어, ishcio-, 엉덩관절의; cavernosum 완전히 속이 텅빈, 빈 공간의

이는곳	궁둥뼈결절과 가지
닿는곳	음경과 클리토리스의 다리
신경	음부신경(S2-4)
작용	다리로부터 발기한 음경과 클리토리의 몸통 안으로 혈액을 이동시킨다.

망울해면체근(BULBOSPONGIOSUS)

라틴어, bulbus 공 모양의, 양파; spongiosum, 스폰지, 해면체

이는곳	여성에서: 샅힘줄중심
	남성에서: 샅힘줄중심, 정중앙 솔기
닿는곳	여성에서: 안뜰의 망울, 샅막, 클리토리스 몸통, 음핵해면체
	남성에서: 망울해면체근, 샅막, 음경해면체
신경	음부신경(S2-4)
작용	클리토리스와 음경의 부착된 부분으로부터 혈액을 분비샘 안으로 이동시킨다.
	남성에서: 배뇨 이후에 요도로부터 잔류 소변을 제거한다. 사정 도중에 정액의 맥동적인 배출

얕은 샅가로근(SUPERFICIAL TRANSVERSE PERINEAL)

라틴어, transversus, 가로지르는, 교차하는; perineum 비워내다.

이는곳	궁둥뼈결절과 가지
닿는곳	샅힘줄중심
신경	음부신경(S2-4)
작용	샅힘줄중심을 고정시킨다.

비뇨생식기 가로막의 근육들(비뇨생식기 삼각형의 구성요소)

(Muscles of the Urogenital Diaphragm [Component of Urogenital Triangle])

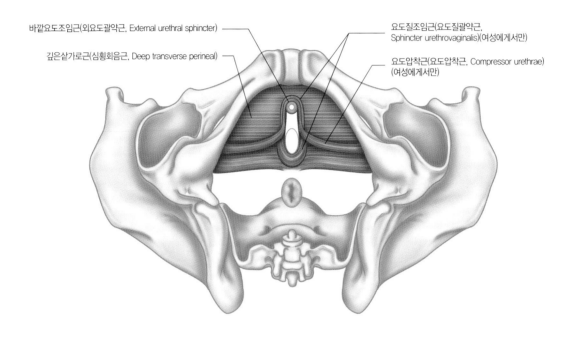

바깥요도조임근(외요도괄약근, External urethral sphincter)

깊은샅가로근(심횡회음근, Deep transverse perineal)

요도질조임근(요도질괄약근, Sphincter urethrovaginalis)(여성에게서만)

요도압착근(요도압착근, Compressor urethrae)(여성에게서만)

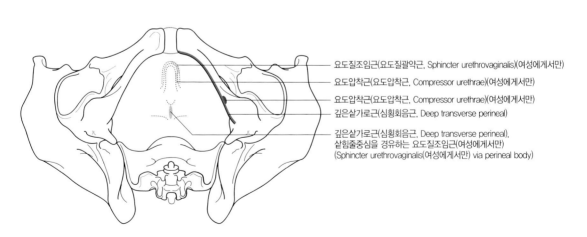

요도질조임근(요도질괄약근, Sphincter urethrovaginalis)(여성에게서만)

요도압착근(요도압착근, Compressor urethrae)(여성에게서만)

요도압착근(요도압착근, Compressor urethrae)(여성에게서만)

깊은샅가로근(심횡회음근, Deep transverse perineal)

깊은샅가로근(심횡회음근, Deep transverse perineal),
샅힘줄중심을 경유하는 요도질조임근(여성에게서만)
(Sphincter urethrovaginalis(여성에게서만) via perineal body)

비뇨생식기의 도해(Urogenital diaphragm)(여성)

바깥 요도조임근(EXTERNAL URETHRAL SPHINCTER)

External, 바깥의, **그리스어**, ourethra 소변을 위한 경로; sphinkter 띠의

이는곳	양측에서 두덩뼈의 아래쪽 가지로부터 그리고 깊은 샅주머니의 인접한 벽
닿는곳	요도의 막모양 부분을 둘러싼다.
신경	음부신경의 샅 가지(S2-4)
작용	막모양의 요도를 압박한다. 배뇨 중 이완한다.

요도압착근(COMPRESSOR URETHRAE 여성만)

라틴어, comprimere 쥐어짜다; **그리스어**, ourethra 소변을 위한 경로;

이는곳	각 측면에서 궁둥두덩의 가지
닿는곳	요도를 향해서 앞쪽으로 다른 측면의 섬유와 합쳐진다.
신경	음부신경의 샅 가지(S2-4)
작용	요도의 부수적 조임근으로 작용한다.

요도질의 조임근(SPHINCTER URETHROVAGINALIS 여성만)

그리스어, sphinkter 띠의; ourethra, 소변을 위한 경로; **라틴어**, vagina, 덮개

이는곳	샅힘줄중심
닿는곳	요도에 대하여 앞쪽 다른 쪽에서 반대편 쌍과 합쳐지도록 질까지 앞쪽으로 측면으로 지나간다.
신경	음부신경의 샅 가지(S2-4)
작용	요도의 부수적인 조임근으로 작용한다. 질의 폐쇄를 도와줄 것이다.

깊은 샅가로근(DEEP TRANSEVERSE PERINEAL)

라틴어, transeverse, 가로질러, 교차하는, perineum 비워내다.

이는곳	두덩뼈 가지의 안쪽 측면
닿는곳	샅힘줄중심
신경	음부신경의 샅 가지(S2-4)
작용	샅힘줄중심의 위치를 고정해준다.

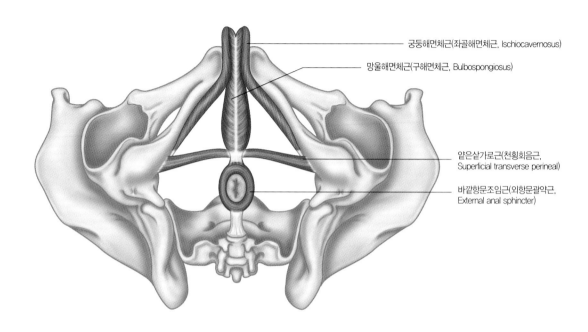

궁둥해면체근(좌골해면체근, Ischiocavernosus)

망울해면체근(구해면체근, Bulbospongiosus)

얕은샅가로근(천횡회음근, Superficial transverse perineal)

바깥항문조임근(외항문괄약근, External anal sphincter)

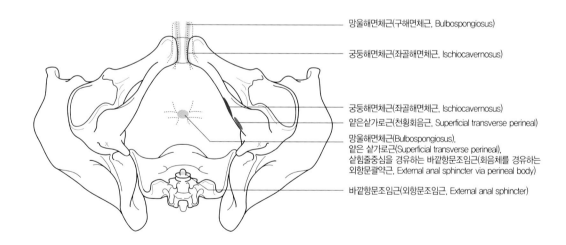

망울해면체근(구해면체근, Bulbospongiosus)

궁둥해면체근(좌골해면체근, Ischiocavernosus)

궁둥해면체근(좌골해면체근, Ischiocavernosus)
얕은샅가로근(천횡회음근, Superficial transverse perineal)

망울해면체근(Bulbospongiosus),
얕은 샅가로근(Superficial transverse perineal),
샅힘줄중심을 경유하는 바깥항문조임근(회음체를 경유하는
외항문괄약근, External anal sphincter via perineal body)

바깥항문조임근(외항문조임근, External anal sphincter)

비뇨생식기의 삼각형(Urogenital triangle)(남성)

바깥항문조임근(EXTERNAL ANAL SPHINCTER)

External, 바깥의; **라틴어,** anus 고리; **그리스어,** sphinkter 띠의

이는곳	깊은 부분: 항문관의 위쪽 측면을 둘러싼다.
	얕은 부분: 항문관의 아래 부분을 둘러싼다.
	피부밑 부분: 항문 구멍을 둘러싼다.
닿는곳	샅힘줄중심과 항문꼬리 몸통으로 붙어있다.
신경	음부신경(S2-4) 그리고 S4로부터 직접 나오는 가지
작용	항문관을 닫아준다.

골반과 샅 근육들의 이는곳, 닿는곳, 신경 공급 그리고 작용에 대한 참조표
(Reference Table for the Origin, Insertion, Nerve Supply, and Action of the Pelvic and Perineal Muscles)

근육	이는곳	닿는곳	신경	작용
골반바닥(가로막)의 근육들				
항문올림근	궁둥뼈가시로 향하는 일종의 힘줄성 활로서 속폐쇄근을 가로질러 펼쳐지며 두덩뼈의 후면 위에서 시작하는 골반벽 주위의 연결선 안에서	앞쪽 부분은 샅막의 위쪽 표면으로 부착되며; 뒤쪽 부분은 샅 몸통에서, 항문과 주변에서 그리고 항문꼬리인대를 따라서 다른 쪽에서 그것의 짝과 만난다.	가지들은 S4의 앞쪽 분지로부터 그리고 음부신경(S2-4)의 하부 곧창자 가지에 의해 정해진다	골반바닥의 형성에 기여한다. 곧창자와 항문관 사이에서 각도를 유지한다. 바깥 항문조임근을 도와주며 여성에게서, 질조임근으로서 작용한다.
꼬리근	궁둥뼈가시와 엉치가시인대의 골반쪽 표면	꼬리뼈의 가쪽 모서리와 엉치뼈의 연관된 경계면	S2와 S4의 배쪽 분지로부터의 가지들	골반바닥의 형성에 기여한다. 배변 후 꼬리뼈를 앞으로 당겨준다.
비뇨생식기 삼각형의 근육들				
궁둥해면체근	궁둥뼈결절과 가지	음경과 클리토리스의 다리	음부신경 (S2-4)	발기한 음경과 클리토리스의 몸통 안으로 다리부터 혈류를 이동시킨다.
망울해면체근	**여성에서**: 샅힘줄중심 **남성에서**: 샅힘줄중심, 정중앙 솔기	**여성에서**: 안뜰의 망울, 샅막, 클리토리스의 몸통 그리고 음핵해면체 **남성에서**: 배뇨 후 요도로부터 남은 소변을 제거한다. 사정 중 정액의 맥동적인 방출	음부신경 (S2-4)	혈액을 음핵이나 음경의 부착된 부분으로부터 분비샘 안으로 이동시킨다. **남성에서**: 배뇨 후 요도로부터 남은 소변을 제거한다. 사정 중 정액의 맥동적인 방출
얕은 샅가로근	궁둥뼈결절과 가지	샅힘줄중심	음부신경 (S2-4)	샅힘줄중심을 고정시킨다.
비뇨생식기 가로막의 근육들(비뇨생식기 삼각형의 구성요소들)				
바깥 요도조임근	각 측면에서 두덩뼈의 하부 가지와 깊은 샅주머니의 인접한 벽으로부터	요도의 막모양 부분을 둘러싼다.	음부신경(S2-4)의 샅 가지	막모양 요도를 압박한다. 배뇨 중 이완한다.
요도압착근 (여성만)	각 측면에서 궁둥두덩의 가지	요도의 앞쪽에서 다른 쪽 같은 섬유와 혼합된다	음부신경(S2-4)의 샅 가지	요도의 부수적 조임근으로서 기능한다.
요도질의 조임근 (여성만)	샅힘줄중심	요토의 앞쪽에서 다른 쪽의 같은 섬유와 합쳐지도록 질까지 앞으로 가쪽에서 지나간다	음부신경(S2-4)의 샅 가지	요도의 부수적인 조임근으로서 기능한다. 질의 닫힘을 도와줄 것이다.
깊은 샅가로근	궁둥뼈가지의 안쪽면	샅힘줄중심	음부신경(S2-4)의 샅 가지	샅힘줄중심의 위치를 고정시킨다.
골반바닥(가로막)의 근육들				
바깥 항문조임근	**깊은 부분**: 항문과의 상면을 둘러싼다. **얕은 부분**: 항문관의 아래 부분을 둘러싼다. **피부밑 부분**: 항문 구멍을 둘러싼다	샅힘줄중심과 항문꼬리뼈 몸통으로 부착된다.	음부신경(S2, 3) 그리고 S4로부터 직접적으로 가지들	항문관을 막아준다.

골반과 샅 근육들의 신경 경로
(Nerve Pathways of the Pelvic and Perineal Muscles)

음부신경(The Pudendal Nerve)

음부신경은 샅의 주요한 신경이며; 이것은 엉치신경얼기로부터 기원하며(9장을 참조) S2에서 S4까지의 척수신경 수준으로부터 섬유들을 전해준다.

음부신경은 세 개의 최종 가지를 보유한다: 하부 곧창자 신경, 이것은 바깥 항문조임근 그리고 항문올림근의 연관된 부위들로 신경분포된다. 샅신경, 이것은 얕은 그리고 깊은 샅주머니로 신경 분포되며; 그리고 등신경, 이것은 음경과 클리토리스로 향하는 감각신경이다.

엉치신경얼기의 마지막 두 개의 가지는 항문올림근과 궁둥꼬리근으로 향하는 신경이 된다.

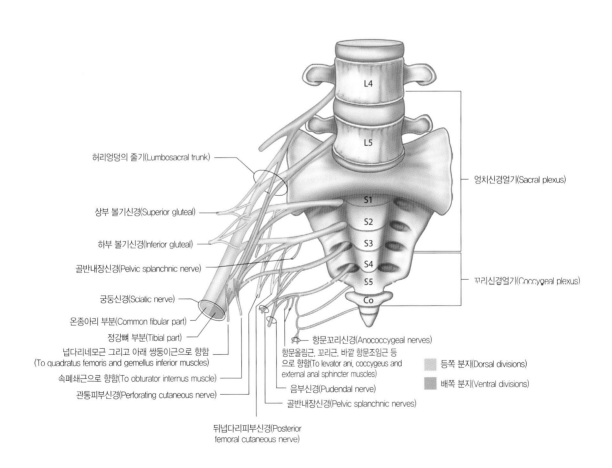

허리엉덩의 줄기(Lumbosacral trunk)
상부 볼기신경(Superior gluteal)
하부 볼기신경(Inferior gluteal)
골반내장신경(Pelvic splanchnic nerve)
궁둥신경(Sciatic nerve)
온종아리 부분(Common fibular part)
정강뼈 부분(Tibial part)
넙다리네모근 그리고 아래 쌍둥이근으로 향함
(To quadratus femoris and gemellus inferior muscles)
속폐쇄근으로 향함(To obturator internus muscle)
관통피부신경(Perforating cutaneous nerve)
뒤넙다리피부신경(Posterior femoral cutaneous nerve)

L4
L5
S1
S2
S3
S4
S5
Co

엉치신경얼기(Sacral plexus)
꼬리신경얼기(Coccygeal plexus)

항문꼬리신경(Anococcygeal nerves)
항문올림근, 꼬리근, 바깥 항문조임근 등으로 향함(To levator ani, coccygeus and external anal sphincter muscles)
음부신경(Pudendal nerve)
골반내장신경(Pelvic splanchnic nerves)

등쪽 분지(Dorsal divisions)
배쪽 분지(Ventral divisions)

어깨와 위팔의 근육들

Muscles of the Shoulder and Arm

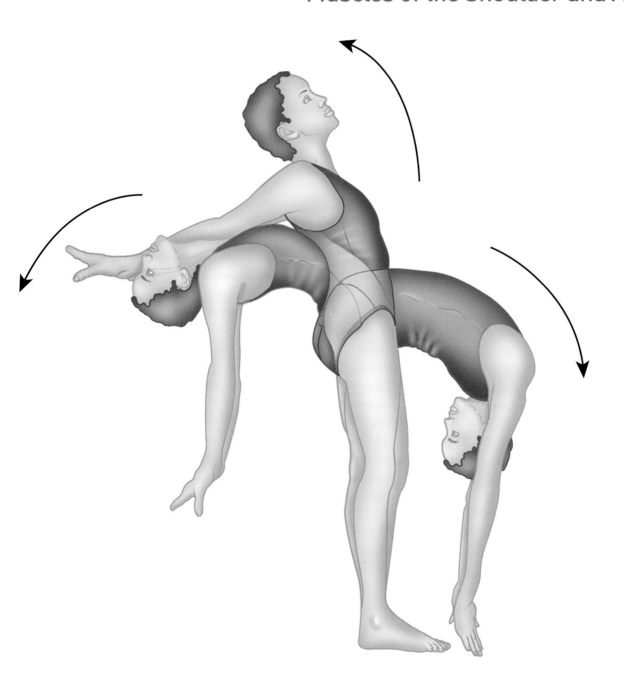

척추동물에게서 상지는 어깨로부터 손까지 펼쳐지는 부위가 되며; 이것은 구분되는 해부학적인 실체로서 위팔과 아래팔을 포함한다. 위팔은 어깨 관절(오목위팔관절)과 팔굽관절 사이에 놓여있는 반면, 아래팔은 (8장을 참조) 팔굽관절과 손목관절 사이의 영역이 된다.

상지의 뼈들은 받침에서 중요한 역할을 보유하며 근육들을 위한 부착의 지점을 제공한다. 운동과 무거운 것 들기 도중에 상지에서 받게 되는 힘과 스트레스에 저항할 수 있도록 근력을 제공하는 것과 함께, 이러한 뼈들은 상지의 광범위한-범위의 관절형성을 가능하게 만드는 관절들을 형성하며, 손의 종합적인 자세설정을 허용한다. 지극히 가동적인 반면에 조금은 덜 안정적인, 체중을-받치지 않는 상지 안에서 어깨 관절은 덜 가동적인 반면에 훨씬 더 안정적인 체중을-받치고 있는 하지에서의 엉덩관절과 대비될 수 있을 것이다.

어깨(shoulder) 또는 가슴의 이음뼈(pectoral girdle)는 빗장뼈(쇄골)와 어깨뼈(견갑골)로 이루어지며; 상지가 축성의 골격(몸통)과 만나는 것은 바로 여기인 것이다. 이러한 뼈들은 오로지 오목위팔관절만으로 가능할 수 있는 그 범위를 넘어서, 어깨 부위 안에서 가능한 가동 범위를 현저하게 증가시킬 것이다.

빗장뼈(라틴어 clavis = "열쇠, 핵심")는 S자 모양이며, 목의 기저면에서 피부의 바로 아래에 놓이며, 어깨뼈를 복장뼈로 연결시키며, 어깨관절이 축성골격과 연결을 유지하는 동안 고도로 가동적일 수 있도록 허용한다. 빗장뼈는 두 개의 관절을 형성한다:

1. 복장뼈와 함께 복장빗장의 관절. 이것은 가슴이음뼈를 상부 등으로 부착시켜주고 있는 근육들과 함께, 상지와 축성관절에서의 유일하게 진정한 관절이 된다.

2. 어깨뼈의 어깨봉우리와 함께 봉우리빗장관절.

비록 이러한 두 개의 관절들이 어깨이음뼈 내부에서 하나의 단위로서 작용할지라도, 이것은 특정적으로, **앞톱니근**(serratus anterior), **작은가슴근**(pectoralis minor), **어깨올림근**(levator scapulae), **마름근**(rhomboids) 그리고 **등세모근**(trapezius) 등 근육들의 작용의 결과로서 움직이는 것은 진정으로 유일하게 어깨뼈인 것이다.

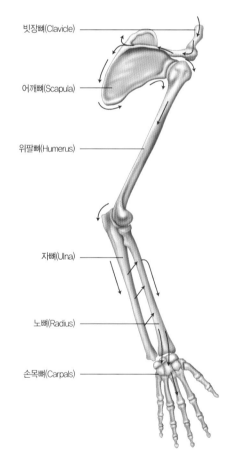

빗장뼈(Clavicle)
어깨뼈(Scapula)
위팔뼈(Humerus)
자뼈(Ulna)
노뼈(Radius)
손목뼈(Carpals)

상지의 뼈들. 힘과 스트레스는 다양한 방향에서 팔과 어깨를 따라서 올라가고 내려갈 수 있다.

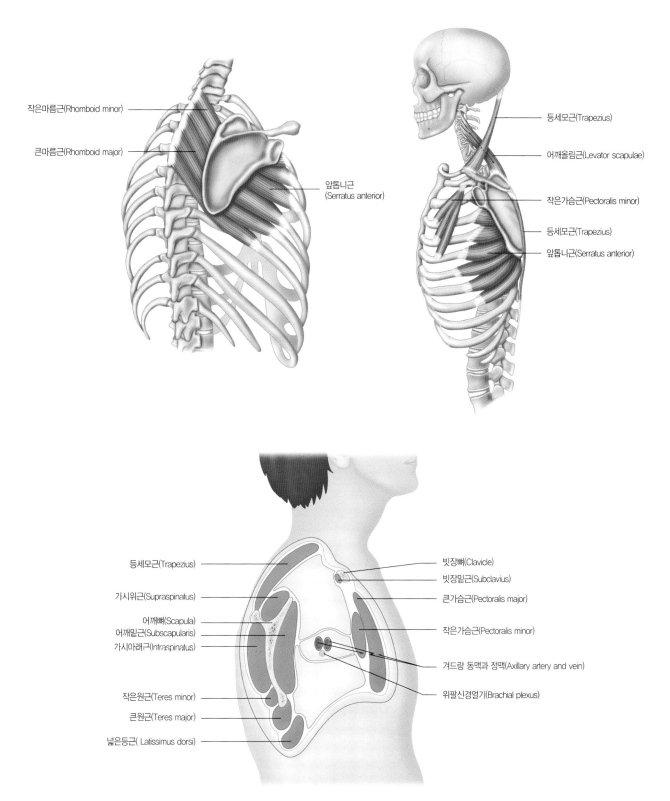

작은마름근(Rhomboid minor)

큰마름근(Rhomboid major)

앞톱니근
(Serratus anterior)

등세모근(Trapezius)

어깨올림근(Levator scapulae)

작은가슴근(Pectoralis minor)

등세모근(Trapezius)

앞톱니근(Serratus anterior)

등세모근(Trapezius)

가시위근(Supraspinatus)

어깨뼈(Scapula)
어깨밑근(Subscapularis)
가시아래근(Infraspinatus)

작은원근(Teres minor)

큰원근(Teres major)

넓은등근(Latissimus dorsi)

빗장뼈(Clavicle)

빗장밑근(Subclavius)

큰가슴근(Pectoralis major)

작은가슴근(Pectoralis minor)

겨드랑 동맥과 정맥(Axillary artery and vein)

위팔신경얼기(Brachial plexus)

비록 어깨뼈와 빗장뼈가 팔이음뼈 안에서 하나의 단위로서 작용할지라도,
이러한 근육들의 작용의 결과로서 움직이는 것은 진정으로 유일하게 어깨뼈인 것이다.

가슴 부위의 전면에서, **작은가슴근**(pectoralis minor)과 **앞톱니근**(serratus anterior)은 앞쪽 갈비뼈들에서 기원하며 어깨뼈 위로 부착한다. 이러한 근육들은 밀기, 던지기 또는 주먹으로 치기 동작 동안 어깨뼈를 앞쪽으로 그리고 가쪽으로 움직이도록 조화를 이룬 채 작용한다. 참으로, 그 근육이 어깨뼈의 내밀기를 전적으로 담당하고 있을 것이기 때문에, 앞톱니근은 권투선수의 근육으로도 불린다.

긴가슴신경에 대한 손상은 앞톱니근의 마비로 이끌리며 어깨뼈의 날개화라는 어깨뼈가 비정상적인 위치에서 그 사람의 등에서 돌출되는 병변으로 이끌린다.

위쪽 등 안에서, **등세모근**(trapezius), **큰마름근**(rhomboid major) 그리고 **어깨올림근**(levator scapulae) 등은 어깨뼈와 빗장뼈 두 가지 모두를 머리뼈의 뒤통수뼈로 향하는 것과 마찬가지로 척추뼈의 가시돌기로 고정시켜준다. 그 근육들이 수축할 때, 이러한 근육들은 (어깨를) 으쓱하기의 동작을 만들어내도록 가슴이음뼈를 들어 올리지만, 그 근육들도 역시 어깨뼈를 등의 중심부를 향해서 후방-내측으로 이동시킬 수 있다(예: 노젓기에서). 등세모근도 목에서 머리를 펴주도록 그리고 머리를 그날 전반을 통해서 수직으로 유지하도록, 목의 뒤쪽을 따라서 수축한다.

오목위팔관절은 윤활액의 절구공이관절이다. 이것은 몸쪽의, 비교적 커다란 위팔뼈의 머리(이것은 안쪽으로, 위쪽으로 그리고 뒤쪽으로 향하고 있다) 그리고 어깨뼈 관절오목의 비교적 얕은 관절 표면 사이에서 형성된다. 이러한 관절은 다른 관절들에서처럼 인대에 의하여 제공된 수동적인 안정작용에서 부족하며, 그러므로 어깨뼈로부터 위팔뼈를 향해서 짧은 근육들의 연장부의 한 그룹이 되는, **돌림근띠**(rotator cuff)에 의하여 능동적으로 안정화된다. 각각 그 명칭이 **어깨밑근**(subscapularis), **가시아래근**(infraspinatus), **가시위근**(supraspinatus) 그리고 **작은원근**(teres minor)인 이러한 근육들은 안정성을 댓가로 어깨관절의 증가된 가동성을 허용한다. 참으로, 이러한 관절에서는 별다른 하부의 받침이 존재하지 않으며, 그리고 격심한 벌림에서 위팔뼈 머리는 이러한 방향 안에서 거의 전적으로 관절오목으로부터 탈골될 수 있을 것이다.

돌림근띠를 둘러싸는 것들은 어깨관절의 상당한 가동성을 허용하도록 조합해서 작용하고 있는 근육의 다양한 그룹이다. 이러한 커다란 근육들은 다수의 단순한 움직임들을 수행하는 듯이 보이지만, 그럼에도 그것들은 종종 여러 근육들로부터의 복잡한 작용근/대항근의 결과인 것이다.

앞쪽에서, **부리위팔근**(coracobrachialis), **앞톱니근**(serratus anterior), **큰가슴근**(pectoralis major) 그리고 **작은가슴근**(pectoralis minor) 등이 가슴뼈를 향해서 앞쪽으로 그리고 안쪽으로 어깨뼈와 위팔뼈를 굽혀주고 모아주도록 함께 작용한다.

벌림은 그 움직임의 상이한 단계에서 상이한 근육들에 의하여 시행된다. 벌림의 처음 15도는 순수하게 **가시위근**(supraspinatus)에 의하여 시행되며; 15도를 넘어서 90도까지, 보다 더 크고 더욱 강력한 **어깨세모근**(deltoid) 섬유가 역할을 담당한다. 180도까지(올림) 향하는 더 진행된 움직임은 여전히 어깨세모근에 의하

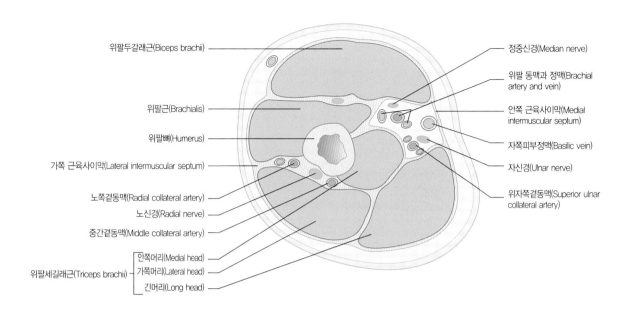

위팔두갈래근(Biceps brachii)

위팔근(Brachialis)

위팔뼈(Humerus)

가쪽 근육사이막(Lateral intermuscular septum)

노쪽곁동맥(Radial collateral artery)

노신경(Radial nerve)

중간곁동맥(Middle collateral artery)

위팔세갈래근(Triceps brachii) ┤ 안쪽머리(Medial head)
가쪽머리(Lateral head)
긴머리(Long head)

정중신경(Median nerve)

위팔 동맥과 정맥(Brachial artery and vein)

안쪽 근육사이막(Medial intermuscular septum)

자쪽피부정맥(Basilic vein)

자신경(Ulnar nerve)

위자쪽곁동맥(Superior ulnar collateral artery)

근육 그리고 연관된 구조물들 사이에서 상호관계를 명확하게 보여주는 위팔의 단면모습

여 성취되지만, 이러한 시점에는 **등세모근**(trapezius)과 **앞톱니근**(serratus anterior) 등이 관절오목을 위로 향하도록 어깨뼈를 회전시킨다.

위팔은 위팔뼈라는 오직 하나의 뼈만을 보유하며, 이것은 팔꿉관절을 형성하도록 아래팔의 노뼈와 자뼈를 만난다.

위팔은 안쪽과 가쪽 근육사이막으로서 일려진 일종의 근막의 층에 이해서 나뉘며; 근육사이막은 위팔을 앞쪽 및 뒤쪽 구획으로 구분해준다. 이러한 구성요소는 같은 신경에 의하여 분포되며 동일한 동작을 시행하는 근육들을 담고 있다.

위팔근(brachialis)과 **위팔두갈래근**(biceps brachii)은 앞쪽으로 위치하며 보다 효과적인 굽힘근으로서 위팔근과 주요한 뒤침근이 되는 두갈래근과 함께, 팔꿈치에서 주요한 굽힘근이 된다. 세-머리를 보유한 **위팔세갈래근**(triceps brachii)은 뒤쪽으로 위치하며 **팔꿉치근**(anconeus)과 함께 팔꿈치의 주요한 폄근이 된다.

팔꿉관절 자체는 단일한 윤활관절 공간이지만, 세 개의 구분되는 관절을 구성한다: 굽힘과 폄을 허용하는 위팔노뼈의 및 위팔자뼈의 관절 그리고 손목에서 뒤침과 엎침을 허용하는 위노자관절.

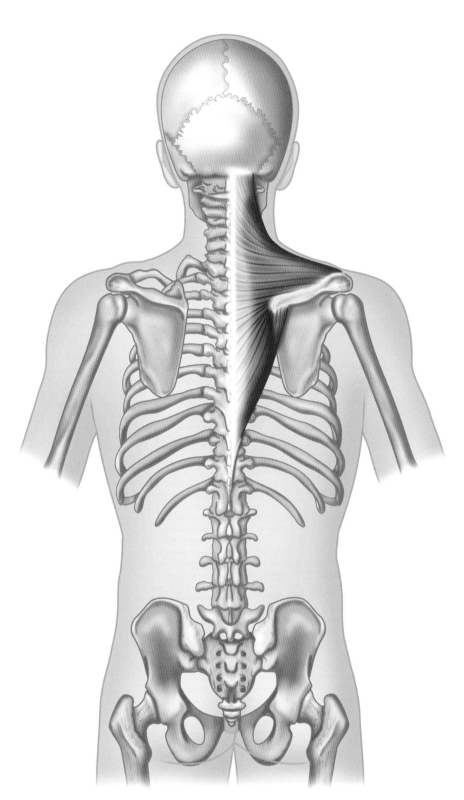

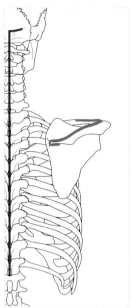

등세모근(승모근, Trapezius)

등세모근(TRAPEZIUS)

그리스어, trapezoeides, 책상 모양의

하나의 전체로 본 좌측과 우측 등세모근은 모양에서 사다리꼴을 만들며, 그러므로 이 근육에 그 명칭을 부여한다.

이는곳 뒤통수뼈의 위목덜미선의 안쪽 1/3. 바깥뒤통수뼈융기. 목덜미인대. 일곱 번째 목뼈(C7)와 전체 등뼈(T1-12)의 가시돌기와 가시위인대.

닿는곳 어깨뼈가시의 능선의 위쪽 모서리. 어깨봉우리의 안쪽 모서리. 빗장뼈의 가쪽 1/3의 뒤쪽 모서리

신경 운동 공급: 더부신경(XI)

감각 공급(고유감각수용작용): C3와 C4 목신경의 배쪽 분지

작용 어깨뼈의 강력한 올림근; 수평면 위쪽에서 위팔뼈의 벌림 도중에 어깨뼈를 회전시킨다. 중간 섬유들은 어깨뼈를 뒤로 당긴다. 하부 섬유들은 의자에서 일어서려고 손을 사용할 때처럼, 특히 저항에 대항해서, 어깨뼈를 내려준다.

기본적인 기능적 움직임

천장을 칠하기: 상부와 하부 섬유들이 함께 작용함

이러한 근육을 상당하게 이용하는 스포츠

예: 포환던지기, 복싱, 앉은 자세의 조정

근육이 만성적으로 팽팽하고/단축될 때 공통적인 문제들

상부 섬유: 목 통증이나 경직, 두통

근력강화(STRENGTHEN)

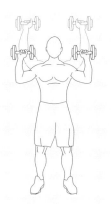

기립한 덤벨 프레스
(Standing dumbbell press)

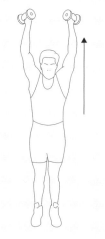

옆으로 덤벨 올리기(상부/하부 섬유들)
(Lateral dumbbell raises [upper/lower fibers])

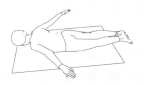

엎드려서 들기(중간 섬유)
(Prone lifts [middle fibers])

늘리기(STRETCH)

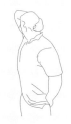
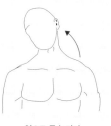
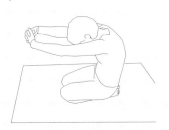

회전 늘리기
(Rotation stretch)

옆으로 목 늘리기
(Lateral neck stretch)

위쪽 등 늘리기
(Upper back stretch)

몸통으로 상지를 부착시키는 근육들(Muscles Attaching the Upper Limb to the Trunk)

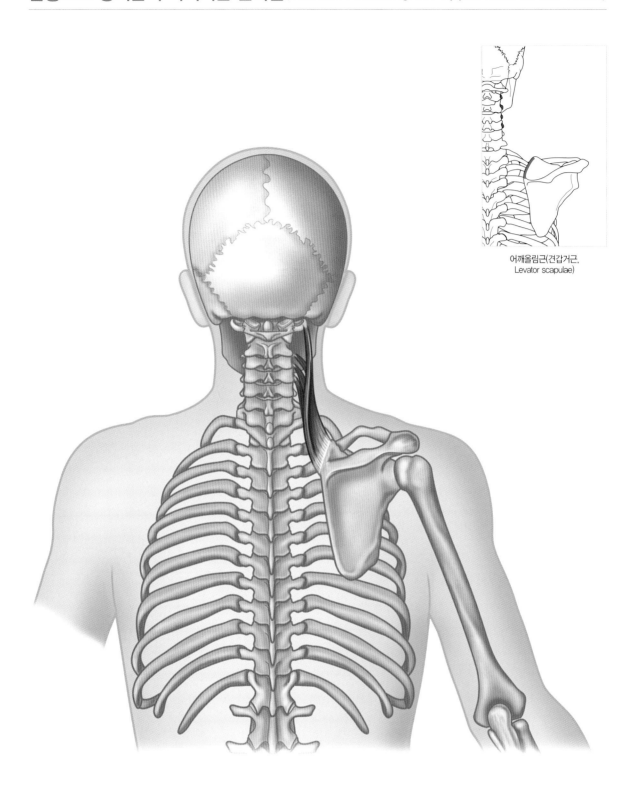

어깨올림근(견갑거근,
Levator scapulae)

근력강화(STRENGTHEN)

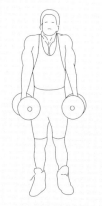

덤벨 들고 어깨 으쓱
(Shrugs with dumbbells)

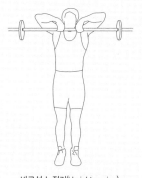

바로선 노젓기(Upright rowing)

늘리기(STRETCH)

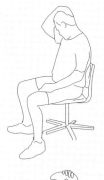

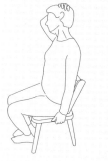

앉은 목 늘리기(Seated neck stretch)

어깨올림근(LEVATOR SCAPULAE)

라틴어, levare, 들어 올리는 것; scapulae, 어깨뼈의

어깨올림근은 목빗근과 등세모근보다 깊게 위치한다.

이는곳 첫 번째와 두 번째 목뼈(C1, 2)의 가로돌기 그리고 세 번째와 네 번째 목뼈(C3, 4)의 가로돌기의 뒤쪽 결절

닿는곳 위각으로부터 어깨뼈가시의 뿌리까지 어깨뼈의 안쪽 모서리의 뒤쪽 표면

신경 C3와 C4 척수신경의 배쪽 분지 그리고 등쪽어깨신경(C5)

작용 어깨뼈를 올려준다. 어깨뼈를 뒤로 당기도록 도와준다. 목의 옆으로 굽힘을 도와준다.

기본적인 기능적 움직임

무거운 가방을 들고다니기

이러한 근육을 상당하게 이용하는 스포츠

예: 포환던지기, 역도

근육이 만성적으로 팽팽하고/단축될 때 공통적인 문제들

상부 섬유: 목 통증이나 경직, 두통

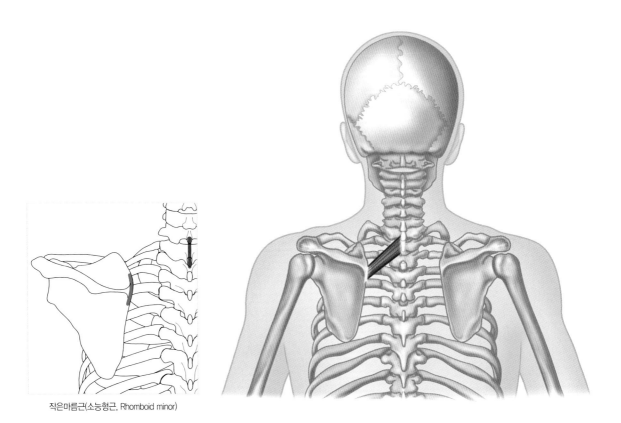

작은마름근(소능형근, Rhomboid minor)

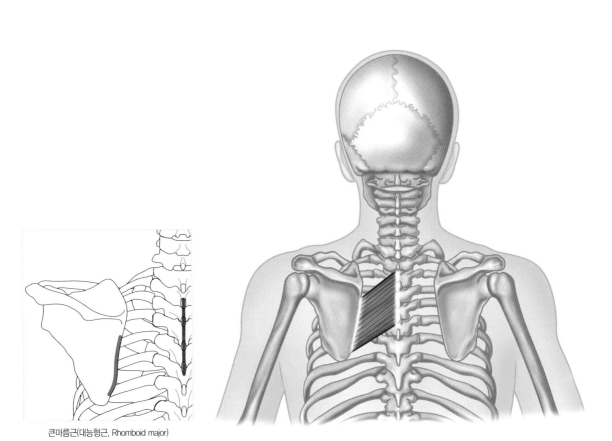

큰마름근(대능형근, Rhomboid major)

근력강화(STRENGTHEN)

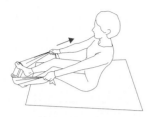

저항 밴드와 함께 노젓기
(Rowing with resistance band)

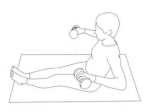

앉은 뒤로 당기기
(Seated pull backs)

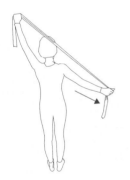

저항 밴드와 아래 당기기
(Pull down with resistance band)

늘리기(STRETCH)

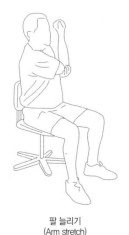

팔 늘리기
(Arm stretch)

마름근(RHOMBOIDS)

그리스어, rhomboeides, 마주한 변과 같은 각도를 보유한 평행사변형 모양의; **라틴어**, minor 보다 적은; major, 보다 큰

큰마름근은 작은마름근과 나란하게 주행하며 빈번하게 연속되어 존재한다. 그것들의 모양으로 인해서 그렇게 명명된다.

이는곳 작은: 7번 목뼈와 첫 번째 등뼈(C7. T1)의 가시돌기. 목덜미인대의 아랫부분
큰: 두 번째에서 다섯 번째 등뼈(T2-5)의 가시돌기 그리고 사이에 놓여있는 가시위의 인대들

닿는곳 작은: 어깨뼈가시의 뿌리에서 어깨뼈의 안쪽 모서리의 뒤쪽 표면
큰: 어깨뼈가시의 뿌리로부터 아래각까지 어깨뼈의 안쪽 모서리의 뒤쪽 표면

신경 등쪽어깨신경 C4, 5

작용 어깨뼈를 올려주며 뒤로 당긴다.

기본적인 기능적 움직임
예: 서랍을 열기와 같이, 무엇인가를 당신쪽으로 당겨주는 것

이러한 근육을 상당하게 이용하는 스포츠
예: 양궁, 앉은 조정, 윈드서핑, 라켓 스포츠

이 근육이 팽팽하거나 과도하게 늘려질 때의 공통적인 문제들
팽팽함: 어깨뼈 사이에서 쑤심이나 아픔
과도하게 늘려짐: 둥근 어깨는 과도하게 늘려진 마름근의 증상이며, 마름근에 의하여 심해진다(마름근은 지나치게 팽팽해지기보다는 과도하게 늘려지는 경향이 있다).

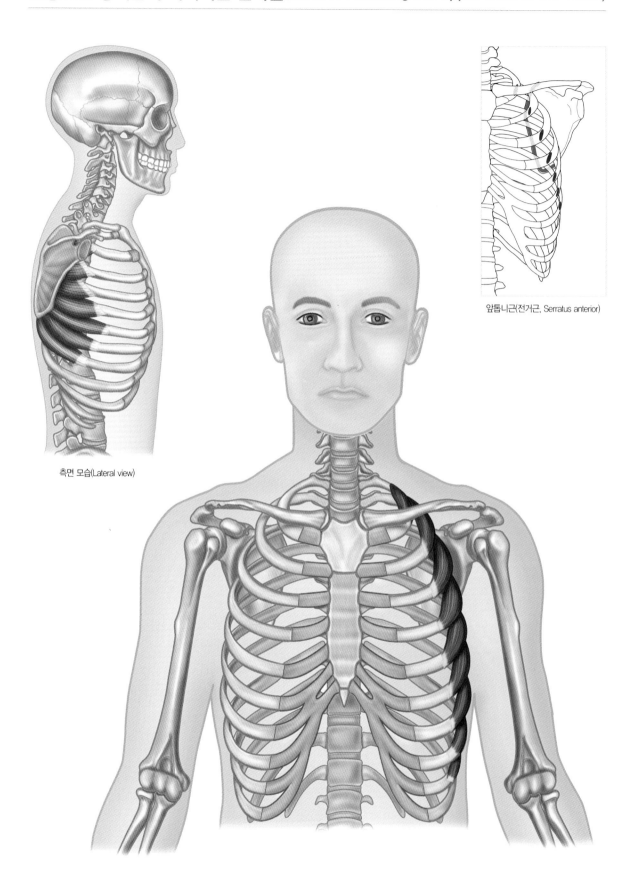

측면 모습(Lateral view)

앞톱니근(전거근, Serratus anterior)

근력강화(STRENGTHEN)

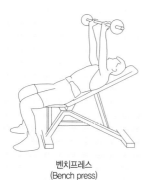

벤치프레스
(Bench press)

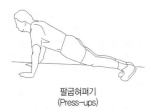

팔굽혀펴기
(Press-ups)

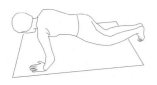

무릎 팔굽혀펴기
(Kneeling press-ups)

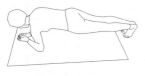

아래팔 플랭크
(Forearm plank)

늘리기(STRETCH)

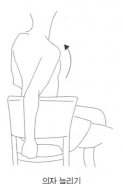

의자 늘리기
(Chair stretch)

앞톱니근(SERRATUS ANTERIOR)

라틴어, serratus, 톱니모양의; anterior 앞쪽의

앞톱니근은 위쪽 다섯 개의 갈비뼈들을 따라서, 겨드랑이의 안쪽벽을 형성한다. 이것은 손가락-모양의 가닥들의 연속으로 이루어진 커다란 근육이다. 아래쪽 가닥들은 배바깥빗근의 이는곳과 함께 깍지 끼듯이 서로 맞물려 있다.

이는곳   위쪽 여덟 개나 아홉 개의 갈비뼈의 가쪽 표면과 연관된 갈비사이 공간을 덮어주고 있는 깊은 근막

닿는곳   어깨뼈의 안쪽 모서리의 앞쪽 표면

신경   긴가슴신경 C5-7

작용   위팔의 굽힘과 벌림을 위해서 어깨뼈를 회전시킨다. 어깨뼈를 내밀어주며(갈비뼈 위에서 어깨뼈를 앞쪽으로 당겨주며 그것을 가슴벽 안으로 가깝게 유지해준다), 엎드려 팔굽혀펴기나 주먹으로 치기와 같은 밀어내는 움직임을 도와준다.

기본적인 기능적 움직임

예: 뻗기 범위 안에서 무언가를 힘들여 앞으로 밀어주기, 문을 밀어서 열어주기

이러한 근육을 상당하게 이용하는 스포츠

예: 권투, 포환던지기

이 근육이 팽팽하거나 과도하게 늘려질 때의 공통적인 문제들

"날개화된 어깨뼈"(천사의 날개처럼 보이는 것), 특히 몸의 앞쪽에서 무거운 것을 들고 있을 때. 또한 이러한 근육으로 향하는 신경이 손상되었을 때의 특징도 된다.

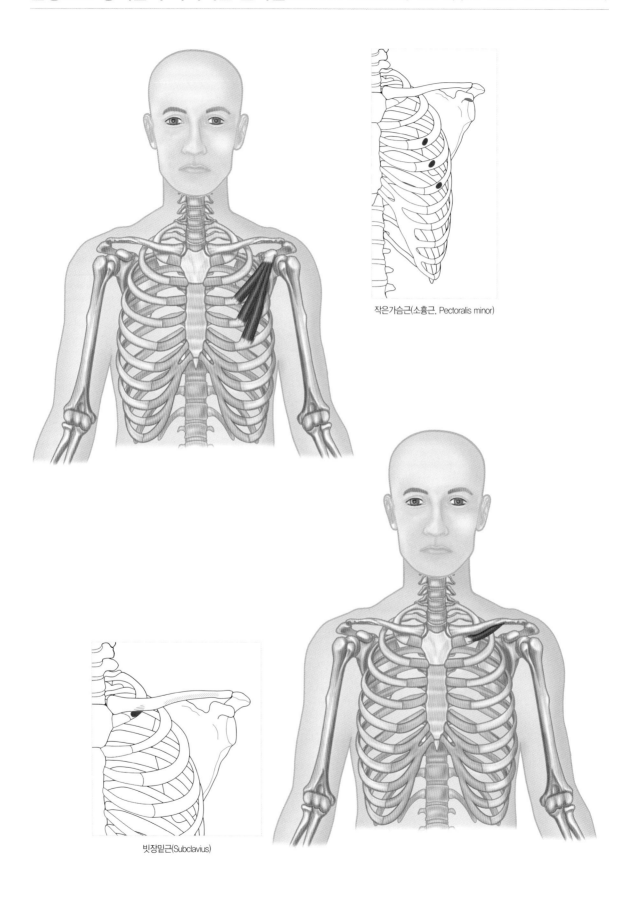

작은가슴근(소흉근, Pectoralis minor)

빗장밑근(Subclavius)

근력강화(STRENGTHEN)

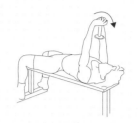

머리 위로 당기기
(Pull-overs)

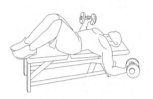

덤벨 플라이
(Dumbbell flyes)

작은가슴근(PECTORALIS MINOR)

라틴어, pectoralis, 가슴과 연관된; minor 보다 적은;

작은가슴근은 큰가슴근에 대하여 뒤쪽으로 놓여있는 그리고 큰가슴근에 의하여 숨겨진 납작한 삼각형의 근육이다. 여기에서 보여주는 운동은 큰 가슴근과 작은가슴근 사이에서 서로 교환되어 사용될 수 있다.

이는곳 세 번째에서 다섯 번째 갈비뼈의 바깥 표면, 그리고 일치하는 갈비사이 공간의 근막들

닿는곳 어깨뼈의 부리돌기

신경 안쪽가슴신경 C5, (6), 7, 8, T1

작용 어깨의 정점 부분을 아래로 끌어당긴다. 어깨뼈를 내밀어준다. 강제된 들숨 중 갈비뼈를 들어올린다(즉, 만약 어깨뼈가 마름근과 등세모근에 의하여 고정된다면, 이 근육은 들숨의 부수적인 근육이 된다).

기본적인 기능적 움직임

예: 일어서도록 의자의 팔받침을 잡고 밀어내는 것

이러한 근육을 상당하게 이용하는 스포츠

라켓 스포츠, 예: 테니스, 배드민턴, 야구의 투구하기, 전력질주

이 근육이 팽팽하고/단축될 때의 공통적인 문제들

가슴의 팽창을 제한한다. 앞쪽 어깨의 경직감을 유발할 수 있으며 어깨 충돌증후군으로 이어질 수 있다.

늘리기(STRETCH)

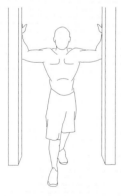

문틀에서 가슴 늘리기
(Door frame chest stretch)

빗장밑근(SUBCLAVIUS)

라틴어, sub, 아래; clavis, 열쇠, 핵심.

빗장밑근은 작은가슴근보다 깊게 놓여있으며 빗장뼈와 첫 번째 갈비뼈 사이에서 이어진다.

이는곳 첫 번째 갈비뼈의 갈비뼈와 갈비연골 사이에의 연결부에서

닿는곳 빗장뼈의 중간 1/3의 아래쪽 표면 위의 고랑

신경 빗장밑근으로 향하는 신경 C5, 6

작용 어깨의 정점 부분을 아래로 끌어당긴다. 복장빗장관절을 고정시키도록 빗장뼈를 안쪽으로 당겨준다.

이러한 운동들은 오로지
가슴근으로만 적용된다.

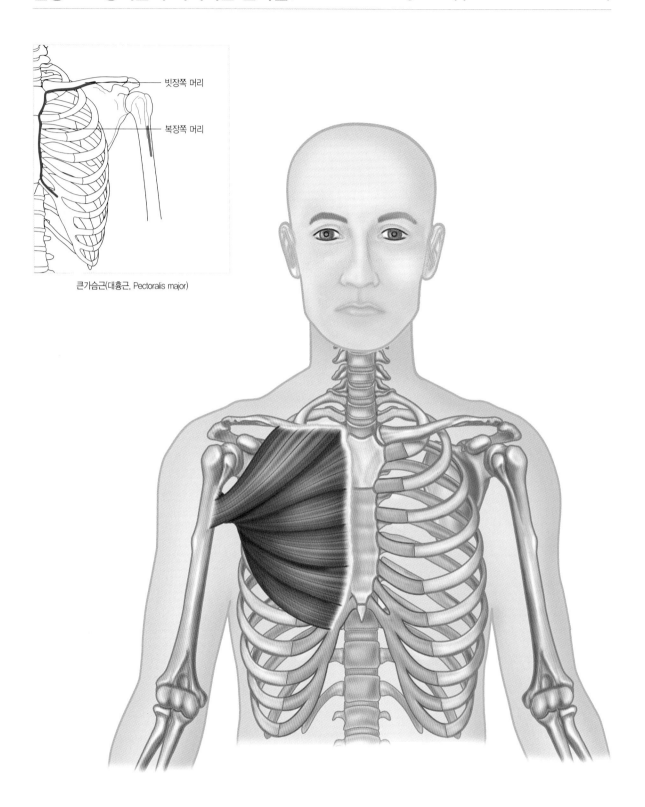

빗장쪽 머리

복장쪽 머리

큰가슴근(대흉근, Pectoralis major)

근력강화(STRENGTHEN)

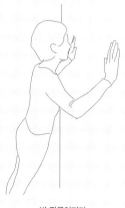

벽 팔굽혀펴기
(Wall press-ups)

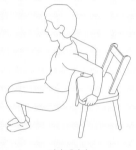

의자 내리기
(Seated dips)

늘리기(STRETCH)

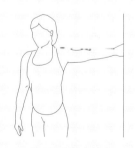

벽-보조된 가슴 늘리기
(Wall-assisted chest stretch)

큰가슴근(PECTORALIS MAJOR)

라틴어, pectoralis, 가슴과 연관된; major, 보다 큰

큰가슴근은 주요한 등반하기 근육들 가운데 하나이며, 신체를 고정된 팔쪽으로 당겨올린다. 여기에서 보여준 운동들은 큰가슴과 작은가슴근 사이에서 서로 교환해서 할 수 있다.

이는곳 빗장쪽 머리: 빗장뼈의 안쪽 절반의 앞쪽 표면

복장쪽 머리: 복장뼈의 전방 표면. 처음 일곱 개의 갈비연골들. 여섯 번째 갈비뼈의 복장쪽 끝부분. 배바깥빗근의 널힘줄

닿는곳 위팔뼈의 결절사이의 고랑의 가쪽 테두리

신경 안쪽 및 가쪽 가슴신경

빗장쪽 머리: C5, 6; **복장쪽 머리**: C6-8, T1

작용 오목위팔관절에서 위팔의 굽힘, 모음 그리고 안쪽 회전

빗장쪽 머리: 펴있는 팔의 굽힘

복장쪽 머리: 굽힌 팔의 폄

기본적인 기능적 움직임

빗장쪽 머리: 위팔을 몸을 가로질러 그리고 앞쪽으로 가져간다.

예: 반대쪽 겨드랑이로 탈취제를 뿌려주기처럼

복장쪽 머리: 위에서부터 아래로 무엇인가를 당겨주기.

예: 종을 울리기에서 줄 당기기

이러한 근육을 상당하게 이용하는 스포츠

예: 라켓 스포츠(예: 테니스), 골프, 야구의 던지기, 체조(링과 철봉), 유도, 무술 등

아마도 이러한 근육에 손상을 줄 상해나 움직임들

안쪽 회전과 모음을 강요하는 무술 그리고 기타의 근력강화 동작들은 이러한 근육의 닿는곳에 손상을 줄 수 있다.

이 근육이 팽팽할 때의 공통적인 문제들

둥근 어깨, 가쪽 회전을 제한하기 그리고 충돌증후군으로 이끌릴 수 있는 어깨의 벌림. 가슴의 제한된 팽창

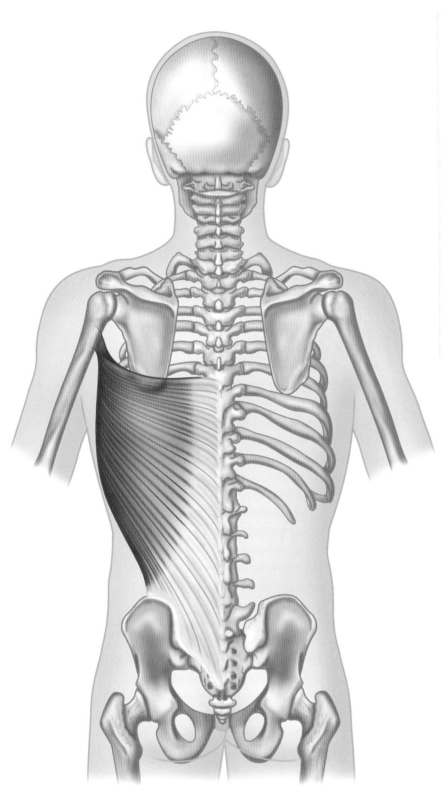

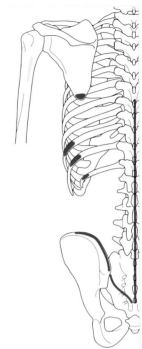

넓은등근(광배근, Latissimus dorsi)

근력강화(STRENGTHEN)

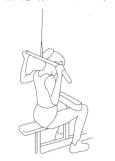

앉아서 당겨내리기(Lat pull-downs)

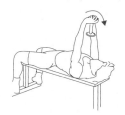

머리위로 당기기(Pull-overs)

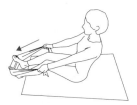

저항 밴드 노젓기
(Resistance band rowing)

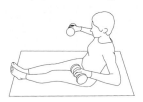

앉은 뒤로 당기기(Seated pull backs)

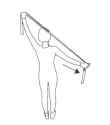

저항 밴드와 아래로 당기기
(Pull down with resistance band)

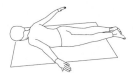

엎드려 팔다리들기(Prone lift)

넓은등근(LATTISIMUS DORSI)

라틴어, latissimus, 가장 넓은; dorsi, 등쪽의

이는곳　아래쪽 여섯 개 등뼈의 가시돌기 그리고 연관된 가시사이 인대들; 등허리근막(힘줄의 넓은 껍질)을 경유해서 허리뼈의 가시돌기, 연관된 가시사이 인대, 엉덩뼈능선까지. 아래 세 개 또는 네 개의 갈비뼈

닿는곳　어깨관절 바로 아래에서, 위팔뼈의 돌기사이고랑의 바닥 안으로 삽입되도록 비틀린다.

신경　가슴등신경 C6-8

작용　오목위팔관절에서 위팔의 모음, 안쪽 회전 그리고 폄. 이 근육은 주요한 등반 근육들 가운데 하나이며, 이 근육이 어깨를 아래로 그리고 뒤쪽으로 당겨주며 그리고 몸통을 고정된 팔 쪽으로 위로 당겨주기 때문이다(그러므로 자유형 수영 스트로크에서도 작용한다). 강요된 들숨에서 아래쪽 갈비뼈를 올려줌에 의하여 보조한다.

기본적인 기능적 움직임

　　예: 일어서도록 의자의 팔걸이를 밀어내기

이러한 근육을 상당하게 이용하는 스포츠

　　예: 등산, 체조(링, 평행봉), 수영, 조정

늘리기(STRETCH)

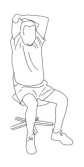

Lat 늘리기(Lat stretch)

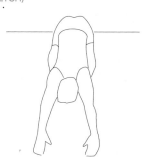

등 늘리기(Back stretch)

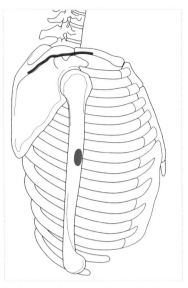

어깨세모근(삼각근, Deltoid)

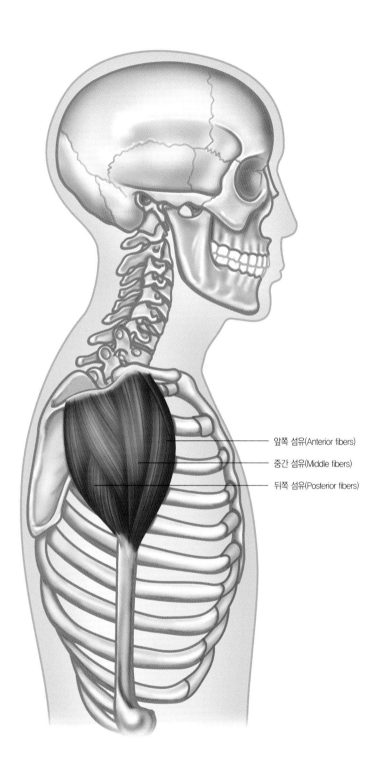

앞쪽 섬유(Anterior fibers)

중간 섬유(Middle fibers)

뒤쪽 섬유(Posterior fibers)

어깨세모근(DELTOID)

그리스어, deltoeides, 그리스어 대문자인 델타(Δ)와 비슷한 모양의

어깨세모근은 세 부분으로 이루어진다: 앞쪽, 중간 그리고 뒤쪽. 오로지 중간 부분만이 뭇깃 모양이며, 아마도 어깨 관절의 벌림에서 그 근육의 역학적인 불리함이 여분의 근력강화를 요구하기 때문일 것이다.

이는곳	앞쪽 섬유: 빗장뼈의 가쪽 1/3의 앞쪽 모서리
	중간 섬유: 어깨봉우리 돌기의 가쪽 모서리
	뒤쪽 섬유: 어깨뼈가시의 능선의 아래쪽 모서리

닿는곳　위팔뼈의 어깨세모근 결절

신경　　겨드랑신경 C5, 6

작용　　위팔의 주요한 벌림근(처음 15도까지 가시위근에 의하여 이루어지고 난 뒤에, 위팔을 벌려준다); 앞쪽 섬유는 팔을 굽히기에서 도와주며; 뒤쪽 섬유는 팔을 펴기에서 보조한다.

기본적인 기능적 움직임
예: 옆으로 무엇인가를 향해서 뻗어주는 것, 팔을 흔들도록 올려주는 것

이러한 근육을 상당하게 이용하는 스포츠
예: 창던지기, 포환던지기, 라켓 스포츠, 윈드서핑, 역도

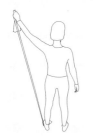

근력강화(STRENGTHEN)

저항 밴드와 팔 올리기
(Arm raise with resistance band)

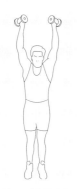

옆으로 덤벨 올리기
(Lateral dumbbell raises)

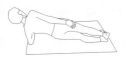

사이드 플랭크(Side plank)

늘리기(STRETCH)

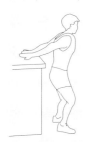

팔을 편 어깨 늘리기
(Extended arms shoulder stretch)

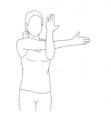

평행한-팔 어깨 늘리기
(Parallel-arm shoulder stretch)

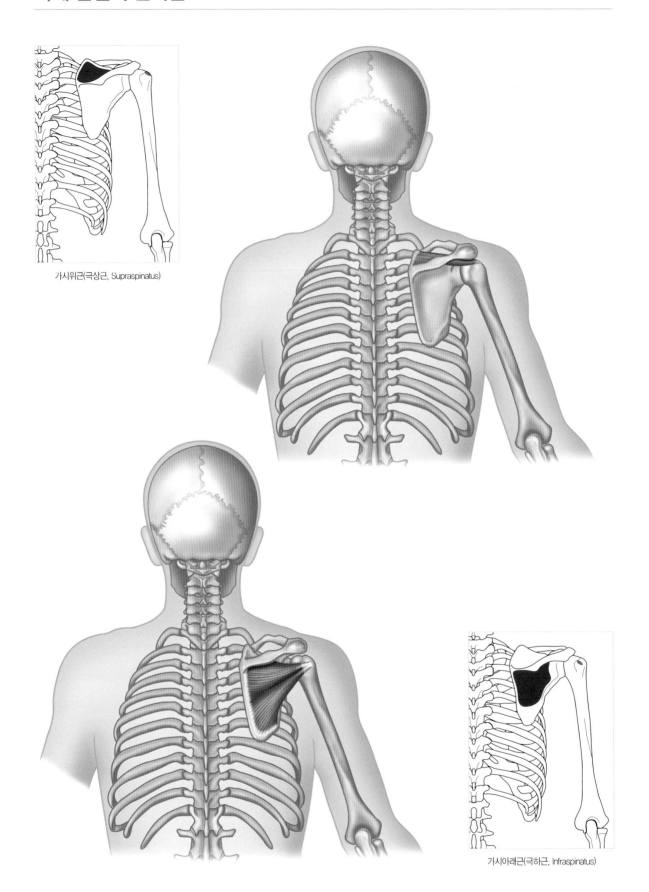

가시위근(극상근, Supraspinatus)

가시아래근(극하근, Infraspinatus)

가시위근과 가시아래근은 둘 모두 작은원근과 어깨밑근을 포함하는 돌림근띠의 근육인 것이다.

가시위근(SUPRASPINATUS)

라틴어, supra, 위의; spina 가시의

이는곳 어깨뼈의 가시위오목의 안쪽 2/3 그리고 그 근육을 덮고 있는 깊은 근막

닿는곳 위팔뼈의 큰결절 위의 대부분의 상부 오목

작용 오목위팔관절에서 15도까지 팔의 벌림을 착수한다(그러한 지점에서 어깨세모근이 넘겨 받는다).

기본적인 기능적 움직임

예: 몸의 옆에서부터 멀리 쇼핑백을 들고 있기

이러한 근육을 상당하게 이용하는 스포츠

예: 야구, 골프, 라켓 스포츠

가시아래근(INFRASPINATUS)

라틴어, infra **아래의**; spina **가시의**

이는곳 어깨뼈의 가시아래 오목의 안쪽 2/3 그리고 그 근육을 덮어주는 깊은 근막

닿는곳 위팔 큰결절의 뒤쪽 표면 위 가운데 오목

작용 오목위팔관절에서 위팔의 가쪽 회전

기본적인 기능적 움직임

예: 뒤쪽 머리칼을 빗질하기

이러한 근육을 상당하게 이용하는 스포츠

예: 백핸드 라켓 스포츠

신경 어깨위신경 C5, 6

이러한 근육들을 손상시킬 수 있는 상해나 움직임들

오목위팔관절의 탈구

근력강화(STRENGTHEN)

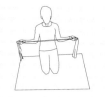

저항 밴드와 함께 어깨의 가쪽 회전
(Shoulder lateral rotation with resistance band)

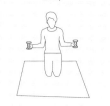

웨이트와 함께 어깨의 가쪽 회전(Shoulder lateral rotation with weights)

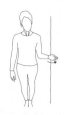

등척성의 어깨의 가쪽 회전
(Isometric shoulder lateral rotation)

늘리기(STRETCH)

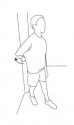

손늘 능 뒤도 늘리기
(Hand behind back stretcj)

이러한 운동은 오직
가시아래근으로만 적용된다.

근력강화(STRENGTHEN)

어깨 벌림의 시작부위
(Shoulder abduction initiation)

늘리기(STRETCH)

평행한 위팔-어깨 늘리기
(Parallel-arm shoulder stretch)

이 운동은 오직 가시위근으로만
적용한다.

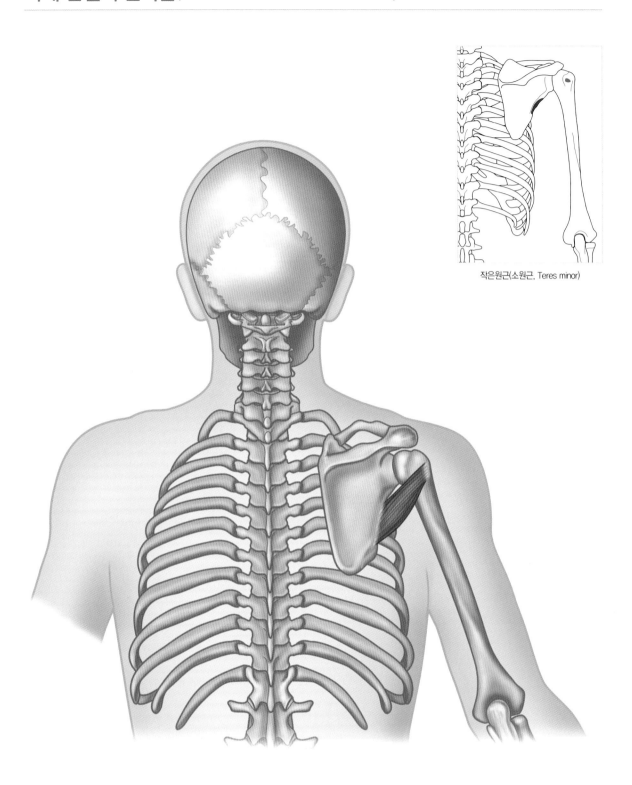

작은원근(소원근, Teres minor)

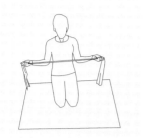

저항 밴드와 함께 어깨의 가쪽 회전
(Shoulder lateral rotation with resistance
band)

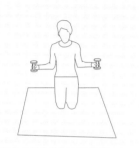

웨이트와 함께 어깨의 가쪽 회전(Shoulder
lateral rotation with weights)

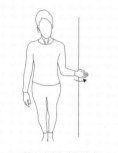

등척성 어깨의 가쪽 회전
(Isometric shoulder lateral rotation)

늘리기(STRETCH)

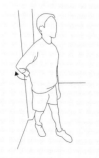

손을 등 뒤로 늘리기
(Hand behind back stretch)

작은원근(TERES MINOR)

라틴어, teres 둥근, 섬세하게 모양을 갖춘; minor 보다 적은;

작은원근은 가시위근, 가시아래근 그리고 어깨밑근을 포함하고 있는 돌림근띠의 한 구성원이 된다.

이는곳 어깨뼈의 가쪽 모서리에 바로 인접해서 어깨뼈의 뒤쪽 표면 위에서 뼈의 길쭉한 조각의 위쪽 2/3

닿는곳 위팔뼈의 큰결절 위에서 아래쪽 오목

신경 겨드랑신경 C5, 6

작용 오목위팔관절에서 위팔의 가쪽 회전

기본적인 기능적 움직임

예: 뒤쪽 머리를 빗질하기

이러한 근육을 상당하게 이용하는 스포츠

예: 백핸드 라켓 스포츠

이 근육을 손상시킬 수 있을 상해나 움직임

오목위팔관절의 탈구

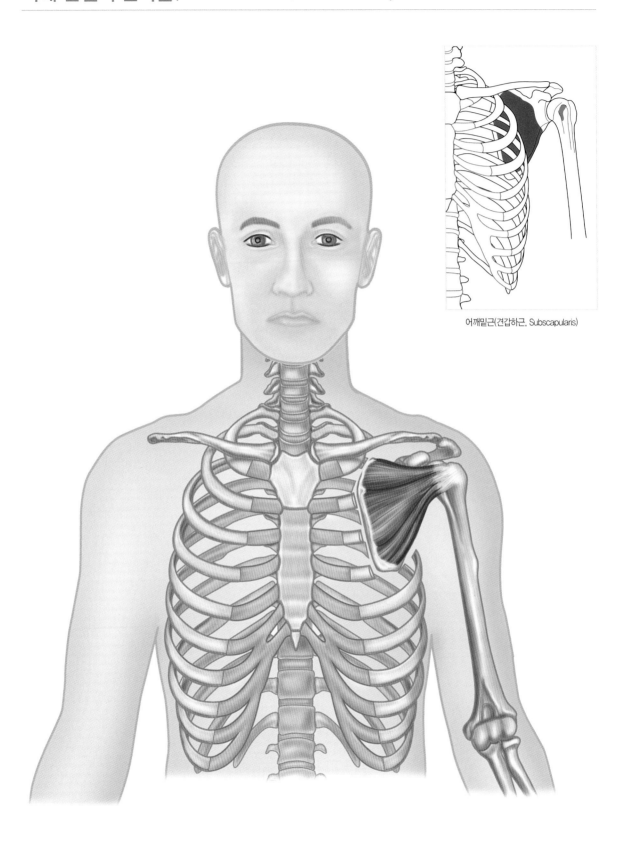

어깨밑근(견갑하근, Subscapularis)

어깨밑근(SUBSCAPULARIS)

라틴어, sub, 아래의; scapularis 어깨뼈와 연관된

어깨밑근은 역시 가시위근, 가시아래근 그리고 작은원근을 포함하고 있는 돌림근띠의 구성원이다. 어깨밑근은 겨드랑이의 뒤쪽 벽의 대부분을 구성한다.

이는곳   어깨밑오목의 안쪽 2/3

닿는곳   위팔뼈의 작은 결절

신경   위쪽과 아래쪽 어깨밑신경 C5, 6, (7)

작용   오목위팔관절에서 위팔의 안쪽 회전

기본적인 기능적 움직임

예: 뒷주머니 안으로 손을 뻗기

이러한 근육을 상당하게 이용하는 스포츠

예: 운동선수의 던지기. 골프, 라켓 스포츠

이 근육에 손상을 줄 수 있는 상해나 움직임들

위팔을 등 뒤에서 비틀기(지나치게 열정적인 제한의 구속하기에서처럼), 또는 그러한 자세(뒤로 손이 묶인체 구속된)로부터 자신을 풀어주려고 애쓰기 등은 닿는곳을 손상시킬 수 있다.

근력강화(STRENGTHEN)

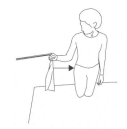

저항 밴드와 함께 어깨의 안쪽 회전
(팔꿈치를 굽힌 채 유지한다)(Shoulder
medial rotation with resistance band [keep
elbow tucked in])

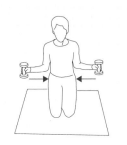

웨이트와 함께 어깨의 안쪽 회전(Shoulder
medial rotation with weights)

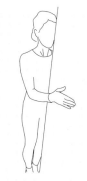

등척성의 어깨의 안쪽 회전
(Isometric shoulder medial rotation)

늘리기(STRETCH)

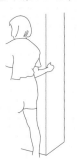

가쪽 회전의 위팔 늘리기
(Lateral rotation arm stretch)

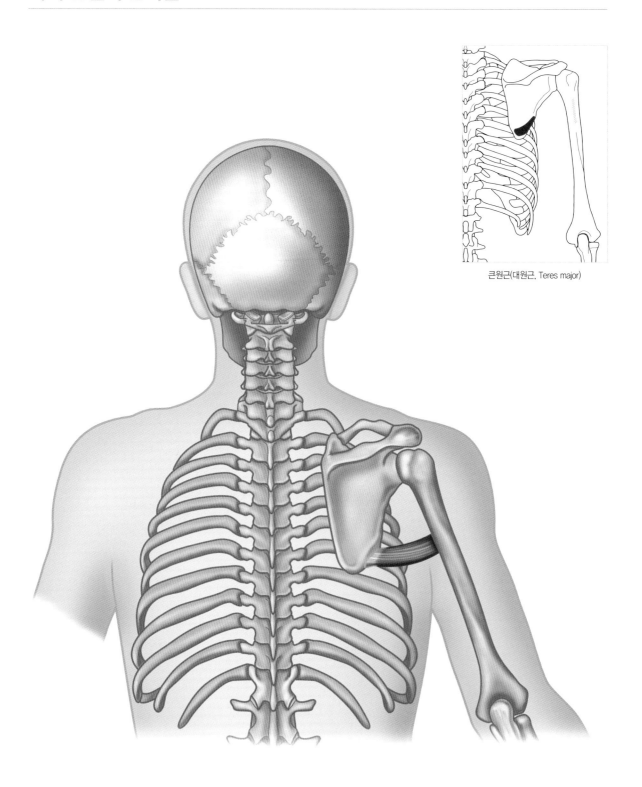

큰원근(대원근, Teres major)

근력강화(STRENGTHEN)

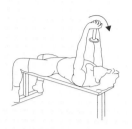

위로 당기기
(Pull-overs)

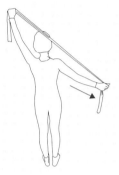

저항 밴드와 아래로 당기기
(Pull down with resistance band)

라틴어, teres 둥근, 섬세하게 모양을 갖춘; major, 보다 큰

이는곳   어깨뼈의 아래각의 뒤쪽 표면의 하부 1/3 위에서 타원형의 영역.

닿는곳   위팔뼈의 앞쪽 표면 위에서 결절사이고랑의 안쪽 입술부위

신경   하부 어깨밑신경 C5-7

작용   오목위팔관절에서 위팔의 안쪽 회전과 폄

기본적인 기능적 움직임

예: 뒷주머니 안으로 뻗기

이러한 근육을 상당하게 이용하는 스포츠

예: 노젓기, 크로스-컨트리 스키

이 근육에 손상을 줄 수 있는 상해나 움직임들

돌을 호수를 가로질러 스치듯 지나가도록 던지기(물수제비)에서
처럼, 팔을 급격하게 전방으로 갑작스럽게 움직이는 것

늘리기(STRETCH)

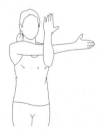

평행한-위팔 어깨 늘리기
(Parallel-arm shoulder stretch)

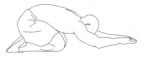

무릎앉은 뻗기 늘리기
(Kneeling reach stretch)

위팔의 근육들 – 전방 구획(Muscles of the Arm-Anterior Compartment)

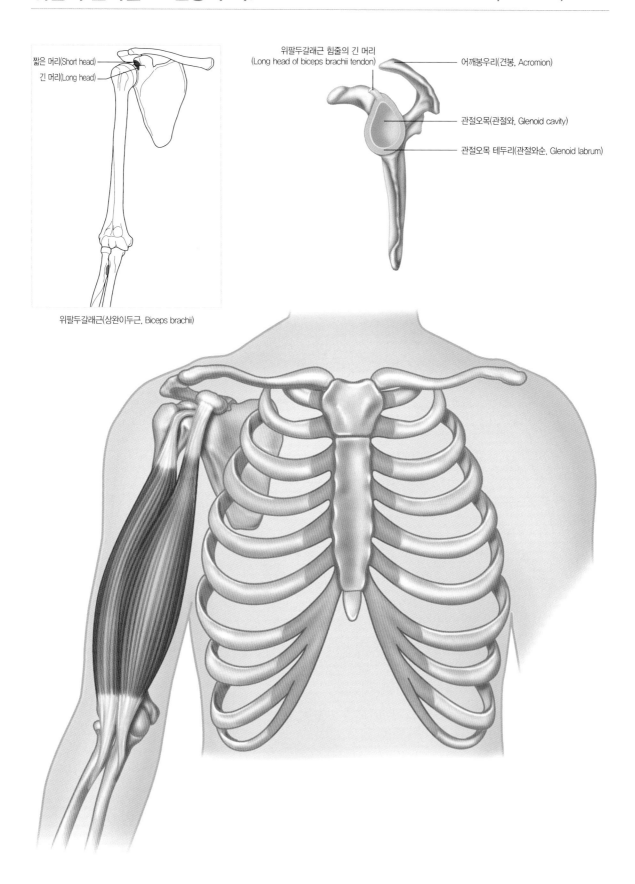

짧은 머리(Short head)

긴 머리(Long head)

위팔두갈래근 힘줄의 긴 머리
(Long head of biceps brachii tendon)

어깨봉우리(견봉, Acromion)

관절오목(관절와, Glenoid cavity)

관절오목 테두리(관절와순, Glenoid labrum)

위팔두갈래근(상완이두근, Biceps brachii)

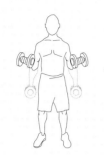

팔꿈치 굽히기(Biceps curls)

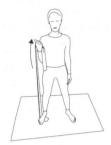

저항밴드와 팔꿈치 굽히기
(Biceps curl with resistance band)

늘리기(STRETCH)

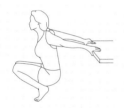

뒤로 어깨 늘리기
(Reverse shoulder stretch)

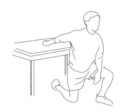

무릎꿇고 뒤로 어깨 늘리기
(Kneeling reverse shoulder stretch)

자신의 위팔과 몸통을 곧게 유지하며
천천히 자신의 무릎을 굽힌다. 테이블
위에서 뒤쪽 손 위치를 바꿔준다(주로
앞쪽 섬유로).

위팔두갈래근(BICEPS BRACHII)

라틴어, biceps, 두-머리의; brachii 위팔의

위팔두갈래근은 세 개의 관절 위에서 작용한다. 이것은 그 이는곳에서 두 개의 힘줄성 머리를 그리고 두 개의 힘줄성 닿는곳을 보유한다. 짧은 머리는 위팔근 및 부리위팔근과 함께, 겨드랑이의 가쪽 벽의 한 부분을 구성한다.

이는곳 긴 머리: 어깨뼈의 오목위 결절
짧은 머리: 부리돌기의 정점 부위

닿는곳 노뼈 결절

신경 근육피부신경 C5, 6

작용 팔꿉관절에서 아래팔의 강력한 굽힘근. 아래팔을 뒤침시킨다(손바닥을 위로 향하게 돌려준다: 이 동작은 코르크마개뽑기에서 돌려주며 코르크마개를 당겨 뽑아주는 근육으로서 묘사되었다). 오목위팔관절에서 위팔의 부가적인 굽힘근

기본적인 기능적 움직임

예: 물체를 집어 올리는 것. 음식을 입으로 가져가기

이러한 근육을 상당하게 이용하는 스포츠

예: 권투, 등산, 카누타기, 노젓기

이 근육을 손상시킬 수 있는 상해나 움직임들

지나치게 빠르게 무거운 물체를 들어올리기

이 근육이 팽팽하거나 과도하게 늘려질 때의 공통적인 문제들

팔꿈치의 굽힘 변형(팔꿈치가 완전하게 펴지지 않는다)

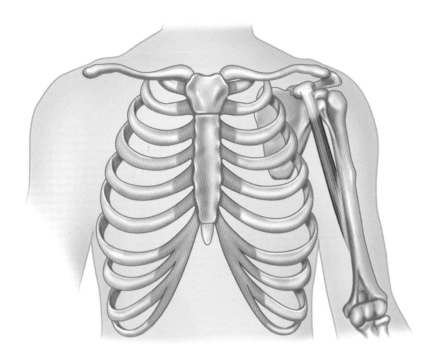

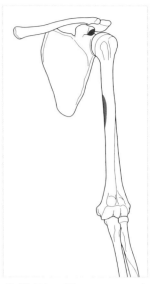

부리위팔근(오구상완근, Coracobrachialis)

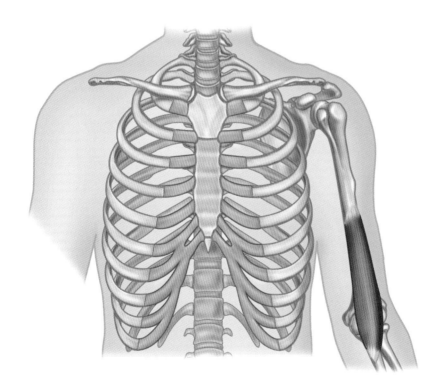

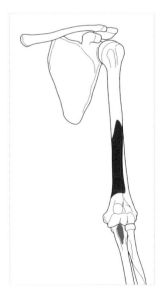

위팔근(상완근, Brachialis)

근력강화(STRENGTHEN)

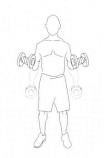

팔꿈치 굽히기(Biceps curls)

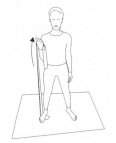

저항밴드와 팔꿈치 굽히기
(Biceps curl with resistance band)

늘리기(STRETCH)

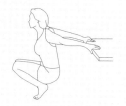

뒤로 어깨 늘리기
(Reverse shoulder stretch)

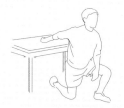

무릎꿇고 뒤로 어깨 늘리기
(Kneeling reverse shoulder stretch)

자신의 양팔과 몸통을 곧게 유지하며 천천히 무릎을 굽힌다. 테이블 위 손의 뒤쪽 위치하기를 변화시킨다(주로 전방 섬유를 위해).

위팔근(BRACHIALIS)

라틴어, brachislis 팔과 연관된

위팔근은 위팔두갈래근보다 뒤쪽으로 위치하며 팔꿉관절의 주요한 굽힘근이다. 일부 섬유들은 부분적으로 위팔두갈래근과 융합된다.

이는곳 위팔뼈의 앞쪽 면(안쪽과 가쪽 표면) 그리고 인접한 근육사이막

닿는곳 자뼈의 결절

신경 근육피부신경 C5, 6. 이 근육의 가쪽 부분으로 노신경에 의한 약간의 기여(분포)

작용 팔꿉관절에서 아래팔의 강력한 굽힘근

기본적인 기능적 움직임   예: 음식을 입으로 가져가기

이러한 근육을 상당하게 이용하는 스포츠   예: 야구, 권투, 체조

이 근육이 팽팽하거나 과도하게 늘려질 때의 공통적인 문제들

팔꿈치의 굽힘 변형(팔꿈치를 완전히 펄 수 없다)

부리위팔근(CORACOBRACHIALIS)

그리스어, korakoeides, 까마귀–비슷한;

라틴어, brachialis, 위팔과 연관된

비록 어깨관절에서 작용하고 있을지라도, 이러한 근육 그룹의 다른 근육들에 대한 이 근육의 근접성으로 인해서, 부리위팔근은 여기에서 포함된다. 위팔두갈래근의 짧은 머리 및 위팔근과 함께, 부리위팔근은 겨드랑이의 가쪽 뼉을 형성한다. 부리위팔근은 그것이 까마귀의 부리를 닮아있기 때문에 그렇게 명명된다.

이는곳 부리돌기의 정점 부분

닿는곳 중간–뼈몸통에서 위팔뼈의 안쪽 측면

신경 근육피부신경 C5 7

작용 오목위팔관절에서 위팔의 굽힘

기본적인 기능적 움직임   예: 바닥을 걸레질 하는 것

이러한 근육을 상당하게 이용하는 스포츠   예: 골프, 크리켓 베팅하기

이 근육이 팽팽하거나 과도하게 늘려질 때의 공통적인 문제들

크리켓에서 베트를 강하게 휘두를 때 잘못해서 바닥을 때리는 것

이러한 운동은 오로지 부리위팔근으로 적용되는 무릎꿇고 뒤로 어깨 늘리기와는 다르게, 오로지 위팔근으로만 적용된다.

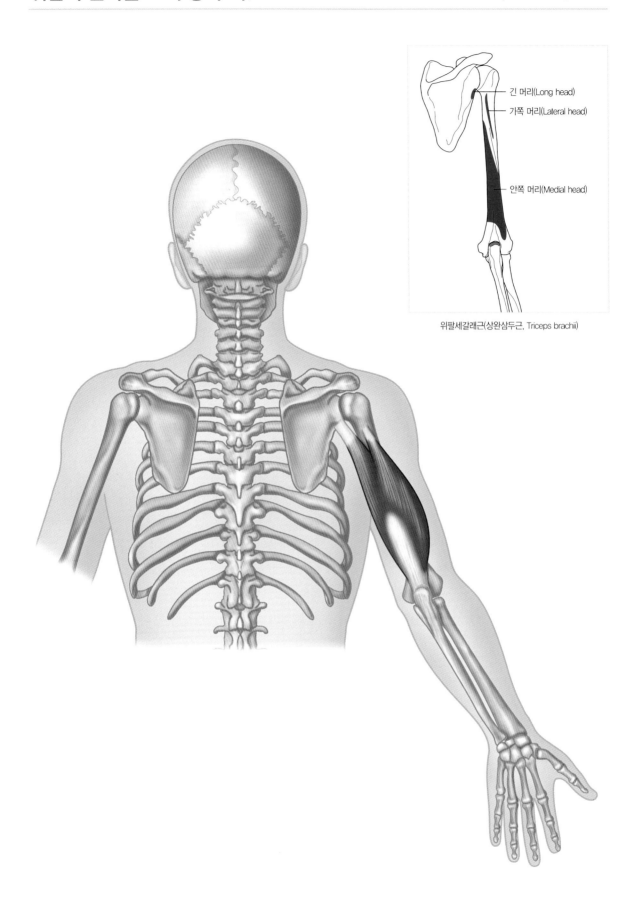

긴 머리(Long head)
가쪽 머리(Lateral head)
안쪽 머리(Medial head)

위팔세갈래근(상완삼두근, Triceps brachii)

근력강화(STRENGTHEN)

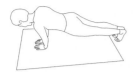

손 모아 팔굽혀펴기
(Press-ups hand close)

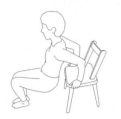

의자 내리기
(Seated dips)

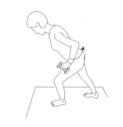

비스듬 서서 세갈래근 뒤로 치기(Triceps kick-back inclined stand)

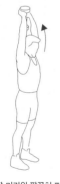

위팔 머리위 팔꿈치 펴기
(Arms overhead elbow extension)

늘리기(STRETCH)

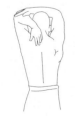

머리뒤로 세갈래근 늘리기
(Overhead triceps stretch)

위팔세갈래근(TRICEPS BRACHII)

라틴어, triceps, 세-머리의; brachii 위팔의

위팔세갈래근은 커다란 힘줄을 형성하도록 모여드는 세 개의 머리로부터 기원한다. 이 근육은 위팔의 뒤쪽에서 유일한 근육이 된다. 안쪽 머리는 대부분 가쪽과 긴 머리에 의하여 덮혀진다.

이는곳   긴 머리: 어깨뼈의 관절오목아래 결절

안쪽 머리: 위팔뼈의 뒤쪽 표면(노신경고랑에 대하여 아래 그리고 안쪽에서)

가쪽 머리: 위팔뼈의 뒤쪽 표면(노신경고랑에 대하여 위쪽과 가쪽에서)

닿는곳   자뼈의 팔꿈치머리의 뒤쪽 부분

신경   노신경 C6-8

작용   팔굽관절에서 아래팔을 펴준다. 긴 머리는 어깨관절에서 위팔을 펴기와 모으기도 할 수 있다.

기본적인 기능적 움직임

예: 물건을 던지기, 문을 밀어서 닫기

이러한 근육을 상당하게 이용하는 스포츠

예: 야구 또는 네트볼(사격), 포환던지기, 야구(던지기), 배구

이 근육을 손상시킬 수 있는 상해 또는 움직임들

지나친 힘으로 던지기

이 근육이 팽팽하거나 과도하게 늘려질 때의 공통적인 문제들

비록 그렇게 흔하지는 않을지라도, 팔꿈치의 폄 변형(팔꿈치가 완전하게 굽혀질 수 없는)

어깨와 위팔 근육들의 이는곳, 닿는곳, 신경공급 그리고 작용에 대한 참조표

(Reference Table for the Origin, Insertion, Nerve Supply, and Action of the Shoulder and Arm Muscles)

근육	이는곳	닿는곳	신경	작용
몸통으로 상지를 부착시키는 근육들				
등세모근	뒤통수뼈의 위목덜미선의 안쪽 1/3. 바깥 뒤통수뼈융기. 목덜미인대. C7 그리고 T1-12의 가시돌기와 가시위 인대들	어깨뼈가시의 능선의 상부 모서리. 어깨봉우리의 안쪽 경계선. 빗장뼈의 가쪽 1/3의 뒤쪽 모서리	**운동 공급**: 더부신경 (XI) **감각 공급**(고유감각수용작용): C3와 4 목신경의 배쪽 가지	어깨뼈의 강력한 올림근; 수평선 위에서 위팔의 벌림 중 어깨뼈를 회전시킨다. 중간 섬유는 어깨뼈를 뒤로 당긴다. 하부 섬유는 어깨뼈를 내려준다.
어깨올림근	C1, 2의 가로돌기 그리고 C3, 4의 가로돌기의 후방 결절	위각부터 어깨뼈가시의 뿌리까지 어깨뼈의 안쪽 모서리의 후방 표면	C3와 C4 척수신경의 배쪽가지 그리고 등쪽어깨신경(C5)	어깨뼈를 올려준다. 어깨뼈를 뒤로 당기게 도와준다. 목을 옆으로 굽히게 도와준다.
마름근	**작은**: C7, T1의 가시돌기. 목덜미인대의 아래 부분 **큰**: T2-5의 가시돌기 그리고 사이에 놓인 가시위 인대들	**작은**: 어깨뼈가시의 뿌리에서 어깨뼈의 안쪽 모서리의 후방 표면 **큰**: 어깨뼈가시의 뿌리부터 아래각까지 어깨뼈의 안쪽 모서리의 후방 표면	등쪽어깨신경 C4, 5	어깨뼈를 올려주고 뒤로 당겨준다.
앞톱니근	위쪽 8 또는 9 개의 갈비뼈의 가쪽 표면 그리고 연관된 갈비사이 공간을 덮고있는 근막	어깨뼈의 안쪽 모서리의 앞쪽 표면	긴가슴신경 C5-7	위팔의 굽힘과 벌림을 위해서 어깨뼈를 회전시킨다. 어깨뼈를 앞으로 내민다.
작은가슴근	3번째에서 5번째 갈비뼈의 바깥 표면 그리고 상응하는 갈비사이 공간의 근막들	어깨뼈의 부리돌기	안쪽가슴신경 C5, (6), 7, 8, T1	어깨의 정점 부분을 아래로 끌어내린다. 어깨뼈를 내민다. 강제된 들숨 중 갈비뼈를 올려준다.
빗장밑근	갈비뼈와 갈비연골 사이의 연결부에서 1번째 갈비뼈	빗장뼈의 중간 1/3 부위의 하부 표면 위의 고랑	빗장밑근으로 향하는 신경 C5, 6	어깨의 정점 부분을 아래로 끌어당긴다. 복장빗장관절을 고정하도록 빗장뼈를 안쪽으로 당겨준다.
큰가슴근	**빗장쪽 머리**: 빗장뼈의 안쪽 절반의 앞쪽 표면 **복장쪽 머리**: 복장뼈의 앞쪽 표면. 처음 7개의 갈비연골. 6번째 갈비뼈의 복장쪽 끝부분. 배바깥빗근의 널힘줄	위팔뼈의 결절사이고랑의 가쪽 입술부분	안쪽 및 가쪽 가슴신경: **빗장쪽 머리**: C5, 6 **복장쪽 머리**: C6-8 T1	오목위팔관절에서 굽힘. 모음 그리고 안쪽 회전. **빗장쪽 머리**: 펴진 팔의 굽힘. **복장쪽 머리**: 굽힌 팔의 펌
넓은등근	아래 6 개의 등뼈의 가시돌기와 연관된 가시사이 인대들; 등허리근막을 경유해서 허리뼈의 가시돌기까지, 연관된 가시사이 인대들 그리고 엉덩뼈능선. 아래 3 또는 4 개의 갈비뼈	어깨관절 바로 아래에서, 위팔뼈의 결절사이고랑의 바닥 안으로 삽입하도록 비틀린다.	가슴등신경 C6-8	오목위팔관절에서 위팔의 모음, 안쪽 회전 그리고 펌. 아래쪽 갈비뼈들을 올려줌에 의해서 강제된 들숨을 도와준다.

근육	이는곳	닿는곳	신경	작용
어깨관절의 근육들				
어깨세모근	**앞쪽 섬유**: 빗장뼈의 가쪽 1/3지점의 앞쪽 모서리 **중간 섬유**: 어깨봉우리 돌기의 가쪽 모서리 **뒤쪽 섬유**: 어깨뼈가시의 능선의 아래쪽 모서리	위팔뼈의 세모근 결절	겨드랑신경 C5, 6	위팔의 주요한 벌림근; 앞쪽 섬유는 위팔을 굽혀주도록 도와주며; 뒤쪽 섬유는 위팔을 펴도록 도와준다.
가시위근	어깨뼈의 가시위오목의 안쪽 2/3 그리고 이 근육을 덮어주는 깊은 근막	위팔뼈의 큰결절 위에서 대부분의 위쪽 오목	위어깨신경 C5, 6	오목위팔관절에서 15도까지 위팔의 벌림을 착수시킨다.
가시아래근	어깨뼈의 가시아래오목의 안쪽 2.3 그리고 이 근육을 덮어주는 깊은 근막	위팔뼈의 큰결절의 뒤쪽 표면 위에서 중간 오목	위어깨신경 C5, 6	오목위팔관절에서 위팔의 가쪽 회전
작은원근	어깨뼈의 가쪽 모서리로 바로 인접해 있는 어깨뼈의 후방 표면 위에서 뼈의 뼈막의 위쪽 2/3	위팔뼈의 큰결절 위에서 하부 오목	겨드랑신경 C5, 6	오목위팔관절에서 위팔의 가쪽 회전
어깨밑근	어깨밑오목의 안쪽 2/3	위팔뼈의 작은 결절	위 및 아래어깨밑신경 C5, 6 (7).	오목위팔관절에서 위팔의 안쪽 회전
큰원근	어깨뼈의 아래각의 뒤쪽 표면의 아래쪽 1/3의 타원형의 영역	위팔뼈의 앞쪽 표면 위에서 결절사이고랑의 안쪽 입술부분	아래어깨밑신경 C5–7	오목위팔관절에서 위팔의 안쪽 회전과 폄
위팔의 근육 – 전방 구획				
위팔두갈래근	**긴 머리**: 어깨뼈의 오목위 결절 **짧은 머리**: 부리돌기의 정점 부분	노뼈결절	근육피부신경 C5, 6	팔꿉관절에서 아래팔의 강력한 굽힘근. 아래팔을 뒤침해준다.
위팔근	위팔뼈의 전면(안쪽과 가쪽의 표면) 그리고 인접한 근육사이막.	자뼈의 결절	근육피부신경 C5, 6	팔꿉관절에서 아래팔의 굽힘
부리위팔근	부리돌기의 정점 부분	중간-뼈몸통에서 위팔뼈의 안쪽 표면	근육피부신경 C5–7	오목위팔관절에서 위팔의 굽힘근
위팔의 근육 – 후방 구획				
위팔세갈래근	**긴 머리**: 어깨뼈의 오목아래 결절 **안쪽 머리와 가쪽 머리**: 위팔뼈의 후방 표면	자뼈의 팔꿈치머리 돌기의 뒤쪽 부분	노신경 C6–8	팔꿉관절에서 아래팔을 펴준다.

어깨와 위팔 근육들의 신경 경로
(Nerve Pathways of the Shoulder and Arm Muscles)

위팔신경얼기(Brachial Plexus)

네 개의 아래쪽 목신경(C5-8) 그리고 첫 번째 등신경(T1)의 배쪽 분지에 의하여 형성된, 신경들의 그물망이다. 위팔신경얼기는 뿌리(C5-8 및 T1의 전방 분지), 줄기(상부, 중간, 하부), 구획(여섯 개의 구획을 만들도록 세 개의 줄기들 각각이 두 개씩 갈라지는), 다발(그 여섯 개의 구획이 가쪽, 뒤쪽, 안쪽의 세 개의 다발을 형성하도록 다시 집단을 형성하는) 그리고 최종적으로 가지(신경) 들로 구분된다. 진정으로(뿌리: Really = root), 피곤하면(줄기: tired = trunks) 마신다(구획: division = drink) 커피(다발: coffee = cords), 콩을(가지: beans = branch).

뒤쪽 목갈비근, 마름근, 넓은등근, 가시위근, 가시아래근, 어깨밑근, 큰원근 그리고 어깨올림근 등은 위팔신경얼기에 의하여 신경이 분포된다.

위팔신경얼기로부터 기원하는 다섯 개의 주요 신경은 겨드랑의, 정중의, 근육피부의, 자뼈의 그리고 노뼈의 신경이 된다.

겨드랑신경(Axillary Nerve)

겨드랑신경은 C5와 C6로부터 신경섬유를 전달하며, 어깨세모근과 작은원근으로 신경 분포된다. 이 신경은 위팔뼈의 외과목과 밀접하게 연관되며 어깨의 탈구나 이러한 지점에서 골절 도중에 손상될 수 있다.

겨드랑신경의 후방 가지는 위팔의 가쪽 피부의 신경이 되며, 아래 외측 어깨세모근 위의 피부로 공급된다. 겨드랑신경에 대한 손상은 그러므로 '군대의 휘장' 부위로서 알려진 이러한 부위 안에서 감각성 손상으로 이끌린다.

근육피부의 신경(Musculocutaneous Nerve)

근육피부신경의 섬유들은 C5-7으로로부터 전해지며, 그 신경은 부리위팔뼈, 위팔두갈래근 그리고 위팔근 등에 신경 분포된다. 만약 근육피부의 신경이 손상된다면, 그 환자는 아마도 아래팔의 약한 굽힘과 뒤침을 보여줄 것이다.

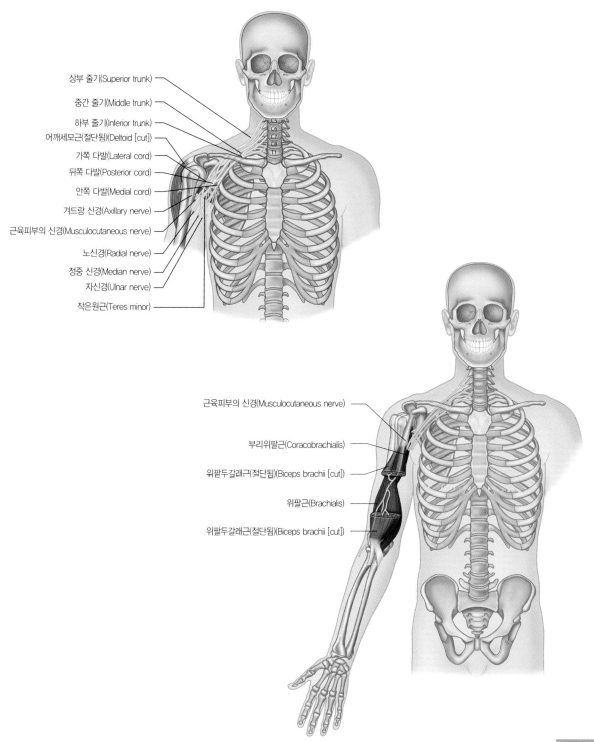

상부 줄기(Superior trunk)
중간 줄기(Middle trunk)
하부 줄기(Inferior trunk)
어깨세모근(절단됨)(Deltoid [cut])
가쪽 다발(Lateral cord)
뒤쪽 다발(Posterior cord)
안쪽 다발(Medial cord)
겨드랑 신경(Axillary nerve)
근육피부의 신경(Musculocutaneous nerve)
노신경(Radial nerve)
정중 신경(Median nerve)
자신경(Ulnar nerve)
작은원근(Teres minor)

근육피부의 신경(Musculocutaneous nerve)
부리위팔근(Coracobrachialis)
위팔두갈래근(절단됨)(Biceps brachii [cut])
위팔근(Brachialis)
위팔두갈래근(절단됨)(Biceps brachii [cut])

CHAPTER 8

아래팔과 손의 근육들

Muscles of the Forearm and Hand

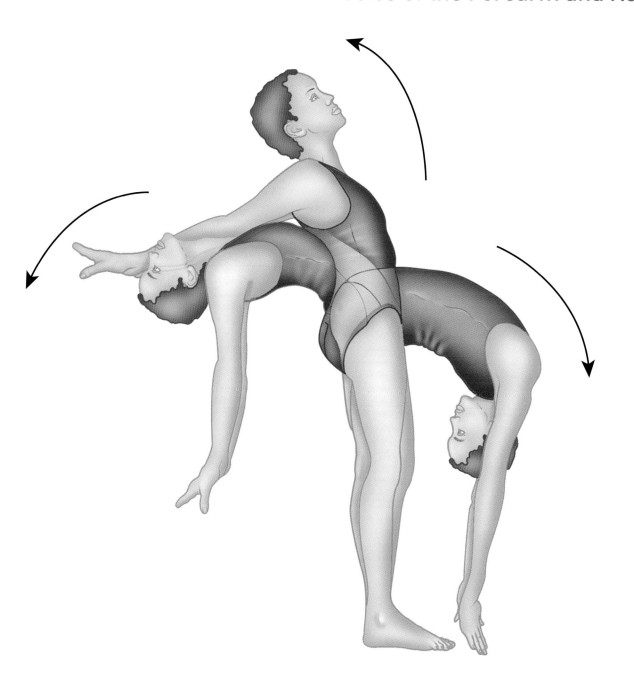

팔꿈관절과 손목관절 사이에 위치하는, 아래팔은 두 개의 길고, 나란한 뼈인 노뼈와 자뼈를 담고 있다. 자뼈는 아래팔의 안쪽 뼈이며 두 개의 뼈 중 보다 길고 더 크다; 노뼈는 약간 더 짧고, 더 가늘며 아래팔의 가쪽에 위치한다. 팔꿈치에서, 자뼈 몸쪽의 끝부분은 자뼈의 가장 넓은 부분이 되며 노뼈 몸쪽의 끝부분은 그 뼈의 가장 좁은 부분이 된다. 이러한 차이는 그 먼쪽의 끝부분에서는 반대가 되며; 여기서 훨씬 좁아진 자뼈와 손목뼈들과 함께, 노뼈가 손목관절의 대부분을 구성하도록 넓어진다.

위팔두갈래근(biceps brachii) 그리고 **손뒤침근**(supinator)은 아래팔의 뒤침근들로서 작용하는 반면, **원엎침근**(pronator teres)과 **네모엎침근**(pronator quadratus)은 주요한 엎침근이다. 뒤침근과 원엎침근 모두는 위팔뼈와 자뼈에서 시작하며, 반대쪽 방향에서 손목을 돌려주는 것이 가능하도록, 노뼈의 반대쪽 위로 삽입된다. 위팔두갈래근이 자체의 대항근보다 훨씬 강하므로, 뒤침 동작은 엎침 동작보다 더 강한 동작이 되며; 이것은 오른손잡이인 사람들에게서 뒤침의 동작에 의하여 나사못이 박힐 수 있도록 나사못의 이(회전)가 그렇게 만들어진 이유인 것이다.

단면모습에서 아래팔은 앞쪽과 뒤쪽 구획으로 나누어질 수 있다.

앞쪽 구획은 **아래팔 굽힘근들**(forearm flexors)을 담고 있으며, 얕은, 중간 및 깊은 층으로 배열된다.

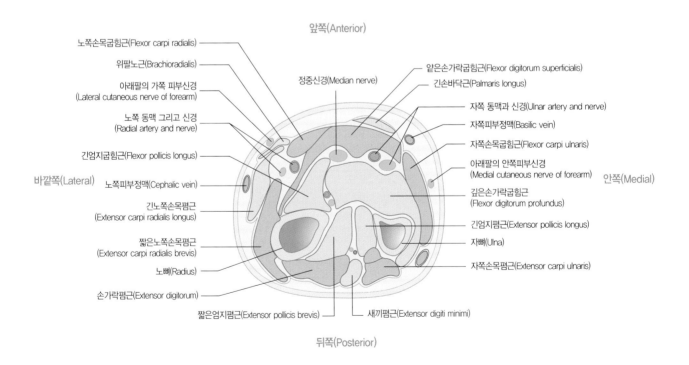

근육들 그리고 연관된 구조물들 사이에서 상관관계를 분명하게 보여주는 중간-아래팔의 단면모습

네 개의 얕은 근육들은 위팔뼈의 안쪽 위관절융기 위에서 공통의 이는곳으로부터 전체적으로 또는 부분적으로 생겨난다. **원엎침근**(pronator teres), **노쪽손목굽힘근**(flexor carpi radialis), **긴손바닥근**(palmaris longus), 그리고 **자쪽손목굽힘근**(flexor carpi ulnaris) 등은 기능적으로 아래팔의 엎침근들과 손목, 손가락 그리고 엄지손가락의 굽힘근이 된다. 그것들은 위쪽 아래팔 안에서 부분적으로 함께 융합되며, 그러므로 중간층 내부에서 **얕은손가락굽힘근**(flexor digitorum superficialis, FDS)은 그것이 손목을 향해서 힘줄을 형성하기 전까지 볼 수 없을 것이다. 깊은 층은 세 개의 근육들로 이루어지며 − **깊은손가락굽힘근**(flexor digitorum profundus, FDP), **긴엄지굽힘근**(flexor pollicis longus) 그리고 **네모엎침근**(pronator quadratus)− 이러한 근육들 모두는 그 관절들의 뼈 그리고 인대들과 접촉해서 놓여있다.

얕은 그리고 깊은 층들의 유사한 형태를 따라서, 그렇지만 이번에는 가쪽 위관절융기로부터 시작해서, 뒤쪽 구획은 손목과 손가락의 **폄근들**(extensors)을 담고 있으며, 이러한 근육들은 굽힘근들에 대한 대항근으로서 작용한다. 일반적으로, 폄근들은 그것들이 대항해서 작용하는 굽힘근들보다 대체로 약하다.

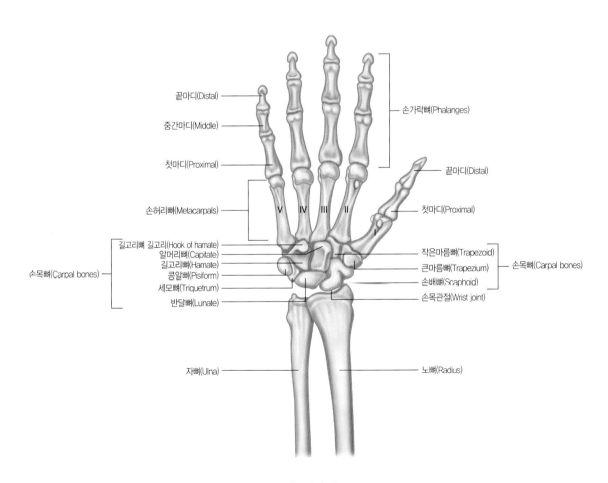

손목과 손의 구조

손은 27개의 작은 뼈와 다중의 관절들을 담고 있다. 손목뼈는 손의 몸쪽의 끝부분 안에서 대체로 여덟 개의 입방체-모양의 뼈들의 집단이 된다. 이러한 뼈들의 세 개-손배뼈, 반달뼈, 세모뼈 - 는 손목관절을 형성하도록 면쪽의 노뼈 및 관절원판과 결합하며, 이러한 관절은 굽힘, 폄, 벌림, 모음 그리고 휘돌림을 허용한다. 면쪽으로, 손목뼈는 손바닥 안에서 다섯 개의 손허리뼈와 관절하며, 각각의 손허리뼈는 면쪽으로 손가락의 첫마디뼈와 관절을 형성한다. 열네 개의 마디뼈들(단수형은: 마디) 단지 첫마디와 끝마디 만을 보유하는 엄지손가락을 예외로 하고, 각각의 손가락에 세 개의 마디-첫마디, 중간, 그리고 끝마디 - 와 함께 손가락을 구성한다. 손가락 마디들은 손가락뼈사이관절(IP) 사이에서 경첩관절을 그리고 손허리손가락관절(MCP)이 되는 손허리뼈와는 타원(난원형의) 관절을 형성한다. 엄지의 관절이 가동성의 높은 정도를 보여주는 것은 오로지 그것의 안장모양의 특성에 의한 것이다.

손 자체의 주요한 역할은 **내인성**(intrinsic) 그리고 **외인성**(extrinsic)이라고 불리는 포함된 근육 그룹들과 함께, 쥐기와 조작하기가 된다. **외인성 근육**들은 조금 더 몸쪽이 되는 아래팔 안에서 시작하며 자연 그대로의 움직임을 제공하기 위하여 길쭉한 힘줄로서 손 안으로 삽입된다. 얕은손가락굽힘근(FDS)은 외인성 근육의 한 가지 사례이며; 이것은 몸쪽의 마디사이관절을 굽혀주는 네 개의 긴 힘줄들을 보유한다. 자체의 부착 이후에 FDS 힘줄들은 갈라지며, 깊은손가락굽힘근(FDP)의 힘줄들은 끝마디로 부착하도록 그 사이를 통과해서 지나가며, 끝마디사이관절의 굽힘을 허용한다. **손가락폄근**(extensor digitorum, ED)의 힘줄은 일종의 폄근 덮개(확장부)로서 개별 손가락 위에서 종말하며, 폄근 덮개는 끝부분으로 중간마디를 덮어준다.

손목굴은 손목뼈들과 굽힘근 지지띠에 의하여 손목에서 앞쪽으로 만들어진 좁은 통로인 것이며, 여러 힘줄들과 정중신경을 위한 손바닥으로 향한 진입로로서 작용한다. 여기에서 손목굴의 단면모습이 존재하며, 그 근육들 그리고 연관된 구조 사이에서 상호관계를 분명하게 보여주고 있다. 자뼈동맥, 자신경 그리고 긴 손바닥근의 힘줄 등이 굽힘근 지지띠보다 앞쪽에서 손으로 들어가는 것 그러므로 손목굴을 통해서 지나가지 않는다는 것을 주목하라.

손 자체의 내부에 위치하고 있는, **내인성 근육**(intrinsic muscles)들은 손가락들의 복잡한 움직임의 섬세한 조절을 책임진다. **바닥쪽 및 등쪽뼈사이근**(palmar & dorsal interossei)은 MCP 관절에서 작용하며 손허리뼈가 벌림하는 것(손가락과 손바닥을 벌어지도록 끌어당기는 것) 그리고 오므리는 것(손가락과 손바닥을 함께 모이도록 끌어당기는 것)을 허용한다. **벌레근**(lumbricals)은 FDP와 ED의 힘줄로 부착하며, IP 관절들을 펴주는 동안 MCP 관절을 굽혀준다.

엄지두덩과 새끼두덩의 근육들은 엄지손가락과 새끼손가락의 다양한 움직임들을 조율하기에서 역할을 담당하며, 그 손가락들 서로 간에 맞섬을 포함한다. 근육들의 명칭은 그것들의 작용을 나타내며; 아무튼 근육들이 빈번하게 함께 작용하기 때문에, 근육 힘살이 종종 융합돼있다는 것에 주목하라.

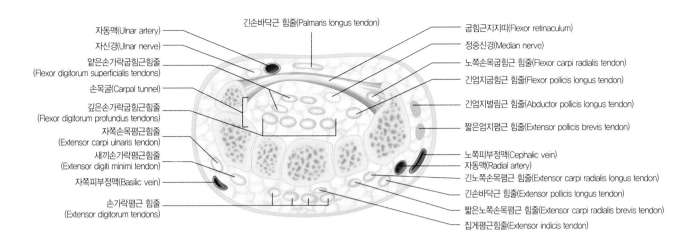

자동맥(Ulnar artery)
자신경(Ulnar nerve)
얕은손가락굽힘근힘줄
(Flexor digitorum superficialis tendons)
손목굴(Carpal tunnel)
깊은손가락굽힘근힘줄
(Flexor digitorum profundus tendons)
자쪽손목폄근힘줄
(Extensor carpi ulnaris tendon)
새끼손가락폄근힘줄
(Extensor digiti minimi tendon)
자쪽피부정맥(Basilic vein)
손가락폄근 힘줄
(Extensor digitorum tendons)

긴손바닥근 힘줄(Palmaris longus tendon)

굽힘근지지띠(Flexor retinaculum)
정중신경(Median nerve)
노쪽손목굽힘근 힘줄(Flexor carpi radialis tendon)
긴엄지굽힘근 힘줄(Flexor pollicis longus tendon)
긴엄지벌림근 힘줄(Abductor pollicis longus tendon)
짧은엄지폄근 힘줄(Extensor pollicis brevis tendon)
노쪽피부정맥(Cephalic vein)
자동맥(Radial artery)
긴노쪽손목폄근 힘줄(Extensor carpi radialis longus tendon)
긴손바닥근 힘줄(Extensor pollicis longus tendon)
짧은노쪽손목폄근 힘줄(Extensor carpi radialis brevis tendon)
집게폄근힘줄(Extensor indicis tendon)

손목굴은 손목뼈들과 굽힘근 지지띠에 의하여 손목에서 앞쪽으로 만들어진 좁은 통로인 것이며, 여러 힘줄들과 정중신경을 위한 손바닥으로 향한 진입로로서 작용한다. 여기에서 손목굴의 단면모습이 존재하며, 그 근육들 그리고 연관된 구조 사이에서 상호관계를 분병하게 보여주고 있다. 자뼈동맥, 자신경 그리고 긴손바닥근의 힘줄 등이 굽힘근 지지띠보다 앞쪽에서 손으로 들어가는 것 그러므로 손목굴을 통해서 지나가지 않는다는 것을 주목하라.

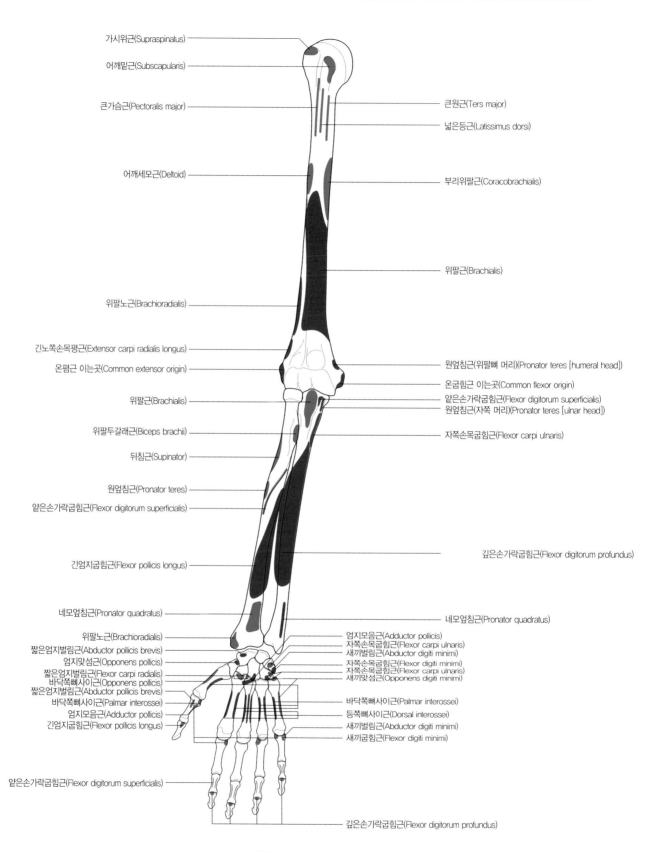

가시위근(Supraspinatus)

어깨밑근(Subscapularis)

큰가슴근(Pectoralis major)

어깨세모근(Deltoid)

위팔노근(Brachioradialis)

긴노쪽손목폄근(Extensor carpi radialis longus)

온폄근 이는곳(Common extensor origin)

위팔근(Brachialis)

위팔두갈래근(Biceps brachii)

뒤침근(Supinator)

원엎침근(Pronator teres)

얕은손가락굽힘근(Flexor digitorum superficialis)

긴엄지굽힘근(Flexor pollicis longus)

네모엎침근(Pronator quadratus)

위팔노근(Brachioradialis)
짧은엄지벌림근(Abductor pollicis brevis)
엄지맞섬근(Opponens pollicis)
짧은엄지벌림근(Flexor carpi radialis)
바닥쪽뼈사이근(Opponens pollicis)
짧은엄지벌림근(Abductor pollicis brevis)
바닥쪽뼈사이근(Palmar interossei)
엄지모음근(Adductor pollicis)
긴엄지굽힘근(Flexor pollicis longus)

얕은손가락굽힘근(Flexor digitorum superficialis)

큰원근(Ters major)

넓은등근(Latissimus dorsi)

부리위팔근(Coracobrachialis)

위팔근(Brachialis)

원엎침근(위팔뼈 머리)(Pronator teres [humeral head])

온굽힘근 이는곳(Common flexor origin)
얕은손가락굽힘근(Flexor digitorum superficialis)
원엎침근(자쪽 머리)(Pronator teres [ulnar head])

자쪽손목굽힘근(Flexor carpi ulnaris)

깊은손가락굽힘근(Flexor digitorum profundus)

네모엎침근(Pronator quadratus)

엄지모음근(Adductor pollicis)
자쪽손목굽힘근(Flexor carpi ulnaris)
새끼벌림근(Abductor digiti minimi)
자쪽손목굽힘근(Flexor digiti minimi)
자쪽손목굽힘근(Flexor carpi ulnaris)
새끼맞섬근(Opponens digiti minimi)

바닥쪽뼈사이근(Palmar interossei)
등쪽뼈사이근(Dorsal interossei)
새끼벌림근(Abductor digiti minimi)
새끼굽힘근(Flexor digiti minimi)

깊은손가락굽힘근(Flexor digitorum profundus)

앞쪽 팔과 손 부착지점들

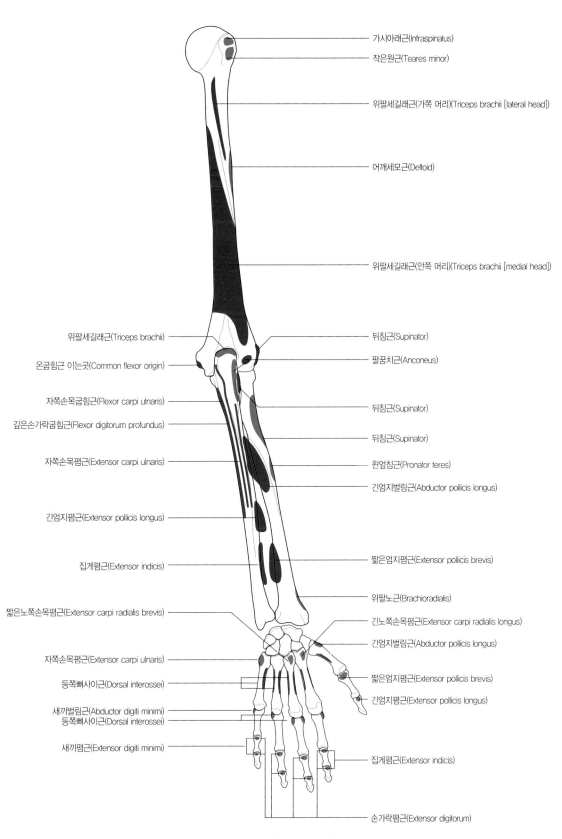

가시아래근(Infraspinatus)

작은원근(Teares minor)

위팔세길래근(가쪽 머리)(Triceps brachii [lateral head])

어깨세모근(Deltoid)

위팔세길래근(안쪽 머리)(Triceps brachii [medial head])

위팔세길래근(Triceps brachii)

온굽힘근 이는곳(Common flexor origin)

자쪽손목굽힘근(Flexor carpi ulnaris)

깊은손가락굽힘근(Flexor digitorum profundus)

자쪽손목폄근(Extensor carpi ulnaris)

긴엄지폄근(Extensor pollicis longus)

집게폄근(Extensor indicis)

짧은노쪽손목폄근(Extensor carpi radialis brevis)

자쪽손목폄근(Extensor carpi ulnaris)

등쪽뼈사이근(Dorsal interossei)

새끼벌림근(Abductor digiti minimi)
등쪽뼈사이근(Dorsal interossei)

새끼폄근(Extensor digiti minimi)

뒤침근(Supinator)

팔꿈치근(Anconeus)

뒤침근(Supinator)

뒤침근(Supinator)

원엎침근(Pronator teres)

긴엄지벌림근(Abductor pollicis longus)

짧은엄지폄근(Extensor pollicis brevis)

위팔노근(Brachioradialis)

긴노쪽손목폄근(Extensor carpi radialis longus)

긴엄지벌림근(Abductor pollicis longus)

짧은엄지폄근(Extensor pollicis brevis)

긴엄지폄근(Extensor pollicis longus)

집게폄근(Extensor indicis)

손가락폄근(Extensor digitorum)

뒤쪽 팔과 손 부착부들

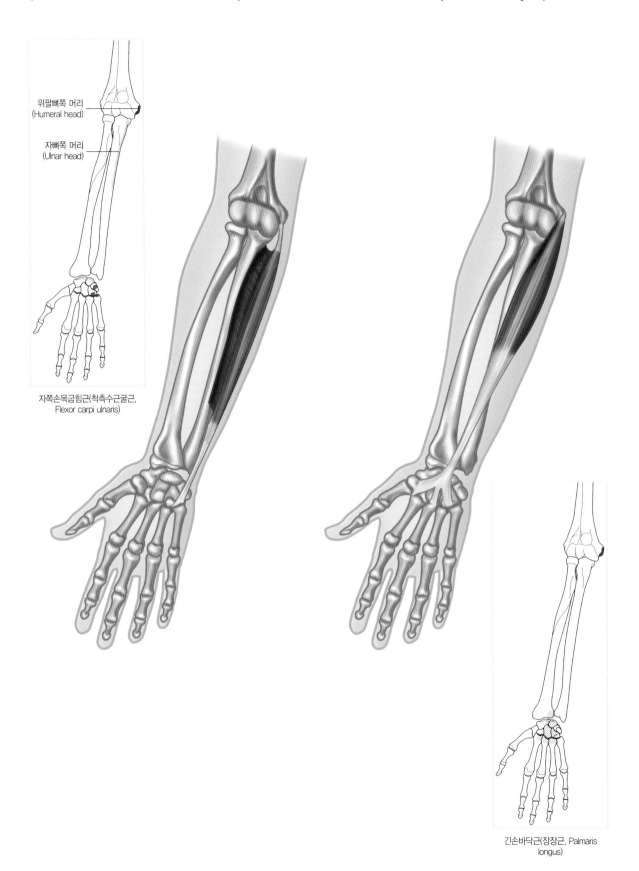

위팔뼈쪽 머리
(Humeral head)

자뼈쪽 머리
(Ulnar head)

자쪽손목굽힘근(척측수근굴근,
Flexor carpi ulnaris)

긴손바닥근(장장근, Palmaris
longus)

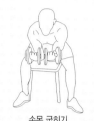

손목 굽히기
(Wrist curls)

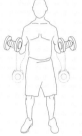

두갈래근 굽히기
(Biceps curls)

등척성 손목 및 손가락 굽힘
(Isometric wrist and finger flexion)

자쪽손목굽힘근(FLEXOR CARPI ULNARIS)

라틴, flectere, 굽히는 것; carpi, 손목의; ulnaris 팔꿈치/위팔과 연관된.

이는곳 위팔쪽 머리: 위팔뼈의 안쪽 위관절융기

   자뼈쪽 머리: 팔꿈치머리의 안쪽 모서리 그리고 자뼈의 위쪽 2/3
   의 뒤쪽 모서리

닿는곳 콩알뼈. 갈고리뼈의 갈고리. 다섯 번째 손허리뼈의 바닥

신경 자신경 C7, 8, T1

작용 손목을 굽혀주고 모아준다.

기본적인 기능적 움직임

   예: 물체를 당신 쪽으로 당기기

긴손바닥근(PALMARIS LONGUS)

라틴, palmaris, 손바닥과 연관된; longus, 길쭉한

이는곳 위팔뼈의 안쪽 위관절융기

닿는곳 손의 손바닥 널힘줄

신경 정중신경 C(6), 7, 8

작용 손목관절을 굽혀준다. 손바닥근막을 긴장시킨다.

기본적인 기능적 움직임

   예: 작은 공을 잡기, 손으로 물을 마시도록 손바닥을 오므리기

이러한 근육을 상당하게 이용하는 스포츠

   예: 요트경기, 수상스키 타기, 골프, 야구, 크리켓, 배구

이 근육을 손상시킬 수 있는 상해나 움직임들

   붕괴 등의 결과로서 손을 짚고 넘어짐처럼 손목을 과도하게–펴주기

이 근육이 만성적으로 긴장되고/짧아질 때 공통적인 문제들

   골퍼의 팔꿈치(온굽힘근 이는곳의 과사용 힘줄염증), 손목굴 증후군

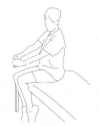

손목 폄으로 보조된 늘리기
(Assisted stretch into wrist extension)

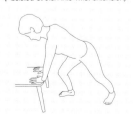

손목 및 손가락굽힘근에 대한 늘리기
(Stretch for wrist and finger flexors)

아래팔의 앞쪽 구획의 근육들 – 얕은 층

(Muscles of the Anterior Compartment of the Forearm–Superficial Layer)

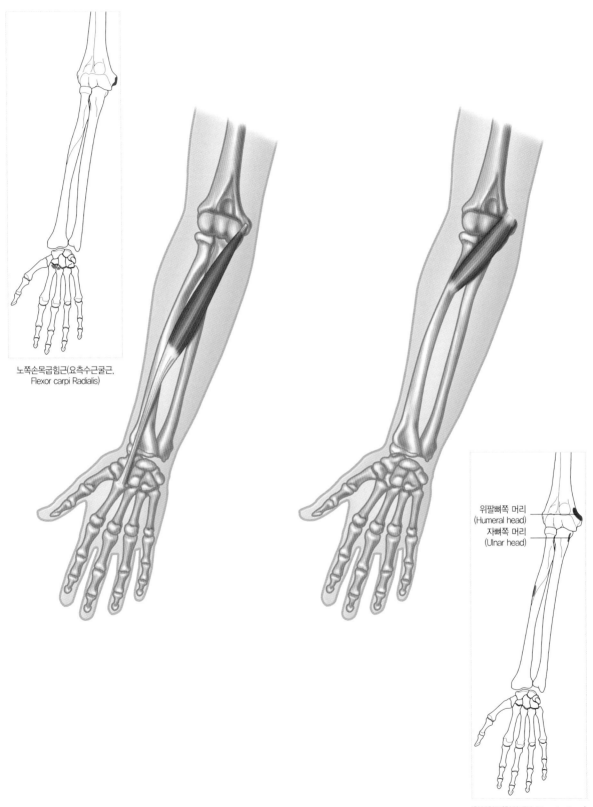

노쪽손목굽힘근(요측수근굴근,
Flexor carpi Radialis)

위팔뼈쪽 머리
(Humeral head)
자뼈쪽 머리
(Ulnar head)

원엎침근(원회내근, Pronator teres)

근력강화(STRENGTHEN)

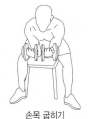

손목 굽히기
(Wrist curls)

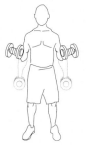

두갈래근 굽히기
(Biceps curls)

등척성 손목 및 손가락 굽힘
(Isometric wrist and finger flexion)

늘리기(STRETCH)

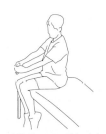

손목 폄으로 보조된 늘리기
(Assisted stretch into wrist extension)

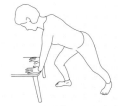

손목 및 손가락굽힘근에 대한 늘리기
(Stretch for wrist and finger flexors)

노쪽손목굽힘근(FLEXOR CARPI RADIALIS)

라틴, flectere, 굽히는 것; carpi, 손목의; radius, 막대, 바퀴의 살

이는곳　위팔뼈의 안쪽 위관절융기

닿는곳　두 번째와 세 번째 손허리뼈 바닥

신경　정중신경 C6, 7

작용　손목을 굽혀주고 벌려준다.

기본적인 기능적 움직임

　　　예: 밧줄을 당신쪽으로 당기는 것, 망치나 도끼를 휘두르는 것

이러한 근육을 상당하게 이용하는 스포츠

　　　예: 요트경기, 수상스키 타기, 골프, 야구, 크리켓, 배구

이 근육을 손상시킬 수 있는 상해나 움직임들

　　　손을 짚고 넘어짐의 결과로서 손목을 과도하게–펴주기

이 근육이 만성적으로 긴장되고/짧아질 때 공통적인 문제들

　　　골퍼의 팔꿈치(온굽힘근 이는곳의 과사용 힘줄염증), 손목굴 증후군

원엎침근(PRONATOR TERES)

라틴, pronare, 앞쪽으로 굽히는 것; teres, 둥근, 섬세한 모양의

이는곳　위팔쪽 머리: 안쪽 위관절융기 그리고 인접한 상부–위관절융기의 능선

　　　　자뼈쪽 머리: 갈고리돌기의 안쪽 모서리

닿는곳　노뼈의 중간–외측 표면(엎침근 결절)

신경　정중신경 C6, 7

작용　아래팔을 엎침한다.

기본적인 기능적 움직임

　　　예: 용기에서 액체를 따르기, 문고리를 돌려주기

이러한 근육을 상당하게 이용하는 스포츠

　　　예: 크리켓 베팅, 하키의 드리블하기, 배구의 스매쉬

근력강화(STRENGTHEN)

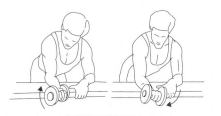

손 웨이트와 함께 엎침
(Pronation with hand weight)

늘리기(STRETCH)

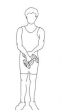

손 웨이트 늘리기
(Hand weight stretch)

아래팔의 앞쪽 구획의 근육들 – 중간 층
(Muscles of the Anterior Compartment of the Forearm–Intermediate Layer)

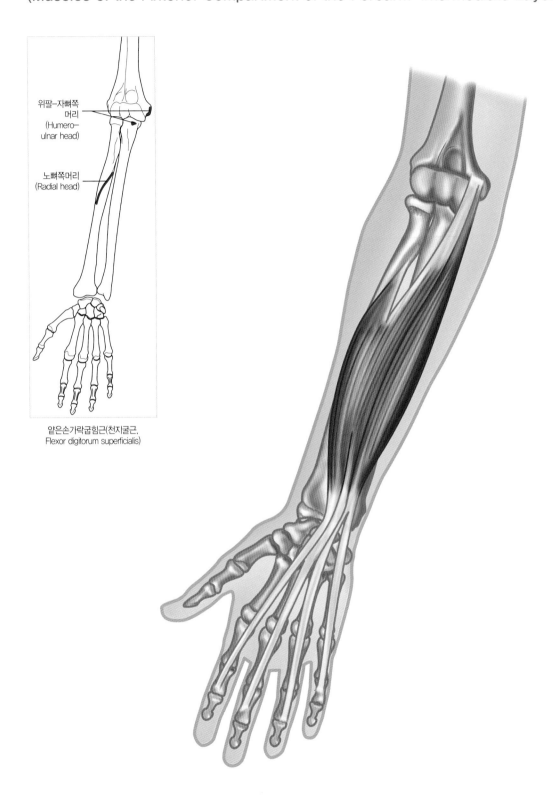

위팔–자뼈쪽
머리
(Humero–
ulnar head)

노뼈쪽머리
(Radial head)

얕은손가락굽힘근(천지굽힘근,
Flexor digitorum superficialis)

얕은손가락굽힘근(FLEXOR DIGITORUM SUPERFICIALIS)

근력강화(STRENGTHEN)

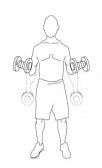

두길래근 굽히기
(Biceps curls)

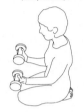

등척성 손목과 손가락 굽히기
(Isometric wrist and finger flexion)

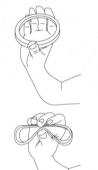

링–꼬집기 운동
(Ring pinching exercise)

라틴, flectere, 굽히는 것; digitorum, 손가락/발가락의; superficialis 표면의

이는곳 위팔–자뼈쪽 머리: 위팔뼈의 안쪽 위관절융기. 갈고리돌기의 인접한 경계면

노뼈쪽 머리: 노뼈의 비스듬선

닿는곳 네 개의 힘줄들 각각은 두 개의 조각으로 갈라지며, 그 조각들의 각각은 네 개의 손가락의 중간 마디의 양측면으로 부착된다.

신경 정중신경 C8, T1

작용 집게, 가운데, 반지 그리고 새끼손가락 등의 먼쪽의 마디사이관절을 굽혀준다; 손목관절 그리고 동일한 손가락들의 손허리손가락관절도 굽혀줄 수 있다.

기본적인 기능적 움직임

예: "갈고리모양 쥐기," "강한 쥐기"(수도꼭지 돌리기에서처럼), 타이핑, 피아노 및 일부 현악기들을 연주하기

이러한 근육을 상당하게 이용하는 스포츠

예: 활쏘기, 라켓이나 베트를 이용한 스포츠에서 잡기를 유지하기, 유도, 노젓기, 암벽 등반하기

이 근육을 손상시킬 수 있는 상해나 움직임들

손을 짚고 넘어짐의 결과로서 손목을 과도하게–펴주기

이 근육이 만성적으로 긴장되고/짧아질 때 공통적인 문제들

골퍼의 팔꿈치(온굽힘근 이는곳의 과사용 힘줄염증), 손목굴 증후군

늘리기(STRETCH)

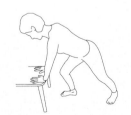

손목과 손가락 굽힘근 늘리기
(Stretch for wrist and finger flexors)

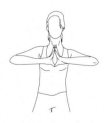

손가락 늘리기
(Finger stretch)

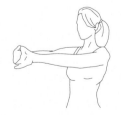

손바닥을 밖으로 아래팔 늘리기
(Palms out forearm stretch)

아래팔의 앞쪽 구획의 근육들 – 깊은 층
(Muscles of the Anterior Compartment of the Forearm–Deep Layer)

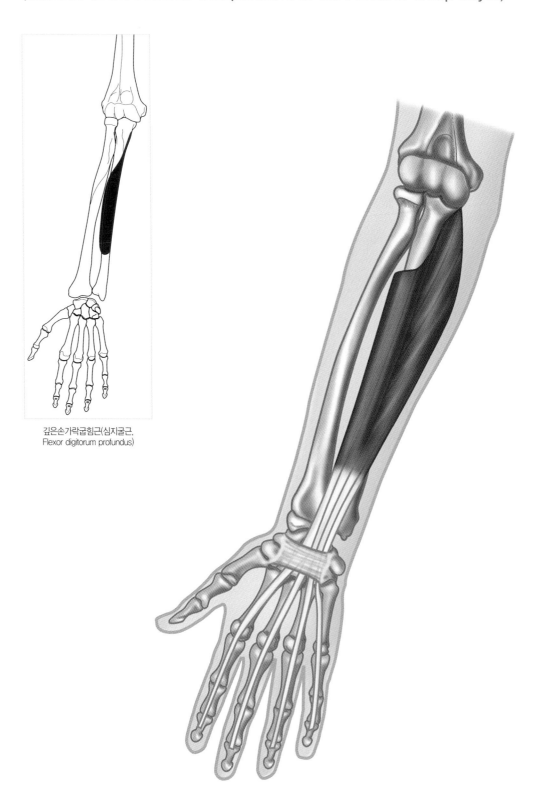

깊은손가락굽힘근(심지굴근,
Flexor digitorum profundus)

깊은손가락굽힘근(FLEXOR DIGITORUM PROFUNDUS)

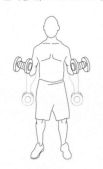

두길래근 굽히기
(Biceps curls)

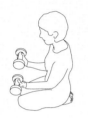

등척성 손목과 손가락 굽히기
(Isometric wrist and finger flexion)

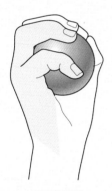

공 꽉쥐기 운동
(Ball squeeze exercise)

라틴, flectere, 굽히는 것; digitorum, 손가락/발가락의; profundus, 깊은

손바닥 안에서, 깊은손가락굽힘근의 힘줄들은 벌레근을 위한 이는곳을 제공한다.

이는곳   자뼈의 안쪽과 앞쪽 표면. 뼈사이막이 안쪽 절반

닿는곳   집게, 가운데, 반지 그리고 새끼손가락의 끝마디의 손바닥쪽 표면으로 부착하는, 네 개의 힘줄

신경   새끼와 반지손가락으로 정해진, 그 근육들의 안쪽 절반: 자신경 C8 T1 집게와 가운데손가락으로 예정된, 그 근육의 가쪽 절반: 정중신경 C8, T1의 뼈사이 가지

작용   집게, 가운데, 반지 그리고 새끼손가락의 끝마디사이관절을 굽혀준다; 손목관절 그리고 동일한 손가락의 손허리손가락관절도 굽혀줄 수 있다.

기본적인 기능적 움직임

예: 서류가방을 들고가기에서처럼 "갈고리모양 쥐기"

늘리기(STRETCH)

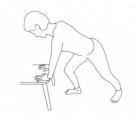

손목과 손가락 굽힘근 늘리기
(Stretch for wrist and finger flexors)

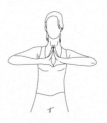

손가락 늘리기
(Finger stretch)

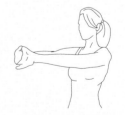

손바닥을 밖으로 아래팔 늘리기
(Palms out forearm stretch)

아래팔의 앞쪽 구획의 근육들 – 깊은 층

(Muscles of the Anterior Compartment of the Forearm–Deep Layer)

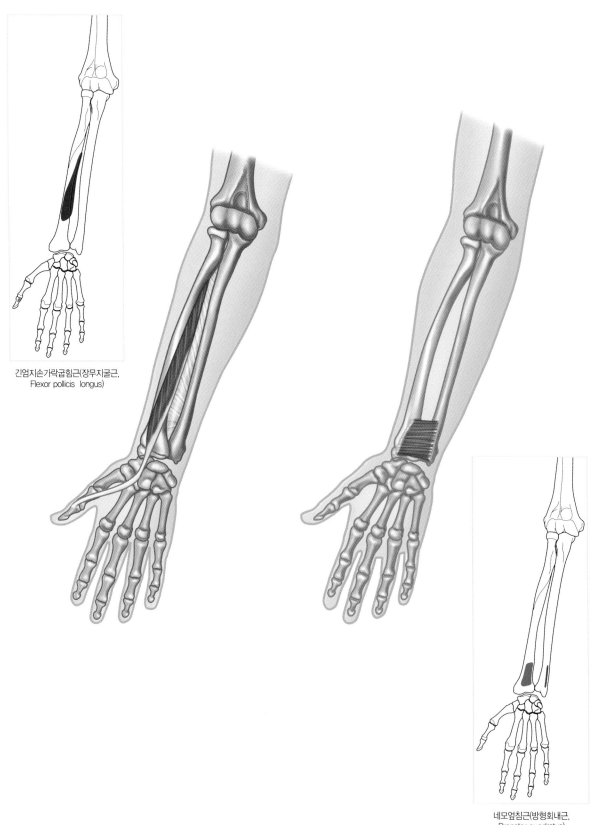

긴엄지손가락굽힘근(장무지굴근,
Flexor pollicis longus)

네모엎침근(방형회내근,
Pronator quadratus)

근력강화(STRENGTHEN)

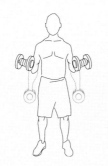

두길래근 굽히기
(Biceps curls)

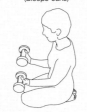

등척성 손목과 손가락 굽히기
(Isometric wrist and finger flexion)

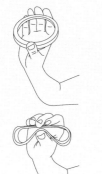

링-꼬집기 운동
(Ring pinching exercise)

긴엄지굽힘근(FLEXOR POLLICIS LONGUS)

라틴, flectere, 굽히는 것; pollicis 엄지손가락의; longus 길쭉한

다른 긴 손가락 굽힘근 힘줄들과 함께, 긴엄지굽힘근의 힘줄은 손목굴을 통해서 지나간다.

이는곳   노뼈의 뼈몸통의 앞쪽 표면. 뼈사이막의 노쪽 절반

닿는곳   엄지손가락의 끝마디의 바닥의 손바닥쪽 표면

신경   정중신경의 앞쪽 뼈사이 가지 C(6), 7, 8

작용   엄지손가락의 마디사이관절을 굽혀준다. 엄지손가락의 손허리손가락관절의 굽힘을 도와준다.

기본적인 기능적 움직임

예: 엄지와 다른 손가락 사이로 작은 물체를 집어올리는 것. 망치를 강하게 잡기를 유지하기

네모엎침근(PRONATOR QUADRATUS)

라틴, pronare, 앞쪽으로 굽히는 것; quadratus, 네모 모양의

이는곳   자뼈의 먼쪽 앞쪽 표면에서 선형 능선

닿는곳   노뼈의 먼쪽 앞쪽 표면

신경   정중신경의 앞쪽 뼈사이 가지 C7, 8

작용   손과 아래팔을 엎침한다. 노뼈와 자뼈를 함께 유지하도록 도와주며, 아래쪽 노자관절에서 스트레스를 줄여준다.

기본적인 기능적 움직임

예: 손의 밖으로 어떤 물제를 쏟아버리기에서처럼 손을 아래쪽으로 돌리기

이러한 근육을 상당하게 이용하는 스포츠

예: 활쏘기, 라켓과 베팅하는 스포츠에서 꽉쥐기, 유도, 노젓기, 암벽 등반하기

이 근육을 손상시킬 수 있는 상해나 움직임들

붕괴 등의 결과로서 손을 짚고 넘어짐처럼 손목을 과도하게–펴주기

이 근육이 만성적으로 긴장되고/짧아질 때 공통적인 문제들   손목굴 증후군

늘리기(STRETCH)

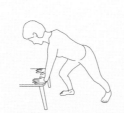

손목과 손가락 굽힘근 늘리기
(Stretch for wrist and finger flexors)

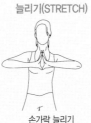

손가락 늘리기
(Finger stretch)

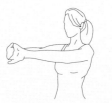

손바닥을 밖으로 아래팔 늘리기
(Palms out forearm stretch)

아래팔의 뒤쪽 구획의 근육들 – 얕은 층
(Muscles of the Posterior Compartment of the Forearm–Superficial Layer)

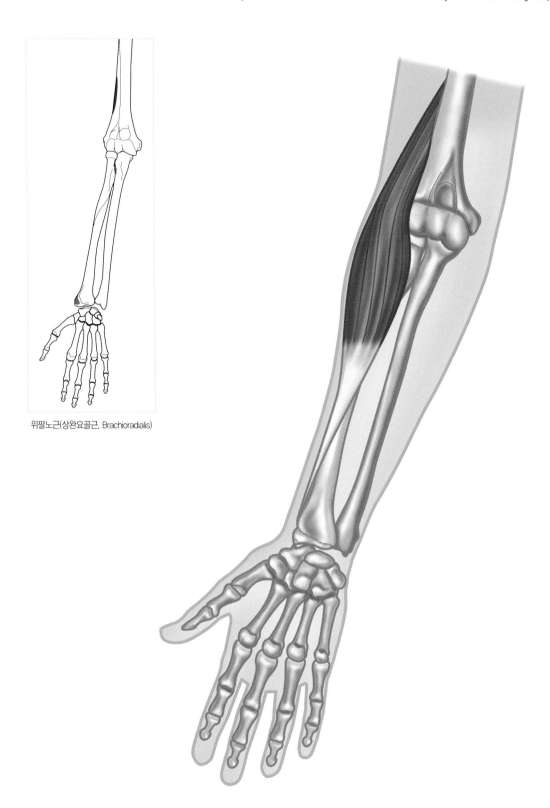

위팔노근(상완요골근, Brachioradialis)

위팔노근(BRACHIORADIALIS)

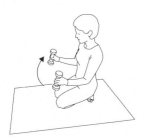

중간–엎침에서 팔꿈치 굽히기
(Elbow flexion in mid pronation)

라틴, brachium, 위팔; radius, 막대, 바퀴의 살

위팔노근은 팔오금의 가쪽 경계부를 형성한다. 그 근육힘살은 저항에 대항해서 작용할 때 도드라진다.

이는곳 위팔뼈의 가쪽의 위관절융기의 위쪽 능선의 근위쪽 부분 그리고 인접한 근육사이막

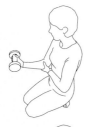

닿는곳 붓돌기 바로 위에서, 노뼈의 먼쪽 끝부분의 아래쪽 표면

신경 노신경 C5, 6

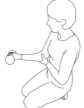

작용 아래팔이 중간–엎침에 놓여있을 때 팔꿉관절의 부가적인 굽힘근

기본적인 기능적 움직임
예: 코르크마개 뽑기를 돌리기

이러한 근육을 상당하게 이용하는 스포츠
예: 야구, 크리켓, 골프, 라켓 스포츠, 노젓기

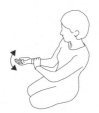

저항 준 엎침과 뒤침
(Resisted pronation and supination)

보조된 엎침과 뒤침 늘리기
(Assisted pronation
and supination stretch)

아래팔의 뒤쪽 구획의 근육들 – 얕은 층

(Muscles of the Posterior Compartment of the Forearm–Superficial Layer)

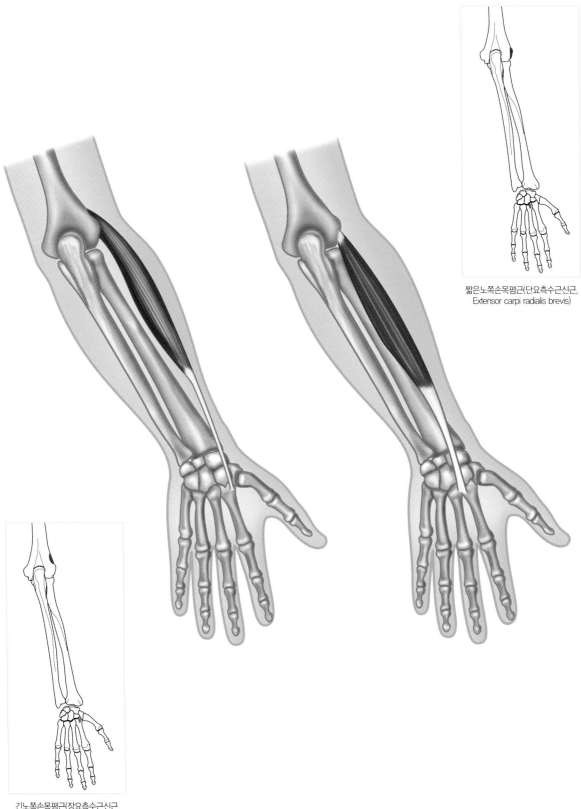

짧은노쪽손목폄근(단요측수근신근,
Extensor carpi radialis brevis)

긴노쪽손목폄근(장요측수근신근,
Extensor carpi radialis longus)

근력강화(STRENGTHEN)

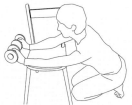

손 웨이트와 함께 손목 펴기
(Wrist extension with hand weights)

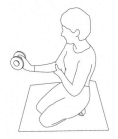

등척성 손목 펴기
(Isometric wrist extension)

늘리기(STRETCH)

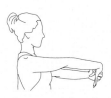

손바닥–아래로 손목 늘리기
(Palm–down wrist stretch)

긴노쪽손목폄근(EXTENSOR CARPI RADIALIS LONGUS)

라틴, extendere, 펴는 것; carpi, 손목의; radius 막대의, 바퀴의 살; longus 길쭉한

이러한 근육의 섬유들은 종종 위팔노근의 섬유들과 합쳐진다.

이는곳 위팔뼈의 가쪽 위관절돌기 위쪽 능선의 먼쪽 부분 그리고 인접한 뼈사이막

닿는곳 두 번째 손허리뼈 바닥의 손등쪽 표면

신경 노신경 C6, 7

짧은노쪽손목폄근(EXTENSOR CARPI RADIALIS BREVIS)

라틴, extendere, 펴는 것; carpi, 손목의; radius 막대의, 바퀴의 살; brevis 짧은.

이러한 근육은 자체의 이는곳에서 긴노쪽손목폄근과 빈번하게 융합된다.

이는곳 위팔뼈의 가쪽 위관절융기 그리고 인접한 뼈사이막

닿는곳 두 번째와 세 번째 손허리뼈 바닥의 손등쪽 표면

신경 노신경 C7, 8

작용 손목을 펴주고 벌려준다.

기본적인 기능적 움직임

예: 밀가루 반죽을 주무르기, 타이핑

이러한 근육을 상당하게 이용하는 스포츠

예: 배드민턴에서 백핸드, 골프, 모토사이클 스포츠(스로틀 조절)

이 근육을 손상시킬 수 있는 상해나 움직임들

손을 짚고 넘어짐의 결과로서 손목을 과도하게–굽히기

이 근육이 만성적으로 긴장되고/짧이질 때 공통적인 문제들

테니스 팔꿈치(위팔뼈의 가쪽 위관절융기 위에서 온폄근 이는곳의 과 사용 힘줄염증)

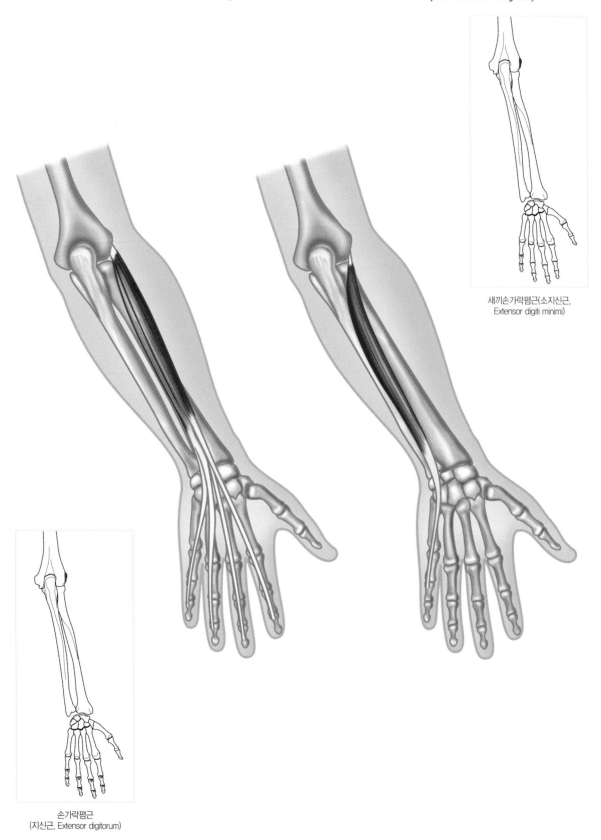

새끼손가락폄근(소지신근,
Extensor digiti minimi)

손가락폄근
(지신근, Extensor digitorum)

손가락폄근(EXTENSOR DIGITORUM)

근력강화(STRENGTHEN)

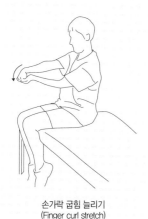

저항 밴드와 함께 손가락 펴기
(Finger extension with
resistance band)

라틴, extendere, 펴는 것; digitorum 손가락/발가락의

개별 손허리손가락관절 위에서, 각각의 손가락폄근의 힘줄은 폄근 덮개 또는 폄근 팽대부라고 불리는 삼각형 모양의 막성 껍질을 형성하며, 이것들 안으로 그 손의 벌레근과 뼈사이근이 부착한다. 새끼손가락폄근과 집게폄근도 역시 폄근 덮개 안으로 삽입된다.

이는곳   위팔뼈의 가쪽 위관절융기 그리고 인접한 뼈사이막과 깊은 근막

닿는곳   집게, 가운데, 반지 그리고 새끼손가락의 중간과 끝마디의 바닥에서 손등쪽 표면으로 향하는 폄근 덮개를 경유해서 부착하는 네 개의 힘줄

신경   뒤쪽 뼈사이신경 C7, 8

작용   집게, 가운데, 반지 그리고 새끼손가락을 펴준다; 손목도 역시 펴줄 수 있다.

기본적인 기능적 움직임

예: 손 안으로 쥐고 있던 물체를 내려놓기

이 근육을 손상시킬 수 있는 상해나 움직임들

손을 짚고 넘어짐의 결과로 손목을 과도하게-굽히기

이 근육이 만성적으로 긴장되고/짧아질 때 공통적인 문제들

테니스 팔꿈치(위팔뼈의 가쪽 위관절융기 위에서 온굽힘근 이는곳의 과사용 힘줄염증)

늘리기(STRETCH)

손가락 굽힘 늘리기
(Finger curl stretch)

손목과 손가락을 굽힘으로 부드럽게
도와주도록 아래쪽 손은 사용한다.

새끼손가락폄근(EXTENSOR DIGITI MINIMI)

라틴, extendere, 펴는 것; digiti 손가락/발가락의; minini, 가장 작은 것의

이는곳   위팔뼈의 가쪽 위관절융기 그리고 손가락폄근과 함께 인접한 뼈사이막

닿는곳   새끼손가락의 폄근 덮개

신경   뒤쪽 뼈사이신경 C6, 7, 8

작용   새끼손가락을 펴준다.

아래팔의 뒤쪽 구획의 근육들 – 얕은 층

(Muscles of the Posterior Compartment of the Forearm–Superficial Layer)

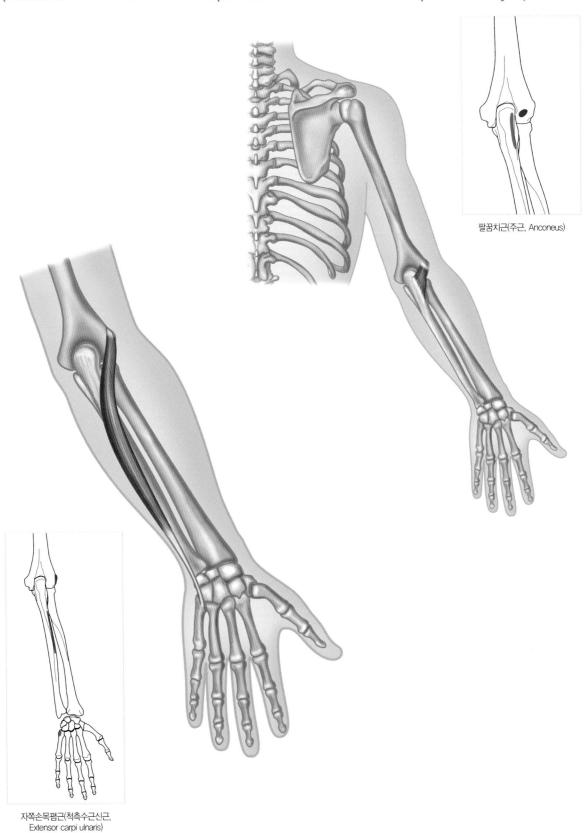

팔꿈치근(주근, Anconeus)

자쪽손목폄근(척측수근신근,
Extensor carpi ulnaris)

근력강화(STRENGTHEN)

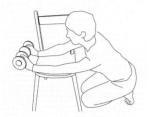

손 웨이트와 함께 손목 펴기
(Wrist extension with
hand weights)

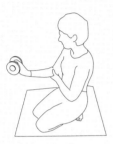

등척성 손목 펴기
(Isometric wrist extension)

늘리기(STRETCH)

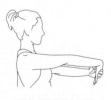

손바닥–아래 손목 늘리기
(Palm–down wrist stretch)

자쪽손목폄근(EXTENSOR CARPI ULNARIS)

라틴, extendere, 펴는 것; carpi 손목의; ulnaris 팔꿈치/위팔과 연관된.

이는곳　위팔뼈의 가쪽 위관절융기와 자뼈의 뒤쪽 모서리

닿는곳　다섯 번째 손허리뼈 안쪽 측면의 바닥 위 결절

신경　뒤쪽 뼈사이신경 C6, 7, 8

작용　손목을 펴주며 벌려준다.

기본적인 기능적 움직임

예: 유리창을 닦기

이 근육을 상당하게 이용하는 스포츠

예: 배드민턴에서 백핸드, 골프, 모토사이클 스포츠(스로틀 조절)

이 근육을 손상시킬 수 있는 상해나 움직임들

손을 짚고 넘어짐의 결과로서 손목을 과도하게–굽히기

이 근육이 만성적으로 긴장되고/짧아질 때 공통적인 문제들

테니스 팔꿈치(위팔뼈의 가쪽 위관절융기 위에서 온폄근 이는곳의 과사용 힘줄염증)

팔꿈치근(ANCONEUS)

그리스어, agkon, 팔꿈치

이는곳　위팔뼈의 가쪽 위관절융기

닿는곳　팔꿈치머리의 가쪽 표면 그리고 자뼈의 몸쪽 후방 표면

신경　노신경 C6, 7, 8

작용　엎침동작에서 자뼈의 벌림. 팔꿉관절의 부가적 폄근

기본적인 기능적 움직임

예: 팔의 길이에서 물체를 밀어주기

**이러한 운동은 오로지 자쪽손목폄근으로만
적용된다.**

아래팔의 뒤쪽 구획의 근육들 – 깊은 층
(Muscles of the Posterior Compartment of the Forearm– Deep Layer)

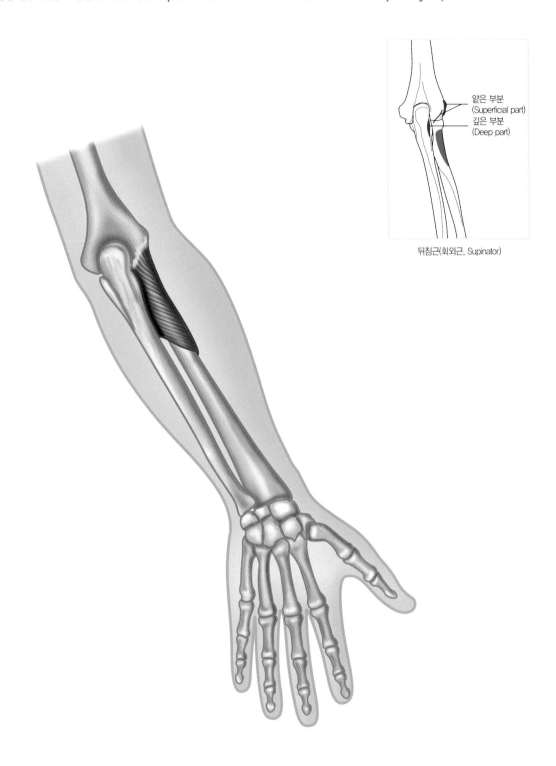

얕은 부분
(Superficial part)
깊은 부분
(Deep part)

뒤침근(회외근, Supinator)

뒤침근(SUPINATOR)

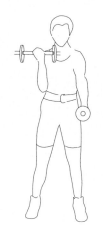

손-웨이트와 두갈래근
굽히기
(Biceps curl with hand weights)

라틴, supinus, 등으로 깔고 누워있는
뒤침근은 얕은 근육들에 의하여 거의 완전하게 숨겨져 있다.

이는곳　얕은 부분: 위팔뼈의 가쪽 위관절융기. 노쪽곁인대와 노뼈머리띠인대
　　　　　깊은 부분: 자뼈의 뒤침근 능선

닿는곳　앞쪽 비스듬선 위쪽으로 노뼈의 바깥쪽 표면

신경　　뒤쪽 뼈사이신경 C5, 6, (7)

작용　　뒤침 동작

기본적인 기능적 움직임
　　예: 문 손잡이나 스크류드라이버를 돌리기

이 근육을 상당하게 이용하는 스포츠
　　예: 라켓 스포츠에서 백핸드

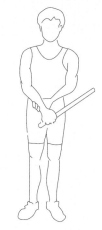

하중 준 뒤침 늘리기
(Weighted pronation stretch)

아래팔의 뒤쪽 구획의 근육들 - 깊은 층
(Muscles of the Posterior Compartment of the Forearm- Deep Layer)

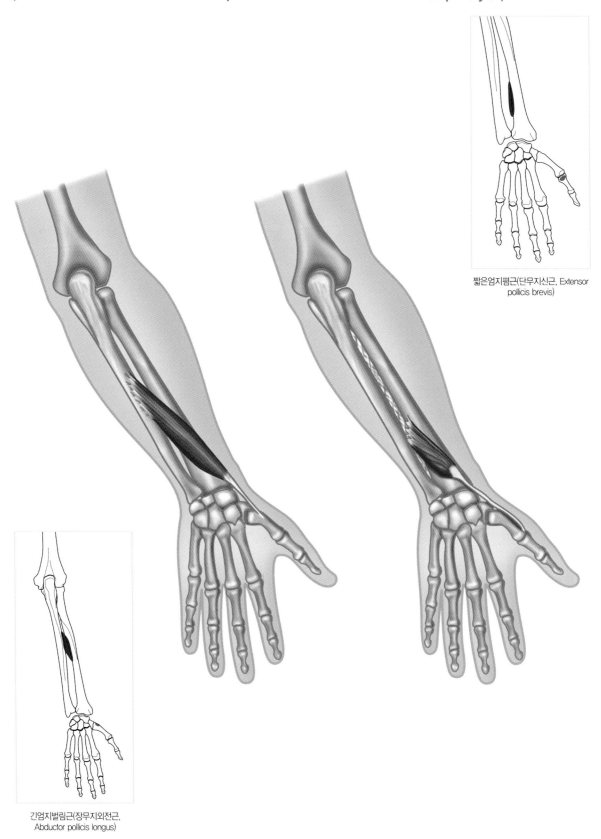

짧은엄지폄근(단무지신근, Extensor pollicis brevis)

긴엄지벌림근(장무지외전근, Abductor pollicis longus)

긴엄지벌림근(ABDUCTOR POLLICIS LONGUS)

근력강화(STRENGTHEN)

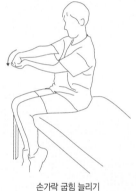

저항밴드와 함께 손가락 펴기
(Finger extension with
resistance band)

늘리기(STRETCH)

손가락 굽힘 늘리기
(Finger curl stretch)

**손목과 손가락을 굽힘으로
도와주도록 아래쪽 손을 사용한다.**

라틴, abducere, 여기에서 먼 쪽으로 끌고가는 것; pollicis, 엄지손가락의; longus 길쭉한

비록 깊은 근육 그룹의 한 부분일지라도, 이 근육은 아래팔의 먼쪽의 부분에서 얕게 나온다.

이는곳   뒤침근과 팔꿈치근의 바로 먼쪽에서, 노뼈와 자뼈의 뒤쪽 표면, 사이에 놓인 뼈사이막

닿는곳   첫 번째 손허리뼈 바닥의 가쪽 측면

신경   뒤쪽 뼈사이신경 C7, 8

작용   엄지손가락의 손목손허리관절을 벌려준다; 엄지손가락의 부가적 폄근

기본적인 기능적 움직임

예: 납작한 물체에서 쥐기를 풀어주기

짧은엄지폄근(EXTENSOR POLLICIS BREVIS)

라틴, extendere, 펴는 것; pollicis 엄지손가락의; brevis 짧은

짧은엄지폄근은 이 근육이 밀접하게 붙어있는 긴엄지벌림근에 대하여 먼 쪽에 위치한다.

이는곳   긴엄지벌림근의 이는곳에 대하여 아래쪽, 노뼈의 뒤쪽 표면. 인접한 뼈사이막

닿는곳   엄지손가락의 첫마디의 등쪽 표면의 바닥

신경   뒤쪽 뼈사이신경 C7, 8

작용   엄지손가락의 손허리손가락관절을 펴준다. 또한 엄지손가락의 손목손허리관절도 펴줄 수 있다.

기본적인 기능적 움직임

예: 납작한 물체에서 쥐기를 풀어주는 것

아래팔의 뒤쪽 구획의 근육들 – 깊은 층
(Muscles of the Posterior Compartment of the Forearm– Deep Layer)

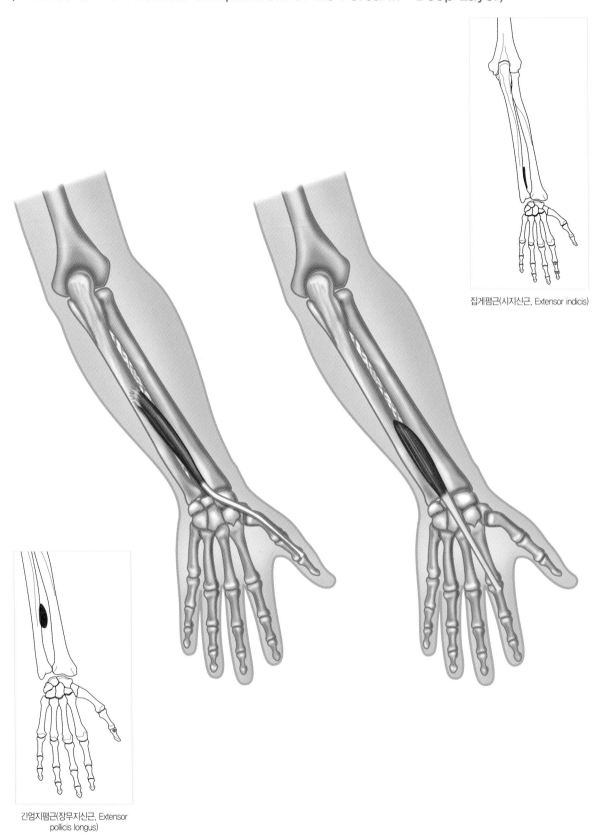

집게폄근(시지신근, Extensor indicis)

긴엄지폄근(장무지신근, Extensor pollicis longus)

긴엄지폄근(EXTENSOR POLLICIS LONGUS)

라틴, extendere, 펴는 것; pollicis 엄지손가락의; longus 길쭉한

긴엄지폄근의 힘줄은 손등 위에서, 노뼈의 먼쪽의 끝부분에 대하여 아래에 놓인, 해부학적 코담배갑으로 알려진 삼각형 모양의 오목함의 후방 경계부를 형성한다.

이는곳   긴엄지벌림근보다 먼쪽의, 자뼈의 후방 표면. 인접한 뼈사이막

닿는곳   엄지손가락의 끝마디 바닥의 등쪽 표면

신경   뒤쪽 뼈사이신경 C7, 8

작용   엄지손가락의 마디사이관절을 펴준다. 또한 엄지손가락의 손목손허리관절과 손허리손가락관절도 펴준다.

기본적인 기능적 움직임
  예: "엄지 올리기" 몸짓을 만들기

집게폄근(EXTENSOR INDICIS)

라틴, extendere, 펴는 것; indicis 집게손가락의

이는곳   긴엄지벌리근의 이는곳에 대하여 아래쪽, 노뼈의 뒤쪽 표면. 인접한 뼈사이막

닿는곳   집게손가락의 폄근 덮개

신경   뒤쪽 뼈사이신경 C7, 8

작용   집게손가락을 펴준다.

기본적인 기능적 움직임
  예: 무엇인가 가리키기(지적하기)

손의 근육들(Muscles of the Hand)

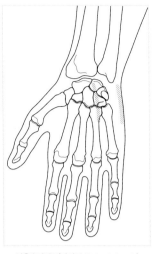

짧은손바닥근(단장근, Palmaris brevis)

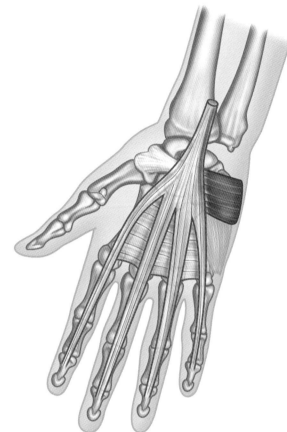

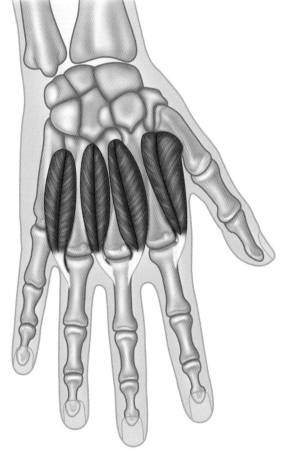

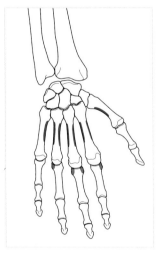

등쪽뼈사이근(배측골간근, Dorsal interossei)

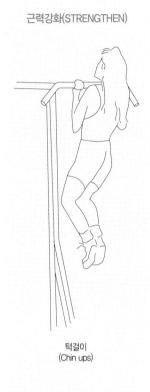

근력강화(STRENGTHEN)

턱걸이
(Chin ups)

짧은손바닥근(PALMARIS BREVIS)

라틴, palmaris, 손바닥과 연관된; brevis 짧은
새끼두덩 융기부 위에 놓여있는 작은 피부밑의 근육

이는곳　손바닥 널힘줄. 굽힘근 지지띠

닿는곳　손의 자뼈쪽 경계선 위의 피부

신경　자신경의 얕은 가지 C(7), 8, T1

작용　쥐기를 도와준다.

등쪽뼈사이근(DORSAL INTEROSSEI)

라틴, dorsalis, 등과 연관된; interosseus, 뼈사이의
네 개의 등쪽뼈사이근은 바닥쪽뼈사이근의 크기보다 두 배 더 크다.

이는곳　손허리뼈의 인접한 측면으로부터 각각, 두 개의 머리 부위에 의
하여

닿는곳　폄근 덮개와 집게, 가운데 그리고 반지손가락들의 첫마디의 바닥

신경　자신경의 깊은 가지 C8, T1

작용　손허리손가락관절에서 집게, 가운데 그리고 반지손가락들의 벌림

기본적인 기능적 움직임
　　예: 숫자 2에서 4까지 손가락으로 표시하는 것처럼 손가락을 벌
　　려주는 것

이 근육을 상당하게 이용하는 스포츠
　　예: 암벽 등반

손의 근육들(Muscles of the Hand)

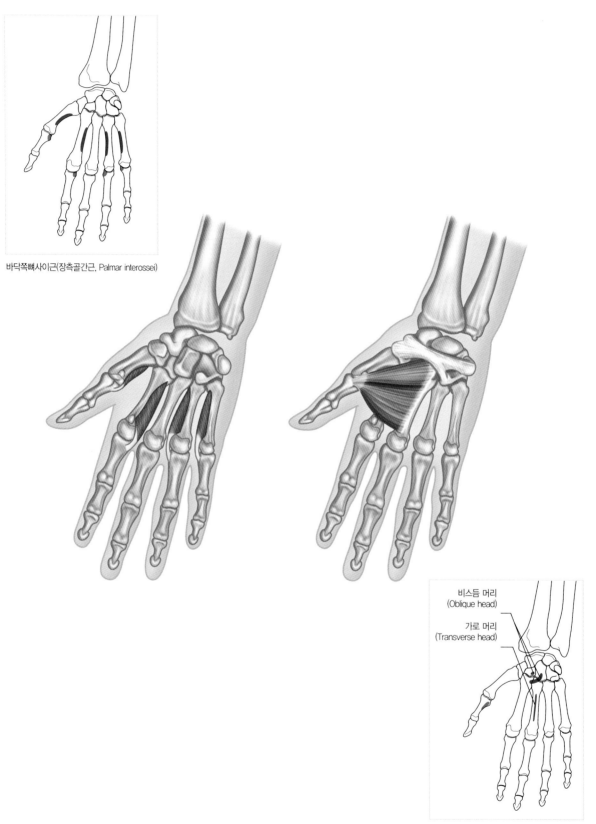

바닥쪽뼈사이근(장측골간근, Palmar interossei)

비스듬 머리
(Oblique head)

가로 머리
(Transverse head)

엄지모음근(무지내전근, Adductor pollicis)

바닥쪽뼈사이근(PALMAR INTEROSSEI)

근력강화(STRENGTHEN)

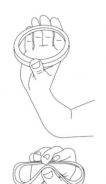

라틴, palmaris, 손바닥과 연관된; interosseus, 뼈사이의

네 개의 바닥쪽뼈사이근은 손허리뼈사이의 공간 안에 위치한다. 개별 근육들은 그 근육이 작용하고 있는 그 손가락의 손허리뼈로부터 기원한다. 주의: 엄지손가락의 바닥쪽 뼈사이근은 일반적으로 존재하지 않는다.

이는곳 손허리뼈의 측면

닿는곳 엄지, 집게, 반지 그리고 새끼손가락들의 폄근 덮개 그리고 엄지의 첫마디

신경 자신경의 깊은 가지 C8, T1

작용 손허리손가락관절에서 엄지, 집게, 반지 그리고 새끼손가락의 모음

기본적인 기능적 움직임

예: 손바닥 안으로 물을 받으려는 것처럼 손을 오므리는 것(즉, 손으로 물을 받아 마시기)

이 근육을 상당하게 이용하는 스포츠

예: 암벽 등반

링 꼬집기 운동
(Ring pinching exercise)

엄지모음근(ADDUCTOR POLLICIS)

늘리기(STRETCH)

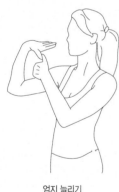

라틴, adducere, 이끌어가는 것; pollicis, 엄지손가락의

이는곳 **가로 머리**: 세 번째 손허리뼈의 바닥쪽 표면

비스듬 머리: 알머리뼈 그리고 두 번째와 세 번째 손허리뼈의 바닥

닿는곳 엄지의 첫마디의 바닥 그리고 엄지의 폄근 덮개

신경 자신경의 깊은 가지 C8, T1

작용 엄지손가락을 모아준다.

기본적인 기능적 움직임

예: 돌려서 열기 위하여 잼 담은 병을 쥐기

이 근육을 상당하게 이용하는 스포츠

예: 암벽 등반

이 근육을 손상시킬 수 있는 상해나 움직임들

손을 짚고 넘어짐의 결과로서 엄지손가락의 과도한-벌림

엄지 늘리기
(Thumb stretch)

손의 근육들(Muscles of the Hand)

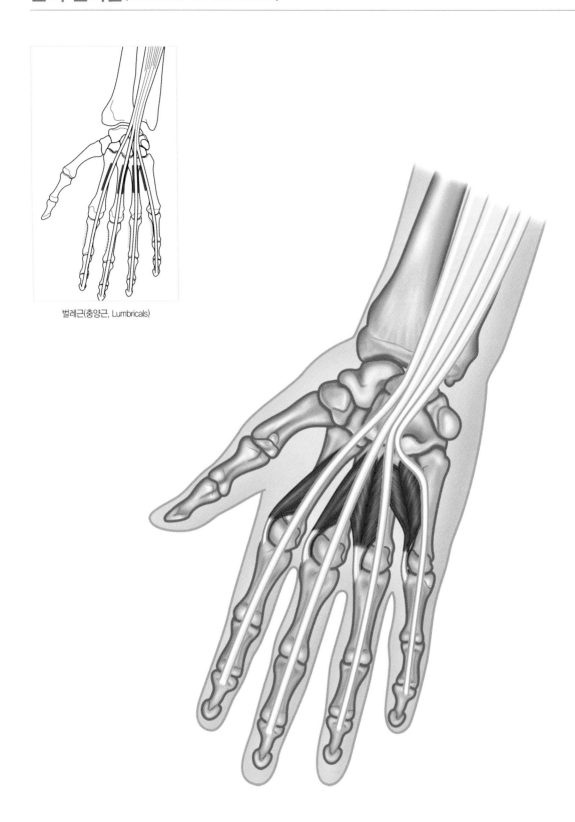

벌레근(충양근, Lumbricals)

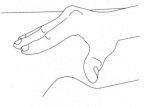

근력강화(STRENGTHEN)

벌레근 근력강화
(Lumbricals strengthen)

벌레근(LUMBRICALS)

라틴, lumbricus, 지렁이.

그 근육의 모양이 지렁이를 닮았다고 명명된, 네 개의 각각의 손가락 하나씩, 네 개의 작은 원통형의 근육들

이는곳   깊은손가락굽힘근의 힘줄

닿는곳   집게, 가운데, 반지 그리고 새끼손가락들의 폄근 덮개

신경   **가쪽 벌레근(첫 번째와 두 번째)**: 정중신경의 손가락 가지들
안쪽 벌레근(세 번째와 네 번째): 자신경의 깊은 가지

작용   마디사이관절을 펴주며 동시적으로 손허리손가락관절을 굽혀준다.

기본적인 기능적 움직임
예: 손을 오므려주는 것

이 근육을 상당하게 이용하는 스포츠
예: 배구, 핸드볼

이 근육이 만성적으로 긴장되고/짧아질 때 공통적인 문제들
갈퀴모양의 손. 암벽 등반에서처럼, 마디사이 관절의 굽힘을 유지하는 것이 불가능함

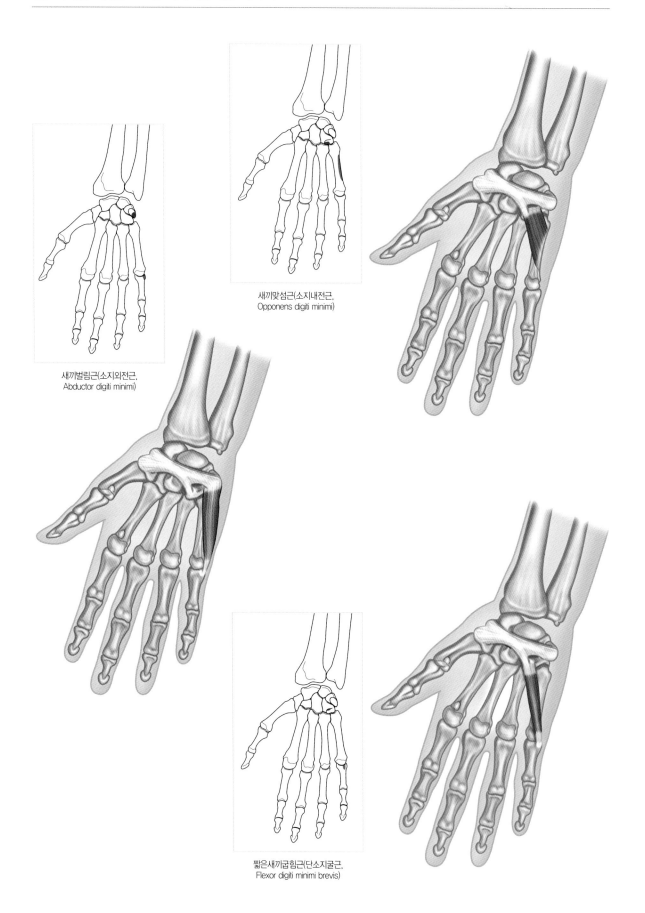

새끼맞섬근(소지내전근,
Opponens digiti minimi)

새끼벌림근(소지외전근,
Abductor digiti minimi)

짧은새끼굽힘근(단소지굴근,
Flexor digiti minimi brevis)

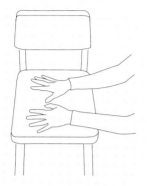

근력강화(STRENGTHEN)

등척성 새끼손가락 모음
(Isometric little finger abduction)

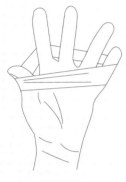

손가락 벌리기
(Finger spread)

새끼손가락벌림근 만

늘리기(STRETCH)

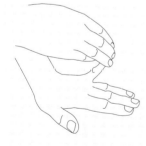

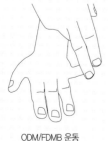

ODM/FDMB 운동
(ODM/FDMB exercise)

새끼벌림근(ABDUCTOR DIGITI MINIMI)

라틴, abducere, 로부터 먼 쪽으로 이끌어가는 것; digiti, 손가락/발가락의; minimi, 가장 작은 것의

이는곳 콩알뼈, 콩알갈고리인대 그리고 자쪽손목굽힘근의 힘줄

닿는곳 새끼손가락의 첫마디

신경 자신경의 깊은 가지 C(7), 8, T1

작용 손허리손가락 관절에서 새끼손가락을 벌려준다. 손가락이 커다란 물체를 쥐려고 벌릴 때 각별하게 작용하게 되는 놀랍도록 강력한 근육이다.

기본적인 기능적 움직임 예: 큰 공을 잡기

새끼맞섬근(OPPONENS DIGITI MINIMI)

라틴, opponens, 마주하기; digiti, 손가락/발가락의; minimi, 가장 작은 것의

이는곳 갈고리뼈의 갈고리, 굽힘근 지지띠

닿는곳 다섯 번째 손허리뼈의 안쪽(자쪽) 경계면의 전체 길이

신경 자신경의 깊은 가지 C(7), 8, T1

작용 다섯 번째 손허리뼈를 가쪽으로 회전시킨다.

기본적인 기능적 움직임 예: 손끝으로 실을 잡기(다른 손끝과 함께)

짧은새끼굽힘근(FLEXOR DIGITI MINIMI BREVIS)

라틴, flectere, 굽히는 것; digiti, 손가락/발가락의; minimi, 가장 작은 것의; brevis 짧은

아마도 이웃한 근육과 융합되거나 존재하지 않을 수 있다.

이는곳 갈고리뼈의 갈고리, 굽힘근 지지띠

닿는곳 새끼손가락의 첫마디

신경 자신경의 깊은 가지 C(7), 8, T1

작용 손허리손가락관절에서 새끼손가락을 굽혀준다.

기본적인 기능적 움직임 예: 손끝으로 실을 잡기(다른 손끝과 함께)

이 근육을 상당하게 이용하는 스포츠

예: 라켓 스포츠에서 백핸드

이 근육이 만성적으로 긴장되고/짧아질 때 공통적인 문제들

손의 자쪽을 집고 넘어짐의 결과로서 새끼손가락을 과도하게 벌림(새끼손가락맞섬근) 또는 과도한–폄(짧은새끼손가락폄근)

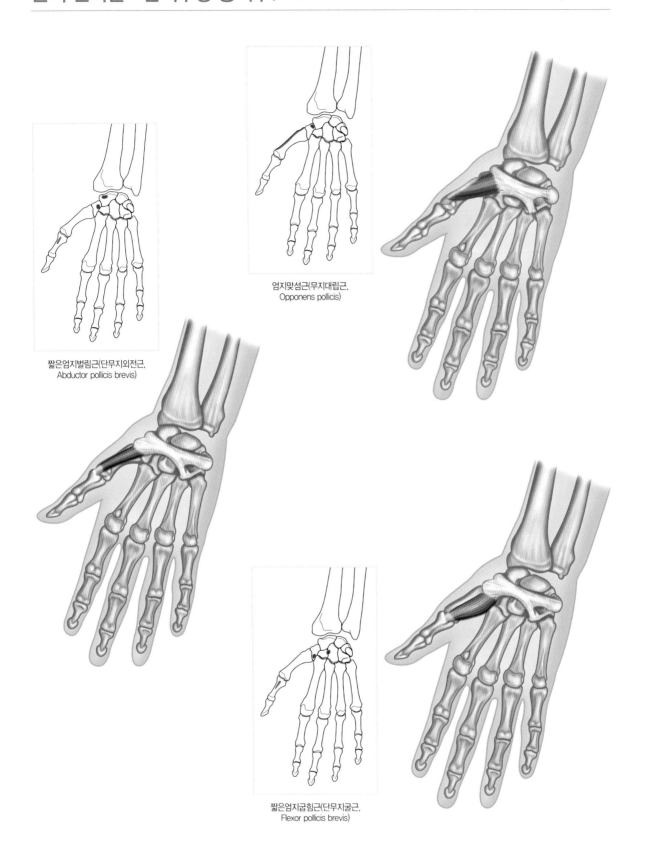

짧은엄지벌림근(단무지외전근,
Abductor pollicis brevis)

엄지맞섬근(무지대립근,
Opponens pollicis)

짧은엄지굽힘근(단무지굽근,
Flexor pollicis brevis)

근력강화(STRENGTHEN)

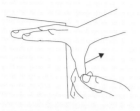

등척성 엄지손가락 벌림
(Isometric thumb abduction)

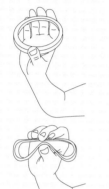

링 꼬집기 운동
(Ring pinching exercise)

짧은엄지벌림근(ABDUCTOR POLLICIS BREVIS)

라틴, abducere, 먼쪽으로 이끌어가는 것; pollicis, 엄지손가락의; brevis 짧은

이는곳 큰마름뼈와 손배뼈의 결절 그리고 인접한 굽힘근 지지띠

닿는곳 엄지손가락의 첫마디 그리고 폄근 덮개

신경 정중신경의 되돌이가지 C8, T1

작용 손허리손가락관절에서 엄지손가락을 벌려준다.

기본적인 기능적 움직임   예: 타이핑

엄지맞섬근(OPPONENS POLLICIS)

라틴, opponens 마주하는; pollicis, 엄지손가락의;

통상 짧은엄지굽힘근과 부분적으로 융합되며 짧은엄지벌림근보다 깊게 놓인다.

이는곳 굽힘근 지지띠. 큰마름뼈의 결절

닿는곳 첫 번째 손허리뼈의 노쪽 경계면의 전체 길이

신경 정중신경의 되돌이가지 C8, T1

작용 엄지손가락을 안쪽으로 회전시킨다.

기본적인 기능적 움직임   예: 엄지손가락과 다른 손가락 사이에서 작은 물체를 집어 올린다.

짧은엄지벌림근(FLEXOR POLLICIS BREVIS)

라틴, flectere 굽히는 것; pollicis, 엄지손가락의; brevis 짧은.

이는곳 굽힘근 지지띠. 큰마름뼈의 결절

닿는곳 엄지손가락의 첫마니

신경 정중신경의 되돌이가지 C8, T1

작용 손허리손가락관절에서 엄지손가락을 굽혀준다.

기본적인 기능적 움직임

예: 엄지손가락과 다른 손가락 사이에서 실을 잡고 있기

늘리기(STRETCH)

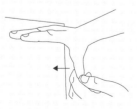

손바닥 가로질러 엄지 늘리기
(Stretch thumb across palm)

이 근육을 상당하게 이용하는 스포츠

예: 암벽 등반, 모토사이클 스포츠(클러치와 스로틀 움직임)

이 근육이 만성적으로 긴장되고/짧아질 때 공통적인 문제들

손을 짚고 넘어짐의 결과로서 엄지를 과도–펴기(드물다)

아래팔과 손 근육들의 이는곳, 닿는곳, 신경 공급 그리고 작용 등에 대한 참조표

(Reference Table for the Origin, Insertion, Nerve Supply, and Action of the Forearm and Hand Muscles)

근육	이는곳	닿는곳	신경	작용
아래팔의 앞쪽 구획의 근육들 – 얕은 층				
자쪽손목굽힘근	**위팔쪽 머리**: 안쪽 위관절융기 **자쪽 머리**: 팔꿈치머리와 자뼈의 후방 모서리	콩알뼈, 갈고리뼈의 갈고리, 5번 손허리뼈의 바닥	자신경 C7, 8, T1	손목을 굽혀주고 모아준다.
긴손바닥근	위팔뼈의 안쪽 위관절융기	손의 바닥쪽 널힘줄	정중신경 C(6), 7, 8	손목관절을 굽혀준다. 손바닥 근막을 긴장시킨다.
노쪽손목굽힘근	위팔뼈의 안쪽 위관절융기	2번째와 3번째 손허리뼈의 바닥	정중신경 C6, 7	손목관절을 굽혀주며 벌려준다.
원엎침근	**위팔쪽 머리**: 안쪽 위관절융기와 인접한 위관절융기 상부 능선 **자쪽 머리**: 갈고리돌기의 안쪽 모서리	노뼈의 중간–가쪽의 표면	정중신경 C6, 7	아래팔을 엎침한다(손바닥을 아래로 돌려준다).
아래팔의 앞쪽 구획의 근육들 – 중간 층				
얕은손가락굽힘근	**위팔–자쪽 머리**: 안쪽 위관절융기, 갈고리돌기의 인접한 모서리 **노쪽 머리**: 노뼈의 비스듬 선	네 개의 손가락의 중간마디의 양 측면 안으로 부착하는 네 개의 힘줄	정중신경 C8, T1	집게, 중간, 반지 그리고 새끼손가락들의 첫마디사이관절을 굽혀준다.
아래팔의 앞쪽 구획의 근육들 – 깊은				
깊은손가락굽힘근	노뼈의 뼈몸통의 안쪽 그리고 앞쪽 표면, 뼈사이막의 노쪽 절반	집게, 가운데, 반지 그리고 새끼손가락의 끝마디의 바닥쪽 표면으로 부착하고 있는, 네 개의 힘줄	**안쪽 절반**: 자신경 C8, T1 **가쪽 절반**: 정중신경의 앞쪽 뼈사이가지 C8, T1	집게, 가운데, 반지 그리고 새끼손가락의 끝마디사이관절들을 굽혀준다.
긴엄지굽힘근	노뼈의 뼈몸통의 앞쪽 표면, 뼈사이막의 노쪽 절반	엄지손가락의 끝마디의 바닥의 손바닥쪽 표면	정중신경의 앞쪽 뼈사이가지 C8, T1	엄지손가락의 마디사이관절을 굽혀준다.
네모엎침근	자뼈의 먼쪽 전방 표면 위에서 선형의 능선	노뼈의 먼쪽의 앞쪽 표면	정중신경의 앞쪽 뼈사이가지 C8, T1	엎침 동작
아래팔의 뒤쪽 구획의 근육들 – 얕은 층				
위팔노근	가쪽 위관절융기–상부 능선의 근위쪽 부분 그리고 인접한 근육사이막	노뼈의 먼쪽 끝부분의 아래쪽 표면	노신경 C5, 6	아래팔이 중간–엎침으로 유지될 때 팔꿉관절의 부수적인 굽힘근
긴요쪽손목폄근	가쪽 위관절융기–상부 능선의 먼쪽 부분 그리고 인접한 근육사이막	2번째 손허리뼈의 바닥의 등쪽 표면	노신경 C5, 6	손목을 펴주며 벌려준다.
짧은노쪽손목폄근	가쪽 위관절융기 그리고 인접한 근육 사이막	2번째와 3번째 손허리뼈 바닥의 등쪽 표면	노신경 C7, 8,	손목을 펴주며 벌려준다.
손가락폄근	가쪽 위관절융기 그리고 인접한 근육 사이막과 깊은 근막	집게, 가운데, 반지 그리고 새끼손가락들의 중간마디 그리고 끝마디 바닥의 등쪽 표면 안으로 폄근 덮개를 통해서 부착하는, 네 개의 힘줄	뒤쪽 뼈사이신경 C7, 8	집게, 가운데, 반지 그리고 새끼손가락을 펴준다.
새끼손가락폄근	가쪽 위관절융기 그리고 손가락폄근과 함께 인접한 근육사이막	새끼손가락의 폄근 덮개	뒤쪽 뼈사이신경 C7, 8	새끼손가락을 펴준다.
자쪽손목폄근	가쪽 위관절융기 그리고 자뼈의 뒤쪽 모서리	5번째 손허리뼈의 안쪽면의 바닥 위의 결절	뒤쪽 뼈사이신경 C7, 8	손목을 펴주며 모아준다.
팔꿈치근	가쪽 위관절융기	팔꿈치머리 그리고 자뼈의 근위쪽 뒤쪽 표면	노신경 C6, 7, 8,	엎침에서 자뼈의 벌림, 팔꿉관절의 부수적인 폄근

근육	이는곳	닿는곳	신경	작용
아래팔의 뒤쪽 구획의 근육들 - 깊은 층				
뒤침근	**얕은 부분**: 가쪽 위관절융기. 노쪽 곁인대 그리고 노뼈머리띠인대 **깊은 부분**: 자뼈의 뒤침근 능선	상부에서 앞쪽 비스듬선까지 노뼈의 외측 표면	뒤쪽 뼈사이신경 C5, 6, (7)	집게, 중간, 반지 그리고 새끼손가락들의 첫마디사이관절을 굽혀준다.
긴엄지벌림근	자뼈와 노뼈의 뒤쪽 표면. 사이에 놓여있는 뼈사이막	첫 번째 손허리뼈 바닥의 외측면	뒤쪽 뼈사이신경 C7, 8	엄지손가락의 손목손허리관절을 벌려주며; 엄지손가락의 부수적인 폄근이다.
짧은엄지폄근	노뼈의 뒤쪽 표면. 인접한 뼈사이막	엄지손가락의 첫마디의 등쪽 표면의 바닥	뒤쪽 뼈사이신경 C7, 8	엄지손가락의 손허리손가락관절을 펴준다.
긴엄지폄근	자뼈의 뒤쪽 표면. 인접한 뼈사이막	엄지손가락의 끝마디 바닥의 등쪽 표면	뒤쪽 뼈사이신경 C7, 8	엄지손가락의 마디사이관절을 펴준다.
집게폄근	자뼈의 뒤쪽 표면. 인접한 뼈사이막	집게손가락의 폄근 덮개	뒤쪽 뼈사이신경 C7, 8	집게손가락을 펴준다.
손의 근육들				
짧은손바닥근	손바닥쪽 널힘줄 굽힘근 지지띠	손의 자쪽 모서리 위의 피부	자신경의 얕은 가지 C(7), 8, T1	쥐기를 도와준다.
등쪽뼈사이근	손허리뼈의 인접한 측면들	집게, 가운데, 그리고 반지손가락들의 첫마디의 바닥 그리고 폄근 덮기	자신경의 깊은 가지 C8, T1	손허리손가락관절에서 집게, 가운데 그리고 반지손가락의 벌림
바닥쪽뼈사이근	손허리뼈의 측면	엄지, 집게, 반지 그리고 새끼손가락들의 폄근 덮개 그리고 엄지손가락의 첫마디	자신경의 깊은 가지 C8, T1	엄지, 집게, 반지 그리고 새끼손가락의 손허리손가락관절에서 모음
엄지모음근	**가로 머리**: 3번째 손허리뼈의 손바닥쪽 표면 **비스듬 머리**: 알머리뼈와 2번째 그리고 3번째 손허리뼈의 바닥	엄지손가락의 첫마디의 바닥 그리고 엄지손가락의 폄근 덮개	자신경의 깊은 가지 C8, T1	엄지손가락을 모아준다.
벌레근	깊은손가락굽힘근의 힘줄	집게, 반지, 가운데 그리고 새끼손가락의 폄근 덮개	**가쪽 벌레근**: 정중신경의 손가락 가지 **안쪽 벌레근**: 자신경의 깊은 가지	마디사이관절을 펴주며 동시적으로 손허리손가락관절을 굽혀준다.
손의 근육들 - 새끼두덩 융기부				
새끼벌림근	콩알뼈, 콩알갈고리인대 그리고 자쪽손목굽힘근의 힘줄	새끼손가락의 첫마디	자신경의 깊은 가지 C(7), 8, T1	손허리손가락관절에서 새끼손가락을 벌려준다.
새끼맞섬근	갈고리뼈의 갈고리. 굽힘근 지지띠	5번째 손허리뼈의 안쪽 모서리의 전체 길이	자신경의 깊은 가지 C(7), 8, T1	5번째 손허리뼈를 외측으로 회전시킨다.
짧은새끼굽힘근	갈고리뼈의 갈고리 굽힘근 지지띠	새끼손가락의 첫마디	자신경의 깊은 가지 C(7), 8, T1	새끼손가락을 손허리손가락관절에서 굽혀준다.
손의 근육들 - 엄지두덩 융기부				
짧은엄지벌림근	큰마름뼈와 손배뼈의 결절 그리고 인접한 굽힘근 지지띠	엄지손가락의 첫마디 그리고 폄근 덮개	정중신경의 되돌이 가지 C8, T1	엄지손가락을 손허리손가락관절에서 벌려준다.
엄지맞섬근	굽힘근 지지띠 큰마름뼈의 결절	1번째 손허리뼈의 노쪽 모서리의 전체 길이	정중신경의 되돌이 가지 C8, T1	엄지손가락을 안쪽으로 회전시킨다.
짧은엄지굽힘근	굽힘근 지지띠 큰마름뼈의 결절	엄지손가락의 첫마디	정중신경의 되돌이 가지 C8, T1	엄지손가락을 손허리손가락관절에서 굽혀준다.

아래팔과 손 근육의 신경 경로
(Nerve Pathways of the Forearm and Hand Muscles)

정중신경(Median Nerve)

이 신경은 C6, C7, C8 그리고 T1의 앞쪽 주요 분지로부터 파생된다. 이것은 위팔 안에서 가지를 내지 않지만 자쪽손목굽힘근과 깊은손가락굽힘근의 안쪽 절반(두 가지 모두가 자신경으로부터 공급되는)을 제외한, 아래팔 안의 굽힘근들 모두로 신경 분포된다. 이러한 아래팔 근육들은 원뒤침근, 노쪽손목굽힘근, 긴손바닥근, 얕은손가락굽힘근, 깊은손가락굽힘근(가쪽 절반), 긴엄지굽힘근 그리고 네모뒤침근 등이 된다. 손 안에선, 정중신경도 짧은엄지굽힘근(얕은 머리), 엄지맞섬근, 짧은엄지벌림근 그리고 첫 번째와 두 번째 벌레근 등으로 신경 분포된다.

정중신경은 가쪽 손바닥, 손바닥쪽 피부 그리고 가쪽의 세 개 그리고 절반 손가락의 손등쪽 손톱 바닥 등으로 감각을 공급한다. 이러한 신경이 손목굴을 통해서 지나가므로, 손목 안에서 이러한 신경의 눌림은 손목굴 증후군을 유발할 수 있다. 여기에서 엄지두덩 융기부 근육들의 일부 약화와 가늘어짐과 함께 가쪽 손바닥 그리고 가쪽 세 개의 손가락들 위에서 피부 안으로 특징적인 찌릿함과 둔감함이 존재한다.

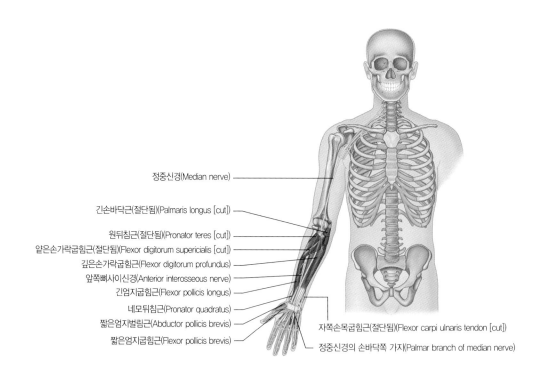

정중신경(Median nerve)

긴손바닥근(절단됨)(Palmaris longus [cut])

원뒤침근(절단됨)(Pronator teres [cut])
얕은손가락굽힘근(절단됨)(Flexor digitorum superficialis [cut])
깊은손가락굽힘근(Flexor digitorum profundus)
앞쪽뼈사이신경(Anterior interosseous nerve)
긴엄지굽힘근(Flexor pollicis longus)
네모뒤침근(Pronator quadratus)
짧은엄지벌림근(Abductor pollicis brevis)
짧은엄지굽힘근(Flexor pollicis brevis)

자쪽손목굽힘근(절단됨)(Flexor carpi ulnaris tendon [cut])
정중신경의 손바닥쪽 가지(Palmar branch of median nerve)

자신경(Ulnar Nerve)

자신경의 신경섬유는 C8과 T1으로부터 파생된다. 그 신경은 위팔을 통해서 아래로 내려가며 이어서 아래팔로 들어가도록 안쪽 위관절융기 아래를 감아 들어가며 깊은손가락굽힘근의 절반(다른쪽 절반은 정중신경에 의하여 공급된다)과 자쪽손목굽힘근으로 공급된다. 아래쪽 아래팔에서, 손등과 손바닥 피부쪽 가지가 나온다. 이어서 자신경은 굽힘근지지띠를 향해서 얕게 지나가며 지지띠를 지나나서 자신경은 종말 가지로 갈라진다. 얕은 가지는 새끼손가락과 반지손가락의 안쪽 절반의 피부에 공급되고 있는 손가락 신경으로서 종말한다. 깊은 가지는 새끼두덩의 근육들, 두 개의 벌레근, 뼈사이근 그리고 엄지모음근으로 공급된다.

자신경은 인간의 신체 안에서 가장 긴 보호받지 못한 신경이며 그러므로 손상에 취약하다. 이것은 팔꿈치에서(예: 안쪽 위관절융기의 골절) 또는 손목에서 열상으로부터 발생하는 경향이 있다.

말단부 신경 손상으로부터 운동 상실은 반지손가락과 새끼손가락에서 벌레근과 뼈사이근의 상실에서 기인하는 손의 "갈퀴모습화"를 유발한다. 손상이 팔꿈치나 그 위쪽에서 발생할 때, 깊은손가락굽힘근으로 향하는 자신경 공급이 상실되기 때문에 반지손가락과 새끼손가락은 곧게 펴진다. 손의 작은 근육들은 엄지두덩과 벌레근의 가쪽 두 개(정중신경에 의하여 공급됨)만을 제외하고 위축된다. 감각 상실은 손바닥과 손등 표면 그리고 안쪽 하나와 반쪽 손가락에서 발생한다.

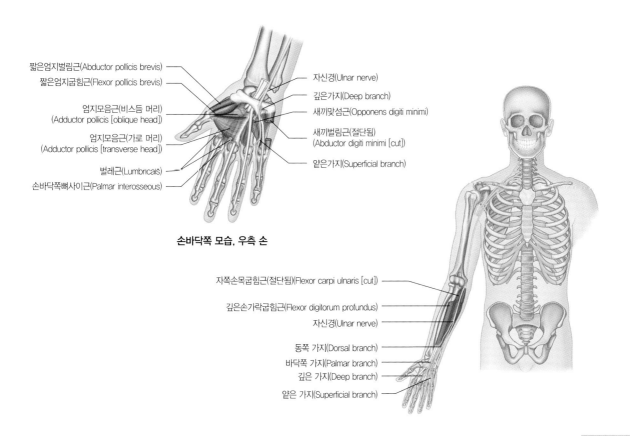

짧은엄지벌림근(Abductor pollicis brevis)
짧은엄지굽힘근(Flexor pollicis brevis)
엄지모음근(비스듬 머리)
(Adductor pollicis [oblique head])
엄지모음근(가로 머리)
(Adductor pollicis [transverse head])
벌레근(Lumbricals)
손바닥쪽뼈사이근(Palmar interosseous)

자신경(Ulnar nerve)
깊은가지(Deep branch)
새끼맞섬근(Opponens digiti minimi)
새끼벌림근(절단됨)
(Abductor digiti minimi [cut])
얕은가지(Superficial branch)

손바닥쪽 모습, 우측 손

자쪽손목굽힘근(절단됨)(Flexor carpi ulnaris [cut])
깊은손가락굽힘근(Flexor digitorum profundus)
자신경(Ulnar nerve)
등쪽 가지(Dorsal branch)
바닥쪽 가지(Palmar branch)
깊은 가지(Deep branch)
얕은 가지(Superficial branch)

노신경(Radial Nerve)

노신경의 섬유들은 C5−T1으로부터 파생된다; 그 신경은 근육의 그리고 깊은 가지로 세분된다. 근육성 가지는 위팔세갈래근, 팔꿈치머리근, 위팔노근 그리고 긴노쪽손목폄근으로 신경 분포된다. 깊은 가지는 짧은노쪽손목폄근과 엎침근으로 신경 분포된다. 뒤쪽뼈사이신경(깊은 가지의 연속된 부분)은 손가락폄근, 새끼폄근, 자쪽손목폄근, 긴엄지벌림근, 짧은엄지폄근, 긴엄지폄근 그리고 집게폄근 등으로 신경은 전달한다.

노신경은 위팔의 나선형의 고랑 안에 들어 앉아있으며 그러므로 위팔뼈 몸통 골절은 아마도 이러한 신경의 손상으로 결과할 것이며, 손목−처짐과 해부학적 코담배갑 위의 피부에서 감각의 상실로 이끌릴 것이다.

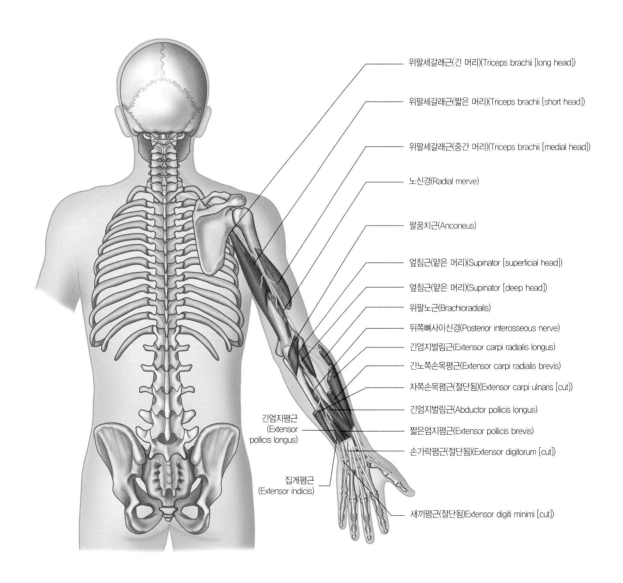

위팔세갈래근(긴 머리)(Triceps brachii [long head])

위팔세갈래근(짧은 머리)(Triceps brachii [short head])

위팔세갈래근(중간 머리)(Triceps brachii [medial head])

노신경(Radial merve)

팔꿈치근(Anconeus)

엎침근(얕은 머리)(Supinator [superficial head])

엎침근(얕은 머리)(Supinator [deep head])

위팔노근(Brachioradialis)

뒤쪽뼈사이신경(Posterior interosseous nerve)

긴엄지벌림근(Extensor carpi radialis longus)

긴노쪽손목폄근(Extensor carpi radialis brevis)

자쪽손목폄근(절단됨)(Extensor carpi ulnaris [cut])

긴엄지벌림근(Abductor pollicis longus)

짧은엄지폄근(Extensor pollicis brevis)

손가락폄근(절단됨)(Extensor digitorum [cut])

새끼폄근(절단됨)Extensor digiti minimi [cut])

긴엄지폄근
(Extensor
pollicis longus)

집게폄근
(Extensor indicis)

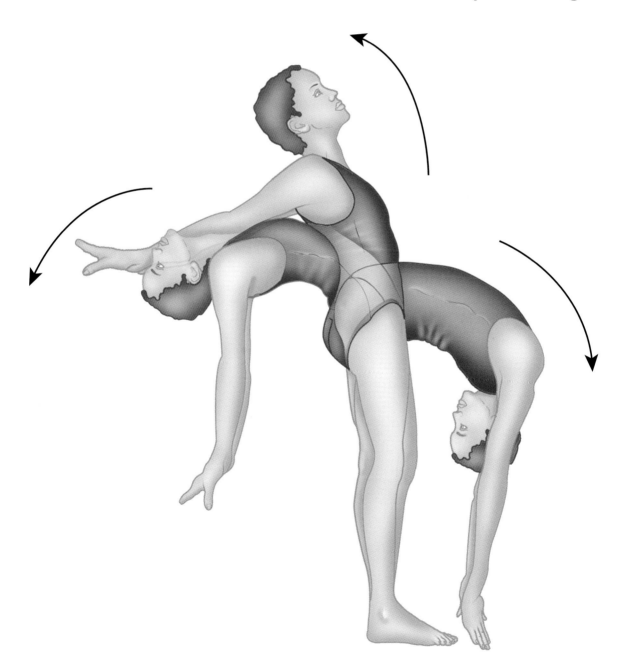

엉덩관절과 넙다리의 근육들

Muscles of the Hip and Thigh

하지는 말 그대로 신체의 체중지지와 이동이라는, 두 가지 주요한 기능을 보유한다. 해부학적으로 하지는 볼기, 넙다리, 종아리 그리고 발처럼 네 개의 부분으로 구분될 수 있다.

하지이음뼈 두 개의 골반뼈로 이루어지며, 이것들은 뒤쪽으로는 몸통과 강력한 엉치엉덩관절에서 그리고 앞쪽으로는 두덩결합에서 두 골반 서로가 관절하고 있다. 골반뼈는 그 자체가 엉덩뼈, 궁둥뼈 그리고 두덩뼈로 구성되며; 이러한 것들은 아동기에는 유리연골에 의하여 서로 관절하게 되며, 이어서 사춘기 이후에 골화된다.

엉덩관절은 넙다리뼈의 둥근 넙다리뼈 머리와 컵-모양의 구조인 절구 사이에서 형성된 윤활액의 절구-와-공이 관절이다. 어깨와 같이, 절구는 넙다리뼈 머리와 절구 두 가지 모두를 덮어주고 있는 유리연골과 함께 섬유연골의 테두리에 의하여 깊어지게 된다. 이러한 연골은 움직임 동안 뼈들의 충돌을 막아주기 위한 유연한 충격흡수기로서 작용하는 것과 함께, 움직이고 있는 뼈가 서로 간에 교차해서 잘 미끄러지도록 매끄

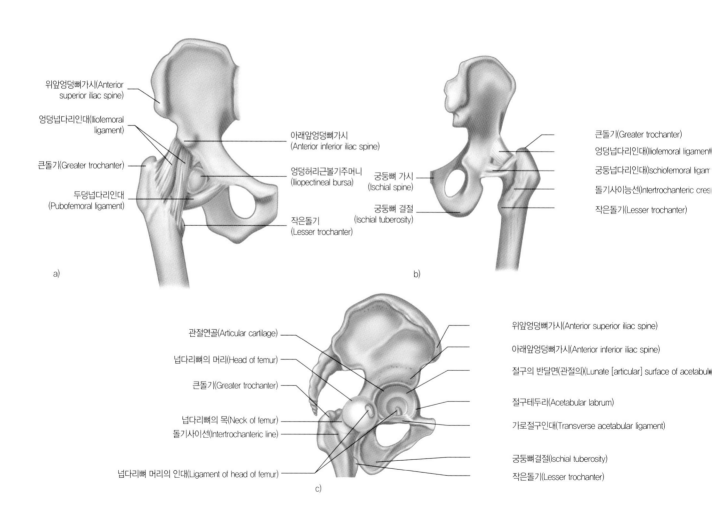

엉덩관절: (a) 우측 다리, 전방 모습; (b) 우측 다리: 후방 모습; (c) 우측 다리, 측면 모습

러운 표면을 제공한다. 비록 엉덩관절의 안정성이 주로 이러한 뼈의 요인들에 의존할지라도, 그 관절을 고
정해주며 관절들의 탈구를 막아주도록 도와주는 많은 튼튼한 인대들과 근육들도 역시 존재한다. 이것에 포
함된 세 개의 주요한 인대는 엉덩넙다리의, 두덩넙다리의 그리고 궁둥넙다리의 인대가 된다.

넙다리뼈는 인체 안에서 가장 크고, 가장 무거우며 가장 강인한 뼈이다. 넙다리뼈 머리에 대하여 먼쪽으
로 넙다리뼈의 목이 존재하며, 이것은 전방으로 이동을 도와주도록, 경사의 특정한 각도에서 넙다리뼈 몸통
으로 부착된다.

넙다리뼈가 몸쪽부분으로부터 먼쪽으로 넙다리의 정가운데를 따라서 아래로 주행하지 않는다는 것을 이
해하는 것도 역시 중요하다. 엉덩관절에서 왼쪽과 오른쪽 넙다리뼈 머리는 골반의 가로 넓이에 의하여 벌어
져있으며, 반면에 무릎에서 그 두 뼈의 아래쪽 끝부분은 거의 접촉하고 있다. 그러므로 넙다리뼈의 몸통은
매우 비스듬하게 놓여있으며 보다 넓은 골반으로 인해서 여성에게서 더욱 두드러진다.

넙다리뼈의 먼쪽 끝부분에서, 두 개의 둥근 관절융기는 무릎관절을 형성하도록 아래쪽 다리의 정강뼈와
종아리뼈를 만난다.

상지와는 다르게 하지에서는 일부 가동성을 희생하며 서있기, 걷기, 달리기 그리고 점프하기 동안 안정
성, 강도 그리고 체중 지지를 위해서 보다 더 구조를 갖춘다. 이러한 동작들에서 엉덩관절 위에서 신체의 움
직임에 의하여 주어진 그 힘은 아마도 신체의 체중만으로 주어진 힘보다 몇 배는 더 클 수 있을 것이다. 이
러한 강도와 함께, 엉덩관절은 여전히 360도에 걸쳐 넙다리뼈의 자유로운 움직임을 허용하는 자체의 절
구-공이 구조와 함께, 커다란 가동범위를 향유한다. 넙다리뼈는 아마도 엉덩관절에서 자체의 축 주위에서
90도 정도 휘돌릴 수 있을 것이다. 엉덩관절은 강력한 육체적인 운동 중 반복적으로 이러한 극단적인 힘을
받아내는 것이 반드시 가능해야 한다.

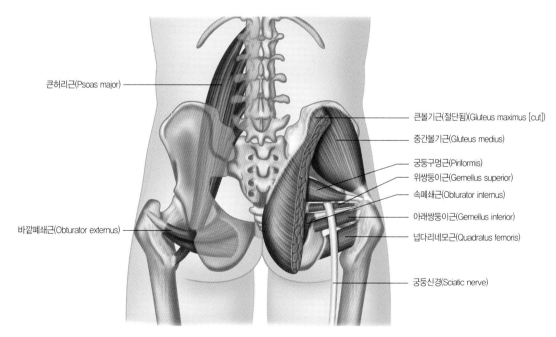

큰허리근(Psoas major)

큰볼기근(절단됨)(Gluteus maximus [cut])

중간볼기근(Gluteus medius)

궁둥구멍근(Piriformis)

위쌍둥이근(Gemellus superior)

속폐쇄근(Obturator internus)

아래쌍둥이근(Gemellus inferior)

넙다리네모근(Quadratus femoris)

바깥폐쇄근(Obturator externus)

궁둥신경(Sciatic nerve)

볼기와 엉덩관절의 근육들

볼기 또는 볼기 부위를 구성하는 근육의 커다란 덩어리는 뼈의 골반과 엉덩관절 뒤쪽에 놓여있으며 세 개의 볼기 근육을 구성한다: 큰볼기근(인체 안에서 가장 큰 근육), 중간볼기근 그리고 작은 볼기근. **큰볼기근** (gluteus maximus)은 엉덩뼈, 엉치결절인대 그리고 엉치뼈와 꼬리뼈의 후면으로부터 기원하며; 그 근육의 보다 깊은 섬유들은 넙다리뼈의 후방 표면에서 볼기근거친면으로 부착하도록, 아래로 그리고 전방으로 비스듬히 진행한다. 그 근육의 주요한 덩어리는 얕으며, 엉덩정강근막띠(tensor fascia latae muscle)라고 불리는 넙다리 안의 깊은 근막의 수직방향의 두꺼워짐 안으로, 넙다리근막긴장근과 함께 부착한다. 기립한 자세에서, 그 근육은 넙다리뼈 위에서 골반을 고정해주는 일종의 버팀목처럼 작용하며; 펴진 다리 자세에서, 이 근육은 무릎관절의 폄도 유지해준다. 큰볼기근의 다른 기능들은 엉덩관절에서 강력한 폄근의 기능이다.

중간볼기근과 작은볼기근 둘 다는 넙다리뼈의 큰돌기로 부착하는 부채모양의 근육이다. 이러한 두 근육은 엉덩관절에서 넙다리뼈의 벌림근으로서 그리고 예를 들어 걷기 동안 바닥으로부터 발이 들려질 때 골반의 기울어짐을 막아주기 위한 안정근으로서 작용한다. 볼기 근육들보다 깊숙하게 엉덩관절의 후면을 덮고 있는 작은 근육들의 그룹이 존재하며 이러한 관절에서 넙다리뼈의 가쪽 회전근으로서 작용한다. **궁둥구멍근**(piriformis), **속폐쇄근**(obturator internus), **위쌍둥이근**(gemellus superior) 그리고 **아래쌍둥이근**(gemellus inferior) 모두는 넙다리뼈의 큰돌기로 부착하는 반면, **넙다리네모근**(quadratus femoris)은 네모근선/결절 위로 부착한다.

엉덩관절과 넙다리의 근육들은 단지 안정성만 제공하는 것이 아니고 움직임과 근력도 함께 제공하며; 그 근육들의 위치와 기능에 따라서, 이러한 근육들은 네 개의 그룹으로 구분될 수 있다 – 앞쪽, 모음근, 벌림근 그리고 뒤쪽.

엉덩관절에서 넙다리의 굽힘을 담당하는, **앞쪽 근육 그룹**(anterior muscle group)은 다음을 포함한다:

- **엉덩허리근**(iliopsoas) 두 개의 근육으로 구성: **큰허리근**(psoas major)과 **엉덩근**(iliacus) (5장을 참조)
- **넙다리네갈래근**(quadriceps femoris), 네 개의 근육으로 구성(명칭은 네 개의–머리를 의미함): **넙다리곧은근**(rectus femoris), **중간넓은근**(vastus intermedius), **가쪽넓은근**(vastus lateralis) 그리고 **안쪽넓은근**(vastus medialis).

네 개의 강력한 네갈래근 모두는 무릎뼈로 부착하도록 수렴되고 합쳐지며, 그 자체는 무릎인대로서 정강뼈로 부착한다.

넙다리의 안쪽 측면 위의, **모음근 그룹**(adductor muscle group)은 다음을 포함한다:

- **긴모음근**(adductor longus), **짧은모음근**(adductor brevis), **큰모음근**(adductor magnus), **두덩근**(pectineus) 그리고 **두덩정강근**(gracilis)

그 근육의 네 부분이 넙다리뼈 주위를 둘러싸기 때문에, 넙다리뼈의 몸통이 비스듬하게 놓이면서, 넙다리네갈래근도 역시 비스듬하다. 모음근은 넙다리네갈래근 그리고 두덩정강근에 의하여 경계를 이루는 안쪽 넙다리 사이의 공간을 채워준다.

넙다리의 외측면 위의, **별림근 그룹**(abductor muscle group)은 다음을 포함한다:

- **궁둥구멍근**(piriformis), **위쌍둥이근**(gemellus superior), **아래쌍둥이근**(gemellus inferior), **넙다리근막긴장근**(tensor fascia latae), **넙다리 빗근**(sartorius), **중간볼기근**(gluteus medius) 그리고 **작은볼기근**(gluteus mininus).

엉덩관절에서 넙다리 펴기를 담당하는 **뒤쪽 근육 그룹**(posterior muscle group)은 다음을 포함한다:

- **큰볼기근**(gluteus maximus: 인체에서 가장 큰 근육)
- 다음으로 이루어진 **뒤넙다리근**(hamstrings): **넙다리두갈래근**(biceps femoris), **반막모양근**(semimembranosus) 그리고 **반힘줄모양근**(semitendinosus)

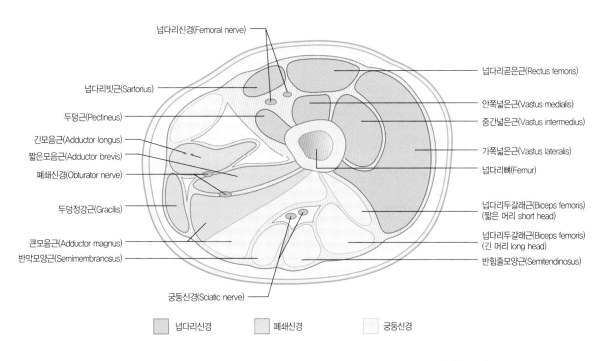

근육, 신경 그리고 연관된 구조물들 사이에서 상관관계를 분명하게 보여주는, 넙다리의 단면-모습

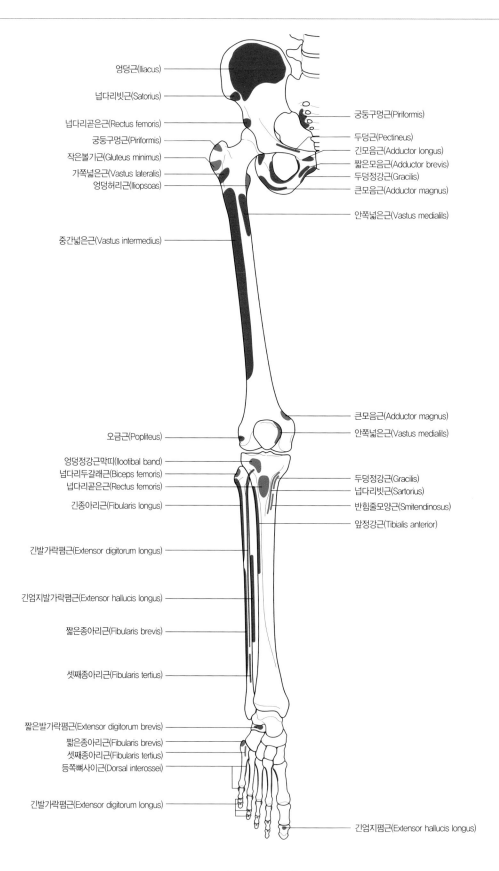

엉덩근(Iliacus)

넙다리빗근(Satorius)

넙다리곧은근(Rectus femoris)

궁둥구멍근(Piriformis)

작은볼기근(Gluteus minimus)

가쪽넓은근(Vastus lateralis)

엉덩허리근(Iliopsoas)

중간넓은근(Vastus intermedius)

궁둥구멍근(Piriformis)

두덩근(Pectineus)

긴모음근(Adductor longus)

짧은모음근(Adductor brevis)

두덩정강근(Gracilis)

큰모음근(Adductor magnus)

안쪽넓은근(Vastus medialils)

오금근(Popliteus)

엉덩정강근막띠(Ilootibal band)

넙다리두갈래근(Biceps femoris)

넙다리곧은근(Rectus femoris)

긴종아리근(Fibularis longus)

긴발가락폄근(Extensor digitorum longus)

긴엄지발가락폄근(Extensor hallucis longus)

짧은종아리근(Fibularis brevis)

셋째종아리근(Fibularis tertius)

짧은발가락폄근(Extensor digitorum brevis)

짧은종아리근(Fibularis brevis)

셋째종아리근(Fibularis tertius)

등쪽뼈사이근(Dorsal interossei)

긴발가락폄근(Extensor digitorum longus)

큰모음근(Adductor magnus)

안쪽넓은근(Vastus medialils)

두덩정강근(Gracilis)

넙다리빗근(Sartorius)

반힘줄모양근(Smitendinosus)

앞정강근(Tibialis anterior)

긴엄지폄근(Extensor hallucis longus)

앞쪽 다리의 부착부

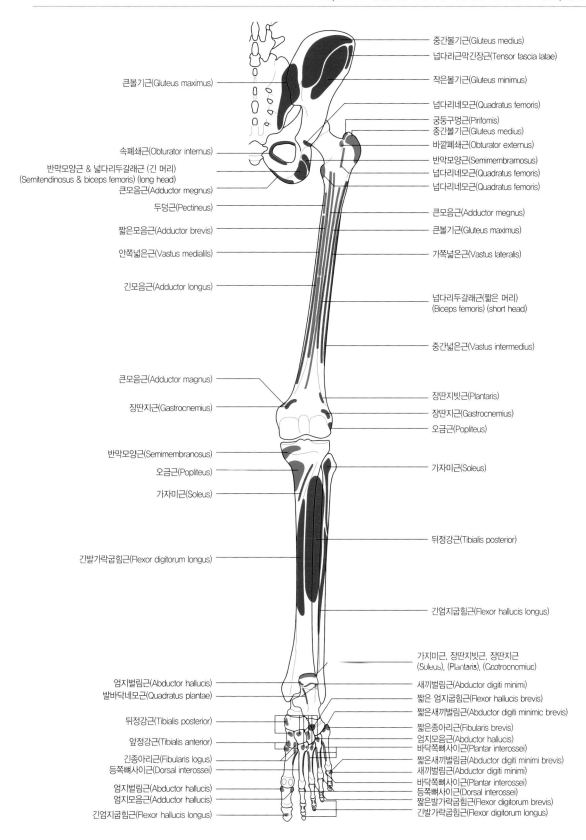

큰볼기근(Gluteus maximus)

속폐쇄근(Obturator internus)

반막모양근 & 넓다리두갈래근 (긴 머리)
(Semitendinosus & biceps femoris) (long head)
큰모음근(Adductor megnus)

두덩근(Pectineus)

짧은모음근(Adductor brevis)

안쪽넓은근(Vastus medialils)

긴모음근(Adductor longus)

큰모음근(Adductor magnus)

장딴지근(Gastrocnemius)

반막모양근(Semimembranosus)

오금근(Popliteus)

가자미근(Soleus)

긴발가락굽힘근(Flexor digitorum longus)

엄지벌림근(Abductor hallucis)
발바닥네모근(Quadratus plantae)

뒤정강근(Tibialis posterior)

앞정강근(Tibialis anterior)

긴종아리근(Fibularis logus)
등쪽뼈사이근(Dorsal interossei)

엄지벌림근(Abductor hallucis)
엄지모음근(Adductor hallucis)

긴엄지굽힘근(Flexor hallucis longus)

중간볼기근(Gluteus medius)

넙다리근막긴장근(Tensor fascia latae)

작은볼기근(Gluteus minimus)

넙다리네모근(Quadratus femoris)

궁둥구멍근(Pirifomis)
중간볼기근(Gluteus medius)

바깥폐쇄근(Obturator externus)

반막모양근(Semimembramosus)
넙다리네모근(Quadratus femoris)
넙다리네모근(Quadratus femoris)

큰모음근(Adductor megnus)

큰볼기근(Gluteus maximus)

가쪽넓은근(Vastus lateralis)

넙다리두갈래근(짧은 머리)
(Biceps femoris) (short head)

중간넓은근(Vastus intermedius)

장딴지빗근(Plantaris)
장딴지근(Gastrocnemius)
오금근(Popliteus)

가자미근(Soleus)

뒤정강근(Tibialis posterior)

긴엄지굽힘근(Flexor hallucis longus)

가지미근, 장딴지빗근, 장딴지근
(Soleus), (Plantaris), (Gastrocnemiuc)

새끼벌림근(Abductor digiti minimi)
짧은 엄지굽힘근(Flexor hallucis brevis)
짧은새끼벌림근(Abductor digiti minimic brevis)
짧은종아리근(Fibularis brevis)
엄지모음근(Abductor hallucis)
바닥쪽뼈사이근(Plantar interossei)
짧은새끼벌림근(Abductor digiti minimi brevis)
새끼벌림근(Abductor digiti minimi)
바닥쪽뼈사이근(Plantar interossei)
등쪽뼈사이근(Dorsal interossei)
짧은발가락굽힘근(Flexor digitorum brevis)
긴발가락굽힘근(Flexor digitorum longus)

뒤쪽 다리의 부착부

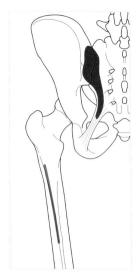

큰볼기근(대둔근, Gluteus maximus)

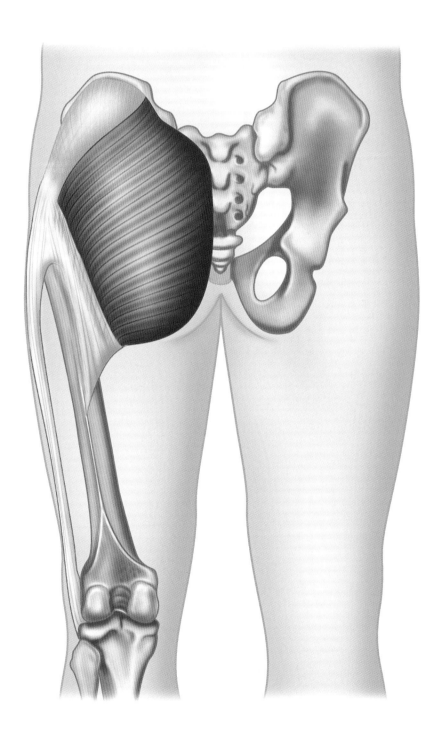

큰볼기근(GLUTEUS MAXIMUS)

그리스어, gloutos, 볼기. **라틴어**, maximus 가장 큰
큰볼기근은 인체 안에서 가장 거칠게 섬유가 분포되고 가장 무거운 근육이다.

이는곳 중간볼기근을 덮고 있는 근막, 뒤쪽볼기근선의 후방에서 엉덩뼈의 바깥쪽 표면, 척추세움근의 근막, 아래쪽 엉치뼈의 등쪽 표면, 꼬리뼈의 가쪽 모서리, 엉치결절인대의 바깥쪽 표면

닿는곳 근막긴장의 엉덩정강근막띠의 뒤쪽 표면. 근위쪽 넙다리뼈의 볼기결절

신경 아래 볼기신경 L5, S1, 2

작용 엉덩관절에서 굽힌 넙다리뼈의 강력한 폄근. 엉덩관절과 무릎관절의 가쪽 안정근. 넙다리를 가쪽으로 회전시키며 벌려준다.

기본적인 기능적 움직임

예: 계단오르며 걷기, 앉기로부터 일어서기

이 근육을 상당하게 이용하는 스포츠

예: 달리기, 서핑, 윈드서핑, 점프하기, 역도("클린" 단계, 즉, 바닥으로부터 웨이트를 들어올리는 시기)

이 근육이 만성적으로 긴장되고/짧을 때 공통적인 문제

골반, 허리 그리고 무릎의 외측면 안에서 통증으로 이끌리는, 골반 불균형

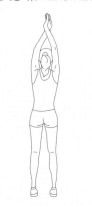

근력강화(STRENGTHEN)

등척성 볼기 쥐어짜기
(Isometric glute sequeeze)

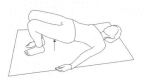

어깨 브리지
(Shoulder bridge)

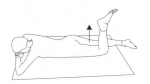

엎드려서 무릎 들기
(Prone lying knee lift)

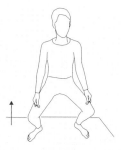

쪼그림에서 일어서기
(Rising from squat)

늘리기(STRETCH)

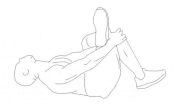

누워서 발을 무릎위로 늘리기
(Lying foot-over-knee stretch)

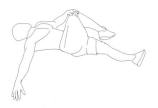

누워서 무릎-교차 늘리기
(Lying cross-over-knee stretch)

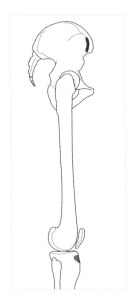

넙다리근막긴장근(대퇴근막장근,
Tensor fasciae latae)

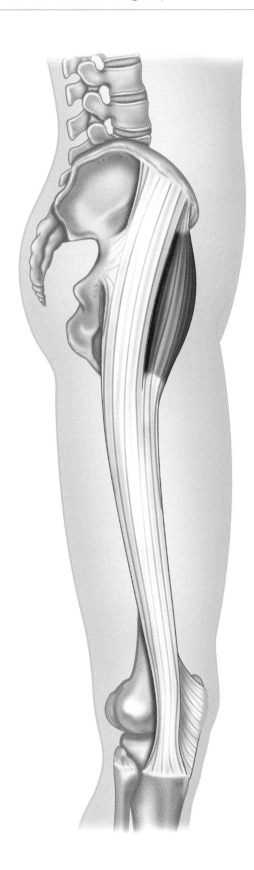

근력강화(STRENGTHEN)

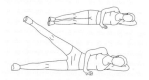

옆으로 누워 다리 올리기
(Lying lateral leg raise)

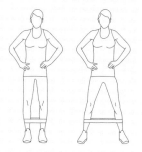

저항 밴드 벌림 옆으로 딛기
(Resistance band abduction side steps)

늘리기(STRETCH)

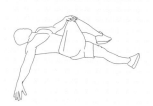

누워서 무릎-교차 늘리기
(Lying cross-over-knee stretch)

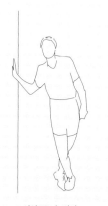

서서 TFL 늘리기
(Standing TFL stretch)

넙다리근막긴장근(TENSOR FASCIA LATAE)

라틴어, tendere, 늘리는 것, 당기는 것; fasciae, 띠, 벨트 등의; latae 넓은

이 근육은 골반의 가쪽 측면 위에서, 큰볼기근의 앞쪽에 위치한다.

이는곳　ASIS 그리고 엉덩뼈능선의 결절 사이에서 엉덩뼈능선의 외측면

닿는곳　넙다리근막의 엉덩정강근막띠

신경　위 볼기신경 L4, 5, S1

작용　폄에서 무릎을 고정시킨다.

기본적인 기능적 움직임
　　　예: 걷기

이 근육을 상당하게 이용하는 스포츠
　　　예: 승마, 허들 경기, 수상스키

이 근육이 만성적으로 긴장되고/짧을 때 공통적인 문제
　　　골반, 허리 그리고 무릎의 외측면 안에서 통증으로 이끌리는, 골반 불균형

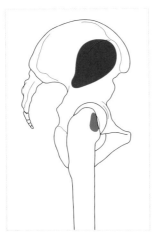

작은볼기근(소둔근, Gluteus minimus)

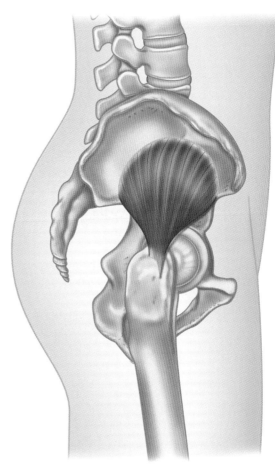

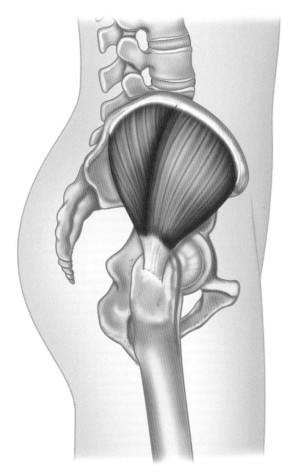

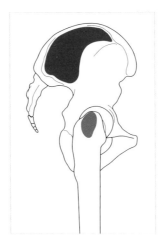

중간볼기근(중둔근, Gluteus medius)

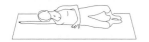

대합조개
(Clam)

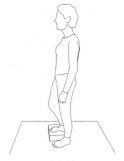

블록에서 옆을 들기
(Side lifts from block)

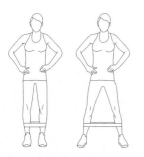

저항 밴드 벌림 옆으로 딛기
(Resistance band abduction side steps)

늘리기(STRETCH)

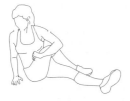

무릎-세워 회전 늘리기
(Knee-up rotation stretch)

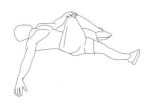

누워서 무릎-교차 늘리기
(Lying cross-over-knee stretch)

중간볼기근은 큰볼기근보다 대부분 깊게 위치하며 그러므로 그 근육에 의해 가려져 있지만, 큰볼기근과 넙다리근막긴장근 사이의 표면에서 나타난다. 작은볼기근은 중간볼기근의 섬유가 그것을 가리고 있는 중간볼기근의 전방 아래쪽에 그리고 보다 깊게 위치한다. 걷기 중, 작은볼기근과 함께 중간볼기근은 체중을 받치지 않는 다리로 골반이 쳐지는 것을 막아준다.

그리스어, gloutos, 볼기. **라틴어**, medius, 중간; mininus 가장 작은

중간볼기근(GLUTEUS MEDIUS)

이는곳 앞쪽과 뒤쪽 볼기근선 사이에서 엉덩뼈의 바깥 표면
닿는곳 큰돌기의 가쪽 표면 위에서 비스듬히 능선
신경 위 볼기신경 L4, 5, S1,
작용 엉덩관절에서 넙다리뼈를 벌려준다. 넙다리를 내측으로 회전시킨다. 걷기 중 기립한 다리 위에서 골반을 안전하게 유지하며 반대쪽 유각기 쪽에서 골반 처짐을 막아준다.

작은볼기근(GLUTEUS MINIMUS)

이는곳 앞쪽과 뒤쪽 볼기근선 사이에서 엉덩뼈의 바깥 표면
닿는곳 큰돌기의 앞쪽측면의 모서리
신경 위 볼기신경 L4, 5, S1
작용 엉덩관절을 벌려주고, 안쪽으로 회전시키고 아마도 굽힘에서 도와줄 것이다.

기본적인 기능적 움직임
    예: 낮은 담장과 같이 어떤 물체 위를 옆으로 넘어 딛기
이 근육을 상당하게 이용하는 스포츠
    예: 옆으로-딛기를 필요로하는 모든 스포츠, 특히 크로스-컨트리 스키와 빙상 스케이팅
이 근육이 만성적으로 긴장되고/짧을 때 공통적인 문제
    골반, 허리 그리고 무릎 안에서 통증으로 이끌리는 골반 불균형

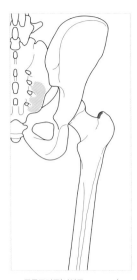

궁둥구멍근(이상근, Piriformis)

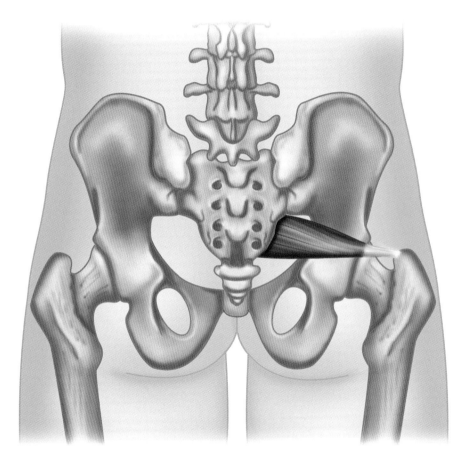

근력강화(STRENGTHEN)

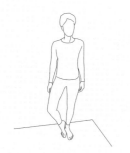

서서 엉덩관절 비틀기
(Standing hip twist)

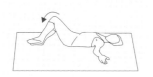

누워 엉덩관절 비틀기
(Lying hip twist)

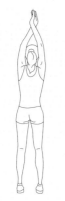

등척성 볼기 쥐어짜기
Isometric glute squeeze
(발가락이 바으로 향함)
(point toes outwards)

궁둥구멍근(PIRIFORMIS)

라틴어, pirum, 배(과일); forma, 모양
궁둥구멍근은 큰궁둥구멍을 통해서 지나감에 의하여 골반을 빠져나오며, 속폐쇄근과 함께 골반벽의 근육이 된다(6장을 참조).

이는곳 앞쪽 엉치뼈구멍 사이 엉치뼈의 앞쪽 표면

닿는곳 큰돌기의 위쪽 모서리의 내측면

신경 엉치신경으로부터의 가지 S1, 2

작용 엉덩관절에서 편 넙다리뼈를 외측으로 회전시킨다. 굽힌 넙다리뼈를 엉덩관절에서 벌려준다. 절구 안에서 넙다리뼈 머리를 유지하도록 도와준다. 아마도 엉덩관절이 90도까지 그리고 그 이상 굽혀져있을 때 안쪽으로 회전을 도와줄 것이다.

기본적인 기능적 움직임

예: 차에서 내릴 때 처음 밖으로 내놓는 다리를 들어준다.

이 근육을 상당하게 이용하는 스포츠

예: 수영(평형의 발차기), 축구

이 근육이 만성적으로 긴장되고/짧을 때 공통적인 문제

팽팽한 궁둥구멍근은 궁둥신경을 압박할 것이며, 궁둥구멍근 증후군 즉, 볼기 안에서 시작하는 궁둥신경통증을 유발할 것이다.

늘리기(STRETCH)

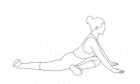

누워 다리-감아 엉덩관절 늘리기
(Lying leg-tuck hip stretch)

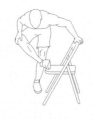

서서 다리-감아 엉덩관절 늘리기
(Standing leg-tuck hip stretch)

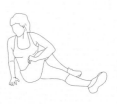

무릎-세워 회전 늘리기
(Knee-up rotation stretch)

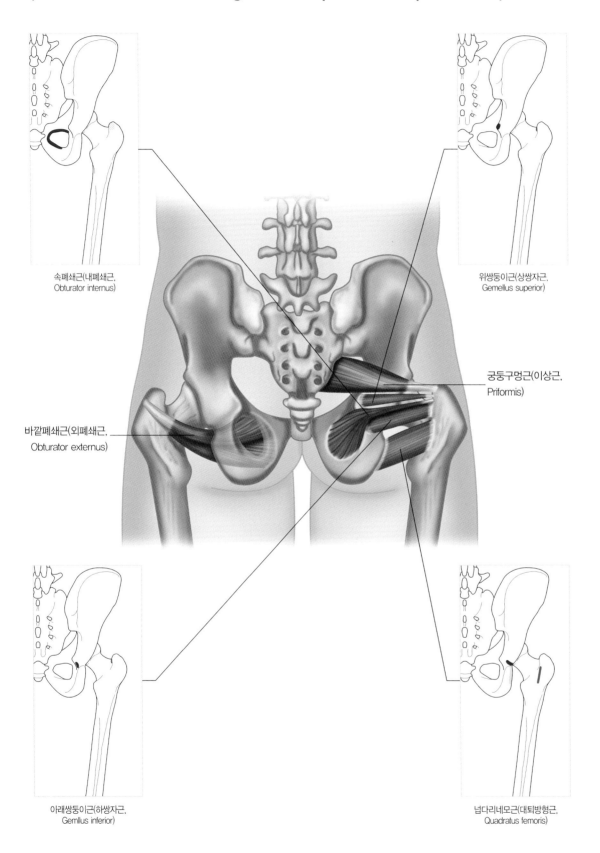

속폐쇄근(내폐쇄근,
Obturator internus)

위쌍둥이근(상쌍자근,
Gemellus superior)

궁둥구멍근(이상근,
Priformis)

바깥폐쇄근(외폐쇄근,
Obturator externus)

아래쌍둥이근(하쌍자근,
Gemllus inferior)

넙다리네모근(대퇴방형근,
Quadratus femoris)

근력강화(STRENGTHEN)

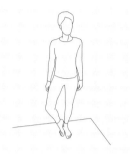

서서 엉덩관절 비틀기
(Standing hip twist)

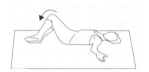

누워 엉덩관절 비틀기
(Lying hip twist)

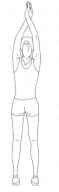

등척성 볼기 쥐어짜기
Isometric glute squeeze
(발가락이 밖으로 향함)
(point toes outwards)

넙다리네모근에 더해서, 속폐쇄근, 아래쌍둥이근 그리고 위쌍둥이근을 포함한다. 궁둥구멍근과 함께 속폐쇄근은 골반벽의 근육이 된다(6장을 참조).

라틴어. obturare, 막아주는 것; internus, 안쪽의, gemellus, 쌍둥이/이중의; superior, 위쪽의; inferior, 아래의; quadratus 사각형의; femoris 넙다리의.

이는곳 속폐쇄근: 진정한 골반의 전방외측 벽; 폐쇄근막과 주변뼈들의 깊은 표면.

위쌍둥이근: 궁둥뼈가시

아래쌍둥이근: 궁둥뼈가시의 위쪽 면

넙다리네모근: 궁둥뼈결절에 대하여 바로 앞쪽에서 궁둥뼈의 가쪽 모서리

닿는곳 속폐쇄근: 큰돌기의 안쪽 측면

위쌍둥이근: 속폐쇄근 힘줄의 상부 표면의 길이를 따라서 그리고 속폐쇄근 힘줄과 함께 큰돌기의 안쪽 측면 안으로

아래쌍둥이근: 속폐쇄근 힘줄의 상부 표면의 길이를 따라서 그리고 속폐쇄근 힘줄과 함께 큰돌기의 안쪽 측면 안으로

넙다리네모근: 근위쪽 넙다리뼈의 돌기사이 능선 위에서 네모근 결절

신경 속폐쇄근 그리고 위쌍둥이근: 속폐쇄근으로 향하는 신경, L5, S1

아래쌍둥이근 그리고 넙다리네모근: 넙다리네모근으로 향하는 신경, L5, S1, (2)

작용 엉덩관절을 가쪽으로 회전시킨다. 엉덩관절에서 굽힌 넙다리뼈를 벌려준다. 절구 안으로 넙다리뼈 머리를 유지하도록 도와준다.

기본적인 기능적 움직임

예: 자동차 밖으로 처음 다리를 들고 내딛는 것

이 근육을 상당하게 이용하는 스포츠

예: 수영(평형의 발차기), 축구

이 근육이 만성적으로 긴장되고/짧을 때 공통적인 문제

양발을 밖으로 돌린 채 서있는 사람

늘리기(STRETCH)

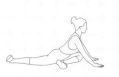

누워 다리-감아 엉덩관절 늘리기
(Lying leg–tuck hip stretch)

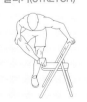

서서 다리-감아 엉덩관절 늘리기
(Standing leg–tuck hip stretch)

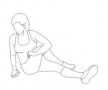

무릎-세워 회전 늘리기
(Knee–up rotation stretch)

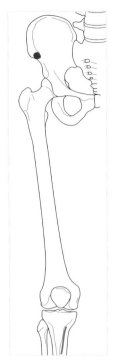

넙다리빗근(봉공근, Sartorius)

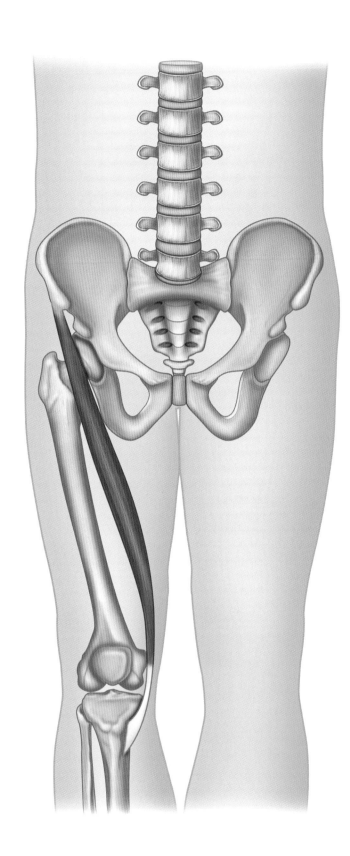

근력강화(STRENGTHEN)

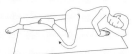

클램 비틀기
(Clam twist)

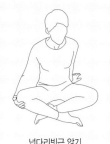

넙다리빗근 앉기
(Sartorius sitting)

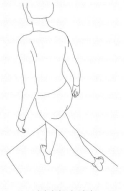

넙다리빗근 늘리기
(Sartorius stretch)

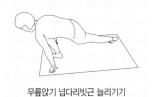

무릎앉기 넙다리빗근 늘리기기
(Kneeling sartorius stretch)

넙다리빗근(SARTORIUS)

라틴어, sartor, 봉제공의

넙다리빗근은 넙다리의 전방 구획의 가장 얇은 근육이며 인체 안에서 가장 긴 띠모양의 근육이다. 이러한 근육의 위쪽 1/3의 안쪽 경계면은 넙다리 삼각형의 가쪽 경계면을(긴모음근은 안쪽 경계면을 형성하고, 샅고랑인대는 위쪽 경계면을 형성한다) 형성한다. 넙다리빗근의 작용은 봉제공의 다리를 교차하고 앉아 있는 자세로 하지를 위치시키는 것이다(그래서 그러한 라틴어로부터 명칭이 나옴).

이는곳   위앞엉덩뼈가시

닿는곳   정강뼈거친면 쪽으로 바로 아래 내측에서 정강뼈의 안쪽 표면

신경   넙다리신경 L2, 3, (4)

작용   엉덩관절에서 넙다리를 굽혀준다(걷기나 달리기에서 다리를 앞쪽으로 가져오는 것을 도와준다). 무릎관절에서 종아리를 굽혀준다.

기본적인 기능적 움직임

예: 교차된-다리로 앉기

이 근육을 상당하게 이용하는 스포츠

예: 발레, 스케이팅, 축구

이 근육을 손상시킬 수 있는 상해나 움직임

교차된-다리나 연꽃자세에서 요가 운동과 함께 지나치게 욕심을 내고 운동할 때

이 근육이 만성적으로 긴장되고/짧을 때 공통적인 문제

무릎의 안쪽으로 통증이나 상해

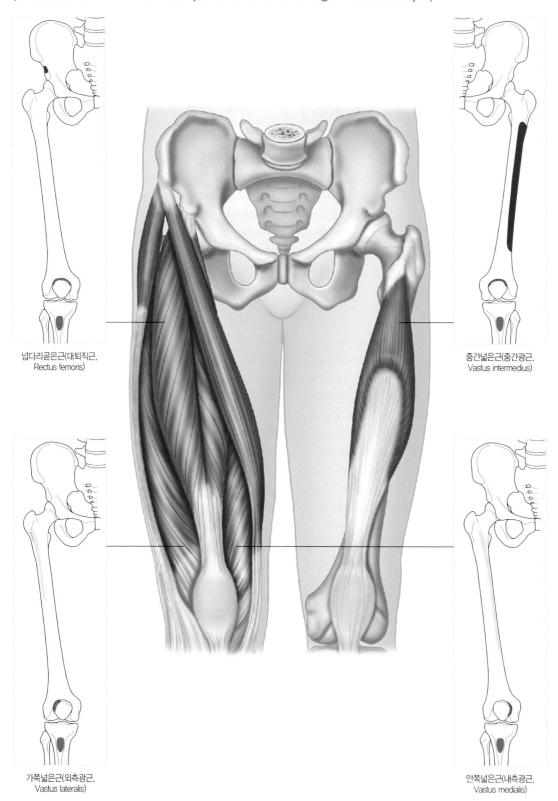

넙다리곧은근(대퇴직근,
Rectus femoris)

중간넓은근(중간광근,
Vastus intermedius)

가쪽넓은근(외측광근,
Vastus lateralis)

안쪽넓은근(내측광근,
Vastus medialis)

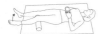

근력강화(STRENGTHEN)

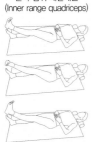

안쪽 범위 네갈래근
(Inner range quadriceps)

다리뻗어 올리기(안쪽과 가쪽 구성요소에
대한 회전에 더해서)(Straight leg raise
(plus rotations for medial/
lateral components))

벽 미끄럼 등척성 네갈래근
(안쪽에 대하여 발끝을 밖으로 향함)
(Wall slide isometric quads
(point the feet out for medialis))

웨이트와 함께 쪼그리기
(안쪽에 대하여 발끝을 밖으로 향함)
(Squats with weights
(point the feet out for medialis))

늘리기(STRETCH)

무릎앉기 네갈래근 늘리기
(Kneeling quads stretch)

기립한 네갈래근 늘리기
(Standing quads stretch)

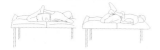

엎드린 네갈래근 늘리기
(Prone quads stretch)

자신의 발목을 잡도록 어느쪽 손이든 사용한다.

라틴어, rectus, 곧은; femoris, 넙다리의; vastus, 넓은; lateralis, 가쪽과 연관된

네 개의 넙다리네갈래근(라틴어: 네-머리의 four-headed)은 다음과 같다: 넙다리곧은근, 가쪽넓은근, 안쪽넓은근 그리고 중간넓은근. 그것들 모두는 무릎관절을 지나가지만, 넙다리곧은근만이 그 이는곳에서 두 개의 머리를 보유한 유일한 근육이다: 굽은 머리는 네-발 동물들에서 그 근육의 당김의 연결선 안에 놓여있는 반면에, 곧은 머리만이 똑바로 선 자세의 결과로서 인간에게서 발달된 것으로 보인다. 안쪽넓은근은 넙다리네갈래근 중 가장 깊은 부분이다. 이 근육은 그 근육 자체와 그 위에 놓여있는 넙다리곧은근 사이에서 활주의 움직임을 허용하도록 그 근육의 앞쪽 표면 위로 막모양의 힘줄을 보유한다. 넙다리네갈래근은 앉기에서 일어설 때, 걷기와 등산하는 동안 무릎을 곧게 펴준다. 넓은근들은 앉기 움직임을 조절하도록 집단으로 역할을 수행한다.

이는곳 넙다리곧은근:

곧은 머리(앞쪽 머리): 아래앞엉덩뼈가시

굽은 머리(뒤쪽 머리): 절구 위의 고랑(엉덩뼈 위에서)

넓은근 그룹: 넙다리뼈 몸통의 위쪽 절반

닿는곳 무릎뼈, 이어서 무릎힘줄을 경유해서, 정강뼈거친면 안으로 부착한다.

신경 아래 볼기신경 L2, 3, 4

작용 넙다리곧은근: 엉덩관절에서 넙다리를 굽혀준다(공을 찰 때처럼 부분적으로 조합해서), 그리고 무릎관절에서 종아리를 펴준다.

넓은근 그룹: 무릎관절에서 종아리를 펴준다.

기본적인 기능적 움직임

예: 계단을 걸어 오르기, 자전거타기

이 근육을 상당하게 이용하는 스포츠

예: 산악달리기(달릴 때 밀어내기 시기 그리고 무릎 고정시키기), 스키, 모든 점프 경기, 공을 차는 스포츠(축구, 가라데 등), 역도

이 근육이 만성적으로 긴장되고/짧을 때 공통적인 문제

요통, 무릎 통증이나 약화 특히 그 근육이 긴장되고 약해져 있을 때. 상이한 넙다리두갈래근 사이에서 불균형은 아마도 무릎뼈넙다리뼈사이의 잘못된-경로형성에서 기인하는 앞쪽 무릎통증을 유발할 수 있다.

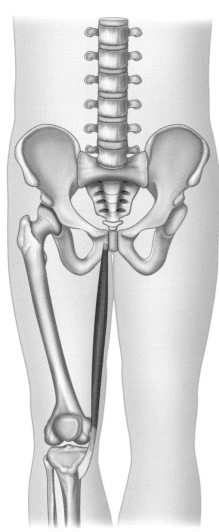

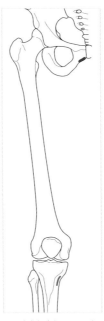

두덩정강근(박근, Gracilis)

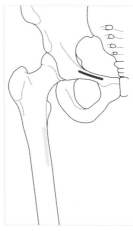

두덩근(치골근, Pectineus)

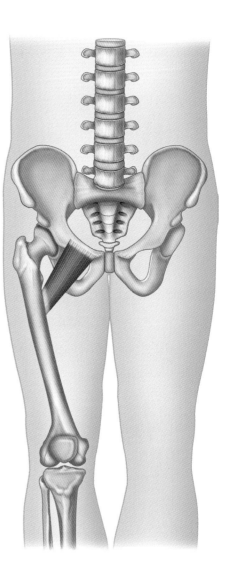

넙다리의 안쪽 구획의 근육들(Muscles of the Medial Compartment of the Thigh)

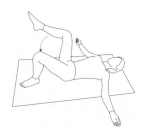

누워 엉덩관절 모음
(Lying hip adduction)

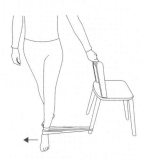

저항 밴드와 모음
(Resistance band adduction)

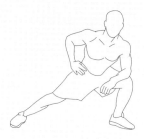

종아리-벌리고 모음근 늘리기
(Leg-out adductor stretch)

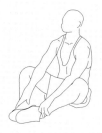

앉은 모음근 늘리기
(Sitting adductor stretch)

두덩정강근(GRACILIS)

라틴어, gracilis 가는, 섬세한

두덩정강근은 반막모양근에 대하여 앞쪽으로, 넙다리의 안쪽 측면을 아래로 내려간다.

이는곳   두덩뼈의 가쪽 표면위의 선, 아래 두덩뼈가지 그리고 궁둥뼈의 가지

닿는곳   정강뼈의 몸쪽의 몸통의 안쪽 표면

신경   폐쇄신경 L2, 3

작용   엉덩관절에서 넙다리를 모아준다. 무릎관절에서 종아리를 굽혀준다.

기본적인 기능적 움직임

     예: 무릎을 함께 모아준 채 앉기

이 근육을 상당하게 이용하는 스포츠

     예: 승마, 허들 경기, 축구

두덩근(PECTINEUS)

라틴어, pecten, 머리빗, pectinatus 머리빗 모양의

두덩근은 큰허리근과 긴모음근 사이에 끼여있다.

이는곳   두덩뼈 그리고 골반의 인접한 뼈

닿는곳   넙다리뼈의 작은돌기로의 바닥으로부터 거친선까지 비스듬 선.

신경   넙다리신경 L2, 3

작용   엉덩관절에서 넙다리를 모아주고 굽혀준다.

기본적인 기능적 움직임

     예: 곧은 선을 따라서 걷기

이 근육을 상당하게 이용하는 스포츠

     예: 승마, 럭비, 스프린트(보폭 길이를 최대화한다), 발차기 스포츠 (예: 축구, 발차기 근력을 최대화하는 것)

이러한 근육들을 손상시킬 수 있는 상해나 움직임

     충분한 준비운동 없이 옆으로 찢기 또는 높게 옆으로 발차기

이 근육이 만성적으로 긴장되고/짧을 때 공통적인 문제

     샅굴부위의 당김(모음근들이 여성들보다는 남성들에게서 훨씬 더 팽팽해지는 경향이 있다)

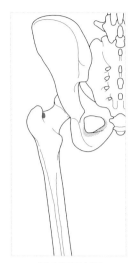

바깥폐쇄근(외폐쇄근,
Obturator externus)

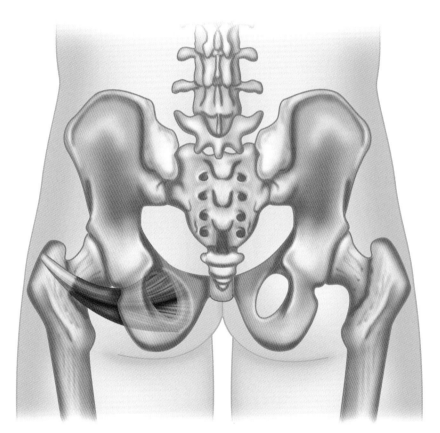

넙다리의 안쪽 구획의 근육들(Muscles of the Medial Compartment of the Thigh)

바깥폐쇄근(OBTURATOR EXTERNUS)

근력강화(STRENGTHEN)

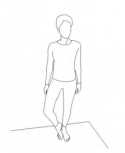

서서 엉덩관절 비틀기
(Standing hip twist)

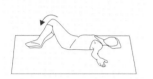

누워 엉덩관절 비틀기
(Lying hip twist)

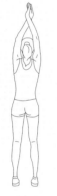

등척성 볼기 쥐어짜기
Isometric glute squeeze
(발가락이 밖으로 향함)
(point toes outwards)

라틴어, obturare, 폐쇄하는 것; externus 바깥의

이는곳 폐쇄막의 바깥 표면 그리고 인접한 뼈

닿는곳 돌기오목

신경 폐쇄신경의 뒤쪽 분지 L3, 4

작용 엉덩관절에서 넙다리를 바깥쪽으로 회전시킨다.

기본적인 기능적 움직임

예: "군인 방식"으로 발꿈치를 소리내서 모아주는 것

이 근육을 상당하게 이용하는 스포츠

예: 수영(평형의 다리), 축구

이 근육이 만성적으로 긴장되고/짧을 때 공통적인 문제

밖으로 돌아간 발끝과 함께 서있는 사람

늘리기(STRETCH)

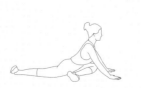

누워 다리-감아 엉덩관절 늘리기
(Lying leg-tuck hip stretch)

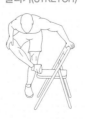

서서 다리-감아 엉덩관절 늘리기
(Standing leg-tuck hip stretch)

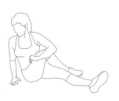

무릎-세워 회전 늘리기
(Knee-up rotation stretch)

넙다리의 안쪽 구획의 근육들 – 모음근들
(Muscles of the Medial Compartment of the Thigh – Adductors)

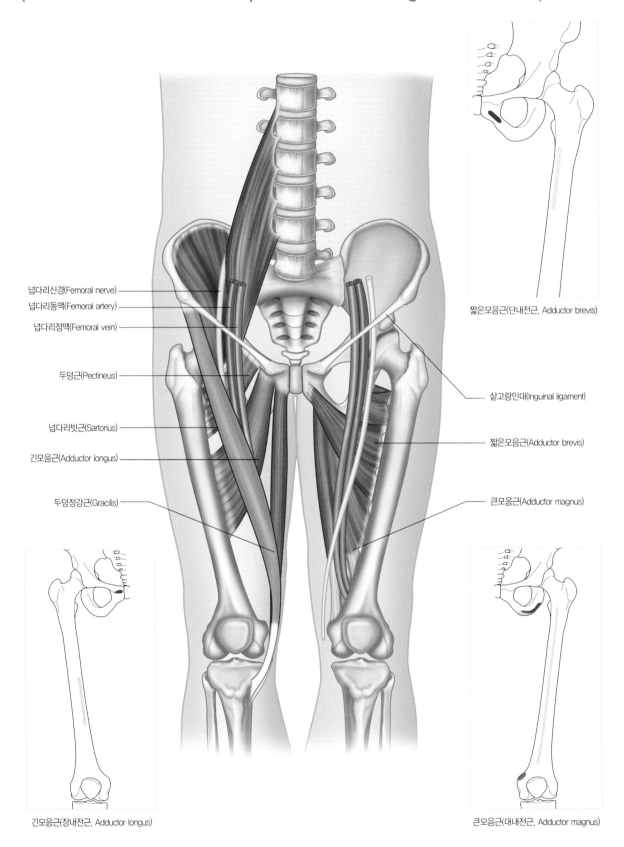

넙다리신경(Femoral nerve)

넙다리동맥(Femoral artery)

넙다리정맥(Femoral vein)

두덩근(Pectineus)

넙다리빗근(Sartorius)

긴모음근(Adductor longus)

두덩정강근(Gracilis)

짧은모음근(단내전근, Adductor brevis)

샅고랑인대(Inguinal ligament)

짧은모음근(Adductor brevis)

큰모음근(Adductor magnus)

긴모음근(장내전근, Adductor longus)

큰모음근(대내전근, Adductor magnus)

근력강화(STRENGTHEN)

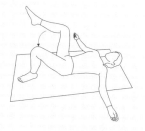

누워 엉덩관절 모음
(Lying hip adduction)

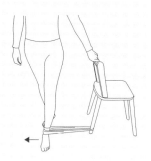

저항 밴드와 모음
(Resistance band adduction)

늘리기(STRETCH)

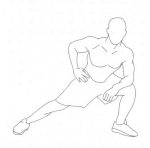

종아리–벌리고 모음근 늘리기
(Leg–out adductor stretch)

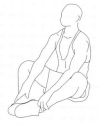

앉은 모음근 늘리기
(Sitting adductor stretch)

큰모음근은 짧은모음근과 긴모음근을 포함하고 있는 모음근 그룹 가운데서 가장 크다. 그 근육의 위쪽 섬유는 종종 넙다리네모근의 근육섬유와 융합된다. 긴모음근은 그 세 모음근 중 가장 앞쪽에 위치한다. 긴모음근의 위쪽 섬유의 가쪽 경계면은 넙다리 삼각형(두덩정강근이 그 가쪽 경계면을 형성하며; 샅고랑인대가 위쪽 경계면을 형성하는)의 안쪽 경계면을 형성한다.

라틴어, adducere, 쪽으로 이끌고 가는 것; magnus 커다란; brevis 짧은; longus 길쭉한

이는곳 두덩뼈(가지)의 앞쪽 부분. 큰모음근은 또한 궁둥뼈결절로부터도 자체의 이는곳을 갖고 있다.

닿는곳 넙다리뼈의 안쪽 위관절융기 위에서 모음근 결절까지 안쪽 위관절융기 상부 연결선과 거친선을 따라서, 넙다리뼈의 전체 길이

신경   큰모음근: 폐쇄신경 L2, 3, 4. 궁둥신경(정강뼈 분지) L2, 3, 4

짧은모음근: 폐쇄신경 L2, 3

긴모음근: 폐쇄신경(앞쪽 분지) L2, 3, 4

작용 엉덩관절에서 넙다리를 모아주며 안쪽으로 회전시킨다.

기본적인 기능적 움직임

예: 차를 탈 때나 내릴 때 두 번째 다리를 가져가는 것

이 근육을 상당하게 이용하는 스포츠

예: 승마, 유도, 레스링, 허들 경기, 축구(옆으로 패스) 수영(평형의 발차기), 코트에서 전반적인 동작 방식들(즉, 옆으로 딛기, 옆으로 이동하기)

이 근육을 손상시킬 수 있는 상해나 움직임들

충분한 준비운동 없이 옆으로 다리찢기 또는 높은 옆으로 발차기

이 근육이 만성적으로 긴장되고/짧을 때 공통적인 문제

샅 당김(모음근들은 여성보다는 남성들에게서 훨씬 더 긴장되는 경향이 있다)

넙다리의 뒤쪽 구획의 근육들 – 뒤넙다리근

(Muscles of the Posterior Compartment of the Thigh-Hamstrings)

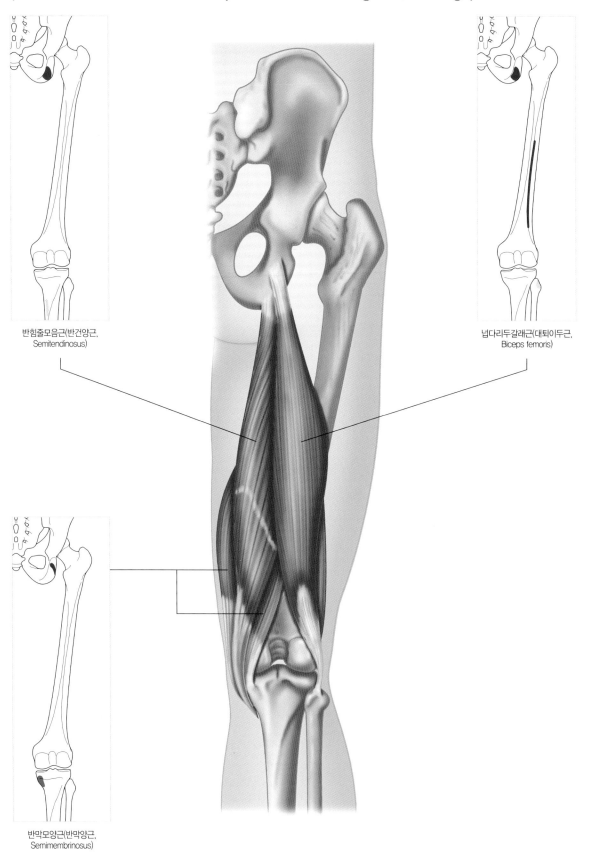

반힘줄모음근(반건양근,
Semitendinosus)

넙다리두갈래근(대퇴이두근,
Biceps femoris)

반막모양근(반막양근,
Semimembrinosus)

근력강화(STRENGTHEN)

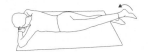

엎드려 다리들기
(Prone leg lift)

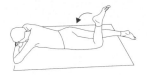

엎드려 무릎 굽히기
(Prone knee bend)

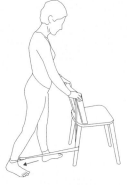

저항 밴드와 다리 펴기
(Resistance band leg extensions)

늘리기(STRETCH)

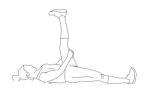

누워 뒤넙다리근 늘리기
(Lying hamstring stretch)

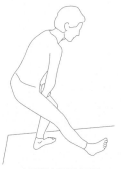

서서 뒤넙다리근 늘리기
(Standing hamstring stretch)

라틴어, semi, 절반; membranosus, 막; tendinosus, 힘줄; biceps, 두–머리의; femoris, 넙다리의

뒤넙다리근은 세 개의 근육으로 이루어진다; 안쪽에서부터 바깥쪽으로: 반막모양근, 반힘줄모양근, 그리고 넙다리두갈래근

이는곳　궁둥뼈결절. 넙다리두갈래근(짧은 머리만): 거친선의 바깥쪽 모서리.

닿는곳　반막모양근: 안쪽 정강뼈 관절융기의 안쪽과 뒤쪽 표면 위에서 인접한 뼈 그리고 고랑

　　　　반힘줄모양근: 몸쪽 정강뼈의 안쪽 표면

　　　　넙다리두갈래근: 종아리뼈의 머리

신경　　궁둥신경 L5, S1, 2

작용　　무릎관절에서 종아리를 굽혀준다.

　　　　반막모양근과 반힘줄모양근은 엉덩관절에서 넙다리를 펴주며, 엉덩관절에서는 넙다리를 그리고 무릎관절에서는 종아리를 안쪽으로 회전시킨다.

　　　　넙다리두갈래근은 엉덩관절에서 넙다리를 펴주며 바깥쪽으로 회전시키고 무릎관절에서는 종아리를 가쪽으로 회전시킨다.

기본적인 기능적 움직임

　　　　달리기 중, 뒤넙다리근은 그 다리의 앞쪽으로 유각기의 마지막에 다리를 아래로 천천히 내려주며 몸통을 엉덩관절에서 굽히기로부터 막아준다.

이 근육을 상당하게 이용하는 스포츠

　　　　예: 스프린팅, 허들 경기, 축구(특히 뒤로 공차기), 점프하기와 역도(오로지 뒤넙다리근의 위쪽 부분만)

이 근육을 손상시킬 수 있는 상해나 움직임들

　　　　충분한 준비운동 없이 그 근육을 갑작스럽게 늘려주기(예: 앞으로 발차기, 전력질주 등)

이 근육이 만성적으로 긴장되고/짧을 때 공통적인 문제

　　　　요통, 무릎 통증, 다리 길이 차이, 걷기나 달리기에서 보폭 길이의 제약

엉덩관절과 넙다리근육들의 이는곳, 닿는곳, 신경 공급 그리고 작용에 대한 참조표
(Reference Table for the Orogin, Insertion, Nerve Supply, and Action of the Hip and Thigt Muscles)

근육	이는곳	닿는곳	신경	작용
볼기 부위의 근육들				
큰볼기근	중간볼기근을 덮고 있는 근막, 뒤쪽 볼기근선 후방에서 엉덩뼈의 바깥 표면, 아래쪽 엉치뼈의 등쪽 표면, 꼬리뼈의 가쪽 모서리, 엉치결절인대의 바깥 표면	ITB의 뒤쪽 면. 근위쪽 넙다리뼈의 볼기근거친면	아래 볼기신경 L5, S1, 2	엉덩관절에서 굽힌 넙다리뼈의 강력한 폄근. 엉덩관절과 무릎관절의 가쪽 고정근. 넙다리를 바깥쪽으로 회전시키며 벌려준다.
넙다리근막긴장근	엉덩뼈능선의 ASIS와 결절 사이의 엉덩뼈능선의 가쪽 측면	ITB	위볼기신경 L4, 5, S1	폄에서 무릎을 고정해준다.
중간볼기근	앞쪽 그리고 아래쪽 볼기근선 사이에서 엉덩뼈의 바깥 표면	큰돌기의 가쪽 표면 위에서 비스듬 능선	위볼기신경 L4, 5, S1	엉덩관절에서 넙다리뼈를 벌려준다. 넙다리를 안쪽으로 회전시킨다.
작은볼기근	앞쪽 그리고 아래쪽 볼기근선 사이에서 엉덩뼈의 바깥 표면	큰돌기의 전방가쪽의 경계면	위볼기신경 L4, 5, S1	엉덩관절을 벌려주며 안쪽으로 회전시키고, 그 관절의 굽힘에서 도움을 준다.
궁둥구멍근	앞쪽 엉치뼈구멍들 사이에서 엉치뼈의 전면	큰돌기의 위쪽 경계면의 안쪽 측면	엉치신경 S1, 2로 부터 가지들	엉덩관절에서 펴져있는 넙다리뼈를 바깥쪽으로 회전시킨다. 엉덩관절에서 펴져있는 넙다리뼈를 벌려준다.
깊은 가쪽 엉덩관절 회전근	**속폐쇄근**: 진짜 골반의 전방가쪽의 벽; 폐쇄근 막과 둘러싸는 뼈의 깊은 표면 **위쌍둥이근**: 궁둥뼈가시의 가쪽 표면 **아래쌍둥이근**: 궁둥뼈 결절의 위쪽 면 **넙다리네모근**: 궁둥뼈결절까지 바로 앞쪽의 궁둥뼈의 가쪽 모서리	**속폐쇄근**: 큰돌기의 안쪽 측면 **위쌍둥이근**: 속폐쇄근 힘줄의 위쪽 표면 전체 길이를 따라서 그리고 속폐쇄근 힘줄과 함께 큰돌기의 안쪽 측면 안으로 부착한다. **아래쌍둥이근**: 속폐쇄근 힘줄의 아래쪽 표면의 전체 길이를 따라서 그리고 속폐쇄근힘줄과 함께 큰돌기의 안쪽 측면으로 부착한다. **넙다리네모근**: 근위쪽 넙다리뼈의 돌기사이능선 위의 네모근결절	**속폐쇄근 & 위쌍둥이근**: 속폐쇄근으로 향하는 신경 L5, S1 **아래쌍둥이근 & 넙다리네모근**: 넙다리네모근으로 향하는 신경 L5, S1, (2)	엉덩관절을 가쪽으로 회전시킨다. 굽혀 있는 넙다리뼈를 엉덩관절에서 벌려준다. 절구 안에서 넙다리뼈의 머리를 유지하도록 도와준다.

근육	이는곳	닿는곳	신경	작용
넙다리의 앞쪽 구획의 근육들				
넙다리빗근	ASIS	정강뼈거친면 바로 아래안쪽의 정강뼈의 안쪽 표면	넙다리신경 L2, 3	엉덩관절에서 넙다리를 굽혀준다. 무릎관절에서 종아리를 굽혀준다.
넙다리네갈래근	**넙다리곧은근:** 곧은 머리: AIIS 굽은 머리: 절구 위쪽 고랑 (엉덩뼈) **넓은근 그룹**: 넙다리뼈 몸통의 위쪽 절반	무릎뼈, 이어서 무릎인대를 경유해서, 정강뼈거친면으로 부착한다.	넙다리신경 L2, 3	**넙다리곧은근**: 엉덩관절에서 넙다리를 굽혀주며 무릎관절에서 종아리를 펴준다. **넓은근 그룹**: 무릎관절에서 종아리를 펴준다.
넙다리의 안쪽 구획의 근육들				
두덩정강근	두덩뼈의 바깥 표면 위에의 선, 아래 두덩뼈가지 그리고 궁둥뼈의 가지	정강뼈의 근위쪽 몸통의 안쪽 표면	폐쇄신경 L2, 3	엉덩관절에서 넙다리를 모아준다. 무릎관절에서 종아리를 굽혀준다.
두덩근	두덩뼈선 그리고 골반의 인접한 뼈	작은돌기의 바닥으로부터 넙다리뼈의 거친선까지, 비스듬 선	넙다리신경 L2, 3	엉덩관절에서 넙다리를 모아주며 굽혀준다.
바깥폐쇄근	폐쇄막의 바깥 표면 그리고 인접한 뼈	돌기오목	폐쇄신경의 뒤쪽 분지 L3, 4	엉덩관절에서 넙다리를 바깥쪽으로 회전시킨다.
모음근	두덩뼈(가시)의 앞쪽 부분. 큰모음근도 역시 자체의 이는곳을 궁둥뼈결절로부터 갖게 된다.	넙다리뼈의 전체 길이, 넙다리뼈의 안쪽 위관절융기 위에서 모음근 결절까지 건치선과 안쪽 위관절융기-상부 선을 따라서	**큰**: 폐쇄신경 L2, 3, 4. 궁둥신경(정강뼈 분지)L2, 3, 4 **짧은**: 폐쇄신경 L2, 3, **긴**: 폐쇄신경(앞쪽 분지) L2, 3, 4	엉덩관절에서 넙다리를 모아주며 안쪽으로 회전시킨다.
넙다리의 **뒤쪽 구획이 근육들**				
뒤넙다리근	궁둥뼈결절. 넙다리두갈래근(오로지 짧은 머리만)거친선의 가쪽 모서리	**반막모양근**: 안쪽 정강뼈 관절융기의 안쪽과 후방 표면 위에 고랑과 인접한 뼈 **반힘줄모양근**: 근위쪽 정강뼈의 안쪽 표면 **넙다리두갈래근**: 종아리뼈의 머리	궁둥신경 L5, S1, 2	무릎관절에서 종아리를 굽혀준다. 반막모양근과 반힘줄모양근은 엉덩관절에서 넙다리를 펴주며, 안쪽으로 회전시키고, 무릎관절에서 종아리를 펴준다. 넙다리두갈래근은 엉덩관절에서 넙다리를 펴주며 바깥쪽으로 회전시키고 무릎관절에서 종아리를 바깥쪽으로 회전시킨다.

엉덩관절과 넙다리근육의 신경 경로
(Nerve Pathways of the Hip and Thigh Muscles)

엉치신경얼기(Sacral Plexus)

엉치신경얼기는 골반, 뒤쪽 넙다리, 종아리의 대부분과 전체 발로 운동의 및 감각의 신경을 제공하는 신경의 가지를 내는 그물망이다. 이것은 보다 큰 허리엉치신경얼기의 한 부분이 된다(6장을 참조). 엉치신경얼기는 그 자체가 척수신경 L4, L5, S1, S2, S3 그리고 S4의 앞쪽 분지로부터 파생된다. 이러한 앞쪽 분지의 각각은 앞쪽과 뒤쪽 가지들을 발생시킨다. 앞쪽 가지는 하지의 굽힘근으로 공급되며 뒤쪽 가지들은 폄근과 벌림근 등으로 공급된다.

그 신경얼기로 들어가는 전체 신경뿌리는 앞쪽과 뒤쪽 분지로 갈라지며, 이러한 것들로부터 생겨나는 신경들은 다음과 같다:

- 넙다리네모근과 아래쌍둥이근으로의 신경 L4–S1
- 속폐쇄근과 위쌍둥이근으로 향하는 신경 L5–S2
- 궁둥구멍근으로 향하는 신경 S1, S2
- 위볼기신경 L4–S1
- 아래볼기신경 L5–S2
- 뒤쪽 넙다리 피부신경 S1–S3
- 정강신경 L4–S3
- 온종아리신경 L4–S2

폐쇄신경(Obturator Nerve)

폐쇄신경은 허리신경얼기 안에서 두 번째, 세 번째 그리고 네 번째 허리뼈 신경으로부터 기원하며 바깥폐쇄근, 짧은모음근, 큰모음근, 긴모음근, 두덩정강근 그리고 두덩근(때때로)으로 분포된다. 그 신경의 명칭에도 불구하고, 폐쇄신경은 속폐쇄근의 신경분포를 담당하지 않으며, 이 근육은 궁둥신경으로부터 속폐쇄근으로 향한 신경에 의하여 공급된다.

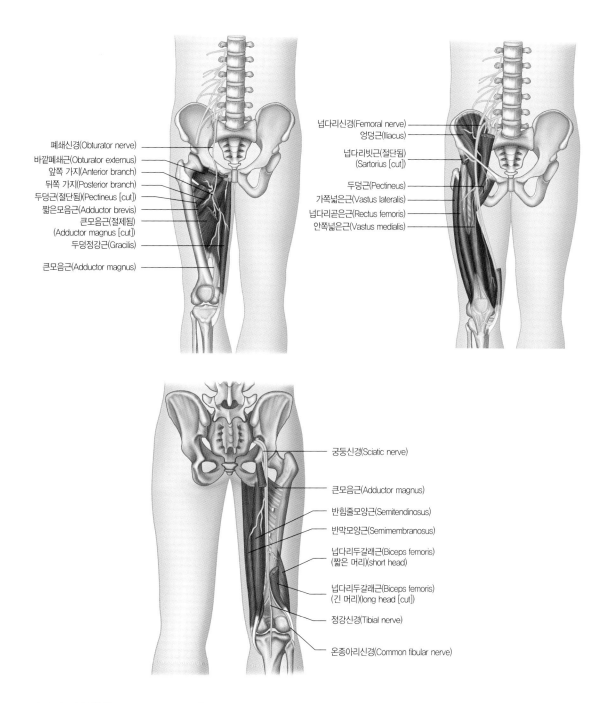

폐쇄신경(Obturator nerve)
바깥폐쇄근(Obturator externus)
앞쪽 가지(Anterior branch)
뒤쪽 가지(Posterior branch)
두덩근(절단됨)(Pectineus [cut])
짧은모음근(Adductor brevis)
큰모음근(절제됨)
(Adductor magnus [cut])
두덩정강근(Gracilis)
큰모음근(Adductor magnus)

넙다리신경(Femoral nerve)
엉덩근(Iliacus)
넙다리빗근(절단됨)
(Sartorius [cut])
두덩근(Pectineus)
가쪽넓은근(Vastus lateralis)
넙다리곧은근(Rectus femoris)
안쪽넓은근(Vastus medialis)

궁둥신경(Sciatic nerve)
큰모음근(Adductor magnus)
반힘줄모양근(Semitendinosus)
반막모양근(Semimembranosus)
넙다리두갈래근(Biceps femoris)
(짧은 머리)(short head)
넙다리두갈래근(Biceps femoris)
(긴 머리)(long head [cut])
정강신경(Tibial nerve)
온종아리신경(Common fibular nerve)

넙다리신경(Femoral Nerve)

허리엉치신경얼기의 가장 큰 가지인 넙다리신경은 넙다리 안에만 위치하며 일부 교재들이 주장하듯이 종아리 안에는 위치하지 않는다. 이 신경은 두 번째 세 번째, 그리고 네 번째 허리뼈신경(L2-4)의 앞쪽 분지의 등쪽 구획으로부터 기원한다. 넙다리 부위 안에서, 그 신경은 앞쪽과 안쪽 넙다리 전반에 걸쳐 더욱 많은 더 작은 가지들로 더 작게 세분되기에 앞서, 앞쪽과 뒤쪽 구획으로 세분된다. 앞쪽 구획은 엉덩근, 넙다리빗근 그리고 두덩근으로 신경 분포하는 반면에, 뒤쪽 구획은 넙다리넓은근, 가쪽넓은근, 안쪽넓은근 그리고 중간넓은근들로 신경 분포된다.

궁둥신경(Sciatic Nerve)

궁둥신경은 인체 안에서 가장 길고 가장 넓은 신경이다. 이것은 L4, L5, S1, S2, 그리고 S3의 앞쪽 주요 가지로부터 위쪽엉치신경얼기 안에서 형성된다. 이 신경은 큰 엉치구멍의 밖으로 빠져나오며, 궁둥구멍근 아래를 지나간다. 궁둥신경은 넙다리두갈래근, 반막모양근 그리고 반힘줄모양근들로 신경 분포된다.

진정한 궁둥신경 손상은 변화된 감각, 감각둔화, 약화 그리고 통증으로 결과할 수 있다. 자극의 원인과 위치에 따라서, 그 통증은 약함에서부터 심함까지 펼쳐진다. 궁둥신경 자극은 주로 척추의 L5 또는 S1 수준에서 그리고 오로지 한쪽에서만 발생한다. 통증은 발까지 전체 경로로 이어질 수 있으며 정상적인 동작에 영향을 줄 수 있겠지만, 정상적인 치유와 함께, 전이통은 흩어지며 보다 중심화될 수 있다. 각별하게 알 수 없는 원인의, 해소되지 않은 만성적인 통증은 반드시 의사의 진찰이나 일차적인 건강관리 팀의 검사를 받아야 한다.

대략적으로 중간 넙다리에서, 궁둥신경은 정강신경과 온종아리신경으로 갈라진다.

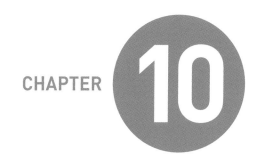

CHAPTER 10

다리와 발의 근육들

Muscles of the Leg and Foot

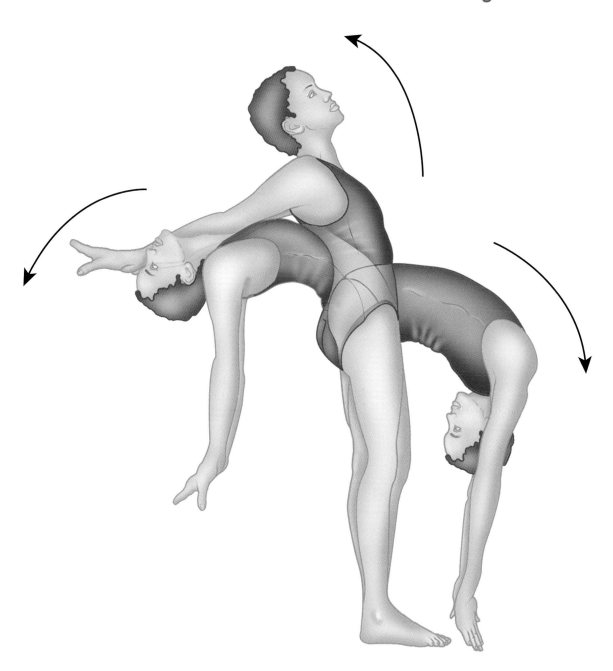

넙다리뼈는 먼쪽으로 인체에서 가장 큰 관절이며 가장 강인한 관절 중 하나인 무릎관절을 형성하도록 정강뼈 그리고 무릎뼈와 관절한다. 무릎관절은 종아리가 넙다리와의 관계에서 움직이는 것을 허용하는 한편으로, 신체의 체중을 받쳐준다. 이러한 관절에서 움직임은 걷기, 달리기, 앉기 그리고 서있기 등을 포함하는 많은 일상의 활동들에 대하여 필수적이며; 무릎관절은 그러므로 단지 강인할 뿐만 아니라 유연하기도 해야 하며, 강력한 다리 움직임의 스트레스와 긴장을 견뎌내도록 근육과 인대들을 사용한다.

일종의 변형된 윤활의 경첩관절로서, 무릎은 두 개의 둥근 모양의 안쪽과 가쪽 넙다리뼈 관절융기와 납작한 정강뼈고원 사이에서(정강넙다리관절) 그리고 무릎뼈와 넙다리뼈의 무릎 표면 사이에서(무릎뼈넙다리관절) 관절을 형성한다. 넙다리뼈와 정강뼈 사이에서 격렬한 동작들 도중에 다리 뼈들의 충돌을 막아주도록 작용하는 섬유연골의 튼튼한 구조물인, 안쪽과 가쪽 반달연골이 존재한다. 반달연골의 안쪽 가장자리는 바깥쪽 가장자리와 비교해서 가늘며, 이것은 반달연골들이 두 개의 평편한 표면보다는 개별적인 넙다리뼈 관절융기에 대한 접시-모양의 관절 표면으로 존재한다는 것을 의미한다. 그 관절 자체는 윤활액 안에 담겨 있으며, 윤활액은 그 관절주머니와 윤활막 안에 담겨진다. 관절주머니의 바깥쪽 층은 무릎을 적절한 정렬로 유지하기 위해서 인대들과 함께 이어지게 되는 섬유성 결합조직으로 구성된다. 뒤쪽으로, 비스듬한 오금인대가 존재하며, 안쪽과 가쪽 곁인대가 존재하는 그 관절의 개별 측면 위에서 위치한다.

비록 일종의 경첩관절로서 무릎은 넙다리에 대한 관계에서 종아리의 굽힘과 폄을 허용할지라도, 지나친 움직임은 앞쪽과 뒤쪽 십자인대의 배열로 인해서 제한된다. 추가해서, 무릎을 다른 경첩관절들과 구분해주는 것은 무릎이 굽혀질 때 작은 각도의 안쪽과 바깥쪽 회전을 허용한다는 것이다. 안쪽과 바깥쪽 곁인대들은 옆으로 움직임과 지나친 회전을 막아줌에 의하여 무릎을 안정시킨다.

정강뼈와 종아리뼈는 몸쪽부위에서 윤활액의 정강종아리관절을 형성하며 먼쪽부분에서는 섬유성 정강종아리관절을 형성한다. 그 두 개의 뼈는 자체의 길이를 따라서 뼈 사이막에 의하여 연결된다. 그 관절들이 발목으로 안정성을 제공하므로, 이러한 관절들의 어느 것도 그렇게 많은 움직임은 존재하지 않는다.

무릎의 근육들은 무릎관절을 굽혀주고, 펴주며 고정시키도록 집단적으로 작용한다; 이러한 근육들은 뒤넙다리근, 넙다리네갈래근 그리고 장딴지의 근육들을 포함한다.

넙다리의 뒤쪽 표면 위에서, **뒤넙다리근 근육 그룹**(hamstring muscle group)은 무릎에서 종아리를 굽혀주도록 함께 작용한다. 넙다리의 앞쪽 표면을 따라서 네 개의 **넙다리네갈래근**(quadriceps muscles)이 펼쳐지며, 이 근육은 무릎에서 종아리를 펴주고, 그 근육들 가운데 하나인 넙다리곧은근은 엉덩관절에서 넙다리를 굽혀준다. 무릎을 펼 때, 그 최종 움직임에서 안쪽 관절표면의 모양에서 기인하는, 정강뼈 위에서의 넙다리뼈의 약간의 안쪽 회전이 존재한다. 안쪽 회전의 이러한 최종 움직임은 무릎을 인대의 긴장상태라는 자세로 "잠궈주며", 여기에서 앞쪽 십자인대와 곁인대들 모두가 팽팽해지며; 무릎은 그러므로 강인하고, 안정적이며 신체의 체중을 유지할 수 있게 된다. 무릎이 곧게 편-다리 자세로부터 굽혀질 때, 그 관절은 반드시 먼저 정강뼈 위에서 넙다리뼈의 미미한 가쪽 회전에 의하여 "열려야"한다; 이러한 동작을 위해서 책임지는 근육은 **오금근**(popliteus)이며, 장딴지의 가장 깊은 근육들 가운데 하나이다.

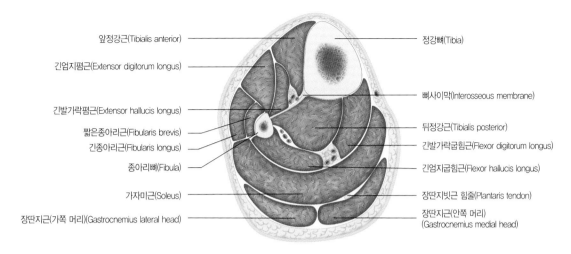

앞정강근(Tibialis anterior)
긴엄지폄근(Extensor digitorum longus)
긴발가락폄근(Extensor hallucis longus)
짧은종아리근(Fibularis brevis)
긴종아리근(Fibularis longus)
종아리뼈(Fibula)
가자미근(Soleus)
장딴지근(가쪽 머리)(Gastrocnemius lateral head)

정강뼈(Tibia)
뼈사이막(Interosseous membrane)
뒤정강근(Tibialis posterior)
긴발가락굽힘근(Flexor digitorum longus)
긴엄지굽힘근(Flexor hallucis longus)
장딴지빗 힘줄(Plantaris tendon)
장딴지근(안쪽 머리)
(Gastrocnemius medial head)

발목 관절이 근막성 근육사이막에 의하여 구획들로 나누어지는 것에 영향을 주는 근육들

오금근의 예외와 함께, 종아리 안에서 모든 근육들은 발로 부착되고; 그 근육들은 아마도 그것들의 위치에 따라서, 안쪽, 뒤쪽 그리고 가쪽 그룹으로 분류될 수 있을 것이다. 추가해서, 뒤쪽 그룹은 얕은, 중간의 그리고 깊은 층으로서 보다 더 세분화될 수 있다.

다리의 앞쪽에 위치한 근육들의 **앞쪽 그룹**(anterior group)은 폄근 구획으로도 불리며; 이것은 기능적으로 발목관절에서 발을 펴주며(발등굽힘) 발가락을 펴준다. 이러한 그룹 내부에는 네 개의 근육이 존재한다. **앞정강근**(tibialis anterior)은 발목관절에서 발을 발의 발등굽힘과 안쪽번짐을 담당한다. 이러한 그룹에서 중앙의 근육인 **긴엄지폄근**(extensor hallucis longus) 그리고 **긴발가락폄근**(extensor digitorum longus) 두 가지 모두는 발가락의 폄을 책임진다; 더욱이, 그 근육들이 발목관절을 지나가면서, 발목관절의 발등굽힘에서 보조적인 역할도 함께 보유한다. **셋째종아리근**(fibularis [peroneus] tertius)은 발목관절에서 발을 발등굽힘 하도록 긴발가락폄근과 함께 작용하지만, 발을 바깥쪽범짐하도록 바깥쪽 그룹들에서 근육들도 도와준다.

다리의 장딴지 부위 안에서, **뒤쪽 그룹**(posterior group)의 근육들은 발목의 발바닥쪽굽힘 그리고 발가락들의 굽힘과 연관된다. 이러한 굽힘근 구획의 근육들은 양파의 껍질처럼 세 개의 층으로 배열된다.

가장 얕은 층 안에서 장딴지의 세 머리를 갖는 [근육]을 의미하고 있는, 종아리 세갈래근으로서도 알려진 **장딴지근**(gastrocnemius)과 **가자미근**(soleus) 그리고 장딴지빗근이란 근육들의 한 쌍을 구성하는 발목의 굽힘근이 놓여있다. 가자미근은 이러한 근육들 가운데 가장 깊으며 정강뼈 위에서 가자미근선으로부터 그리고 종아리뼈의 뒤쪽에서부터 기원한다. 그 근육의 명칭은 그것이 물고기 모양이므로 그렇게 명명되었다. 장딴지근은 장딴지의 근육들 덩어리의 두께를 형성하며 안쪽과 가쪽 넙다리뼈 관절융기의 각각으로부터 하나씩, 두 개의 머리에서 시작하므로, 뒤쪽의 근육성 벽을 형성한다. 이 근육의 가쪽 머리의 안쪽 측면 위에서 장딴지빗근의 작은 근육성 힘살이 넙다리뼈로부터 생겨나지만 곧 얇은 힘줄을 형성하도록 좁아진다(인체 안에서 가장 긴 힘줄). 장딴지근과 장딴지빗은 가자미근의 힘줄과 합쳐지며 발꿈치힘줄(아킬레스 힘줄)을 경유해서 발꿈치뼈의 뒤쪽 표면의 중간 1/3 지점으로 부착한다. 이러한 세 근육 모두는 무릎의 굽힘도 도와주고 있는 장딴지근과 장딴지빗근과 함께 발목관절에서 발의 발바닥쪽굽힘근이 된다.

중간 층은 **긴엄지굽힘근**(Flexor hallucis longus, FHL) 그리고 **긴발가락굽힘근**(Flexor digitorum longus, FDL)을 구성한다. 이러한 근육들 모두는 발목관절에서 발을 발바닥쪽으로 굽혀주며, FHL은 엄지발가락의 끝마디를 굽혀주며 발의 안쪽 종방향의 아치를 받쳐주며 FDH는 바깥쪽 네 개의 발가락들의 끝마디를 굽혀주며 발의 가쪽 종방향의 아치를 받쳐준다.

뒤정강근(tibialis posterior)과 **오금근**(popliteus)은 이러한 층의 가장 깊은 부분을 형성한다. 오금근은 정강뼈, 종아리뼈 그리고 뼈사이막 등으로부터 그 근육 자체가 시작하는 보다 큰 뒤정강근 위에서 기원한다.

뒤정강근은 발의 안쪽 종방향의 아치를 유지하도록 도와주는 것과 함께 발목관절에서 발을 발바닥 쪽으로 굽혀주며 앞정강근이란 자체의 앞쪽 구성요소와 함께 발의 안쪽번짐도 도와준다.

종아리뼈(fibularis [peroneal]) 근육들은 가쪽 구획 안에 위치한다: **긴종아리근**(fibularis [peroneus] longus)은 종아리뼈 위쪽 부분에서부터 기원하며 **짧은종아리근**(fibularis [peroneus] brevis)은 종아리뼈의 아래쪽에서부터 시작한다. 두 근육 모두는 발목관절에서 발을 발바닥 쪽으로 굽혀주지만 주로 발목관절을 가쪽번짐으로 만들어준다.

종아리 안에서, 정강뼈는 체중의 대부분을 견뎌내는 반면, 종아리뼈는 종아리와 발목 안에서 균형의 근육들을 받쳐준다.

발목관절 자체는 아래쪽 먼쪽의 종아리뼈의 가쪽복사 및 아래쪽 종아리 안에서의 정강뼈의 안쪽복사에 의하여 형성된 "장붓구멍" 그리고 발 안에서 목말뼈에 의하여 형성된 "장부" 사이에서의 일종의 경첩관절이다. 관절주머니는 이러한 관절 주위에서 편안하게 위치하며 곁인대에 의하여 바깥쪽으로 그리고 안쪽으로 보강된다.

체중은 일곱 개의 발목뼈들 사이에서 분산되며, 발목뼈는 손목의 손목뼈들보다 훨씬 더 불규칙하게 배열되며; 이러한 불규칙성은 바로 선 자세에 대한 우리의 적응으로부터 결과한 적응작용에서 기인한다. 뒤꿈치뼈 또는 발꿈치뼈는 가장 큰 발목뼈이며; 이것은 신체가 기립한 자세를 취할 때 바닥 위에 놓인다. 다섯 개의 발허리뼈와 함께, 발목 뼈들은 발의 체중-지지의 아치를 형성하며, 그 아치는 인대와 근육들에 의하여 보강된다. 발에 의하여 받쳐진 체중은 발목뼈와 발허리뼈들에 의하여 형성된 아치를 가로질러 퍼지며, 우리가 기립할 때 그 뼈들을 바닥과 접촉을 만든다. 발목뼈들의 사례에서처럼, 발허리뼈의 위치는 발의 모양을 변화시키도록 그리고 신체의 균형과 자세에 영향을 주도록 조절될 수 있다.

발허리뼈의 먼쪽 끝부분으로부터 연장해서 작은 발가락의 마디들이 존재한다. 발 안에서 그것들의 배열은 손 안에서의 그 대응하는 뼈들인 손허리뼈의 배열과 유사하다. 발가락들은 긴 힘줄을 통해서 발 안에서의 여러 근육들과 이어진다.

발가락들은 걷기 동안 발에 부가적인 지렛대받침을 제공하도록 그리고 균형을 위해서 발의 모양을 변형시키도록 굽히거나 펼 수 있다.

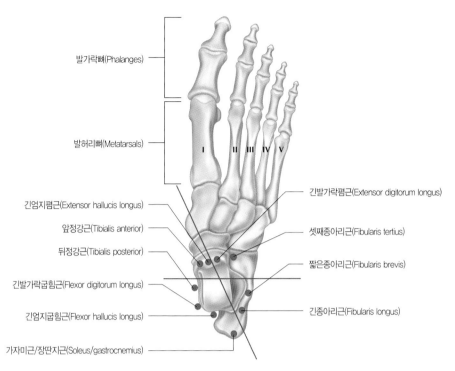

발가락뼈(Phalanges)

발허리뼈(Metatarsals)

I II III IV V

긴엄지폄근(Extensor hallucis longus)

앞정강근(Tibialis anterior)

뒤정강근(Tibialis posterior)

긴발가락굽힘근(Flexor digitorum longus)

긴엄지굽힘근(Flexor hallucis longus)

가자미근/장딴지근(Soleus/gastrocnemius)

긴발가락폄근(Extensor digitorum longus)

셋째종아리근(Fibularis tertius)

짧은종아리근(Fibularis brevis)

긴종아리근(Fibularis longus)

발목관절 주위에서 힘줄들의 위치는 발바닥쪽 및 발등쪽 굽힘 그리고 안쪽번짐-바깥쪽번짐에서 그 힘줄들의 작용을 결정한다. 그 힘줄이 축으로부터 보다 멀리 위치할수록, 그 움직임에서 그 힘줄은 더욱 강력해진다. 그러므로, 앞정강근은 강력한 안쪽번짐근이며 발등굽힘근인 반면에, 긴엄지폄근은 강하게 발바닥쪽 굽힘을 만들 수 있지만, 약한 안쪽번짐근이 된다.

    발의 내인근(intrinsic muscles)들은 주로 발바닥 부위 안에서 위치한다. 발바닥은 널힘줄로 그리고 이어서 네 개의 근육 층으로 이루어진 것으로 묘사될 수 있다. 발바닥근막으로도 불리는 발바닥 널힘줄은 발바닥의 얕은 근막보다 깊게 놓여있는 그리고 근육들의 첫 번째 층을 덮어주는 섬유성의 평편한 껍질이다. 이것은 뒤쪽으로 발꿈치뼈로 부착하며 개별적인 발가락들로 여러 가닥을 내보낸다.

    발바닥의 근육 층들은 다음과 같다:
- 첫 번째 층, **엄지벌림근**(abductor hallucis), **짧은엄지굽힘근**(flexor digitorum brevis) 그리고 **새끼벌림근** (abductor digiti minimi)으로 구성됨
- 두 번째 층, **발바닥네모근**(quadratus plantae) 그리고 **벌레근**(lumbricals)으로 구성됨
- 세 번째 층, **짧은엄지굽힘근**(flexor hallucis brevis), **엄지모음근**(adductor hallucis) 그리고 **짧은새끼굽힘근** (flexor,digiti minimi brevis)으로 구성됨
- 네 번째 층, **등쪽과 바닥쪽 뼈사이근**(dorsal & plantar interossei)으로 구성됨

    손과 비슷하게, 발도 벌레근과 뼈사이근을 보유하지만, 그것들의 기능은 훨씬 덜 중요하다. **벌레근** (lumbricalis)은 발바닥 안에서 긴발가락굽힘근의 힘줄로부터 시작하며, **뼈사이근**(interossei)은 발허리뼈로부터 기원한다. 그것들의 작은 힘줄들은 두 번째로부터 다섯 번째 발가락의 폄근 팽대부 안으로 부착하며, 그것들의 작용은 발허리발가락관절을 굽혀주는 것 그리고 마디사이관절을 약하게 펴주는 것이다.

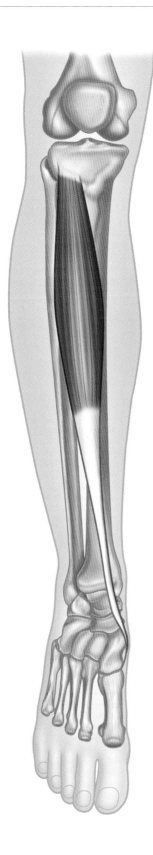

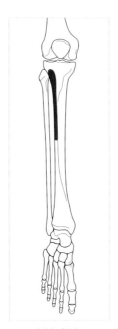

앞정강근(전경근,
Tibialis anterior)

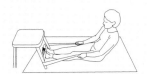

저항 밴드와 함께 발등굽힘
(Dorsiflexion with resistance band)

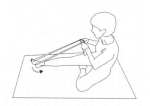

저항 밴드와 안쪽번짐
(Inversion with resistance band)

늘리기(STRETCH)

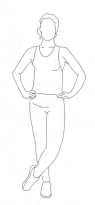

교차해서 정강이 늘리기
(Cross–over shin stretch)

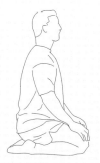

무릎 꿇고 늘리기
(Kneeling stretch)

앞정강근(TIBIALIS ANTERIOR)

라틴어, tibialis, 정강이와 연관된 ; anterior 앞쪽의

이는곳　정강뼈의 가쪽 표면 그리고 인접한 뼈사이막

닿는곳　안쪽 쐐기뼈의 안쪽과 아래쪽 표면 그리고 첫 번째 발허리뼈 바닥 위에서 인접한 표면

신경　깊은 종아리신경 L4, 5

작용　발목관절에서 발을 발등굽힘한다. 발은 안쪽번짐한다. 발의 안쪽 아치의 역동적인 받침

기본적인 기능적 움직임

예: 걷기와 달리기(발꿈치딛기 이후에 바닥으로 발이 털썩 부딪침을 막도록 도와주며, 그 다리를 앞쪽으로 들고 가면서 바닥으로부터 그 발이 닿지 않도록 들어준다)

이 근육을 상당하게 이용하는 스포츠

예: 언덕 걷기, 등산하기, 달리기, 평형의 수영법, 자전거 타기(페달을 위로 올리는 시기)

이 근육을 손상시킬 수 있는 상해나 움직임들

딱딱한 표면 위로 과도한 뛰어내리기

다리의 앞쪽 구획의 근육들(Muscles of the Anterior Compartment of the Leg)

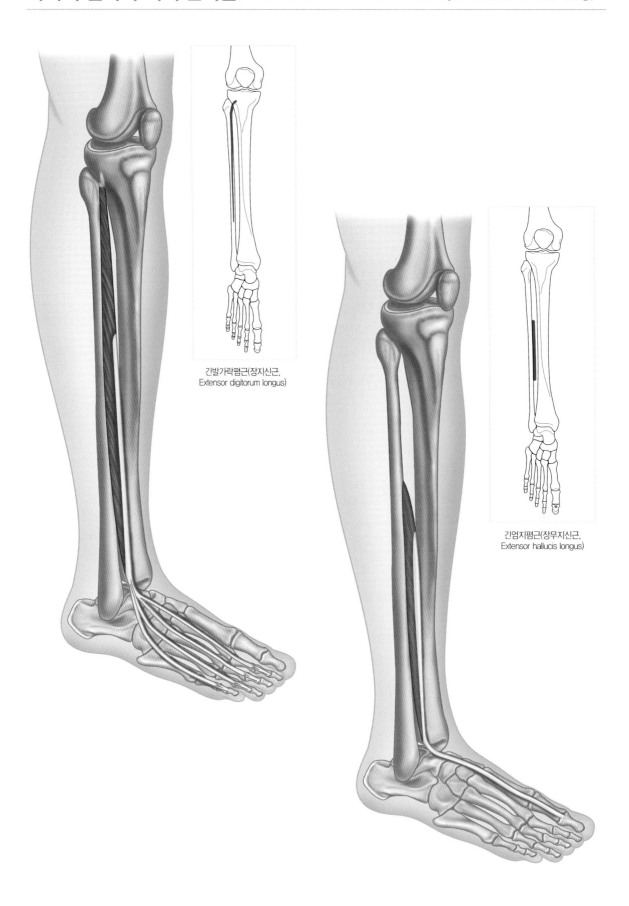

긴발가락폄근(장지신근,
Extensor digitorum longus)

긴엄지폄근(장무지신근,
Extensor hallucis longus)

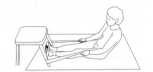
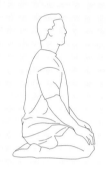
긴발가락폄근(EXTENSOR DIGITORUM LONGUS)

라틴어, extendere, 펴주는 것; digitorum 발가락/손가락의; hallucis 엄지발가락의; longus 길쭉한

손 안에서 상응하는 힘줄과 비슷하게, 이 근육은 발의 몸쪽 마디들의 발등 위에서 폄근 덮개를 형성한다. 이러한 덮개는 벌레근들과 짧은발가락폄근들의 힘줄에 의하여 합쳐지지만, 뼈사이근에 의해서 연결되지는 않는다.

이는곳 종아리뼈의 안쪽 표면의 몸쪽 1/2 그리고 가쪽 정강뼈 관절융기의 연관된 표면

닿는곳 네 개의 가쪽 발가락의 발등쪽 표면을 따라서. 개별 힘줄들은 중간 그리고 끝 마디의 바닥으로 부착하도록 갈라진다.

신경 깊은 종아리신경 L5, S1

작용 가쪽 네 개의 발가락을 펴주며 발을 발등굽힘한다.

긴엄지폄근(EXTENSOR HALLUCIS LONGUS)

이는곳 종아리뼈의 안쪽 표면의 중간 1/2 그리고 인접한 뼈사이막

닿는곳 엄지발가락의 끝마디의 바닥

신경 깊은 종아리신경 L5, S1

작용 엄지발가락을 펴준다. 발을 발등굽힘한다.

기본적인 기능적 움직임

예: 계단을 올라가는 걷기(계단에 엄지발가락이 닿지 않도록 만든다)

이 근육을 상당하게 이용하는 스포츠

예: 언덕 걷기, 등산하기, 평형의 수영법, 자전거 타기(페달을 위로 올리는 시기)

이 근육을 손상시킬 수 있는 상해나 움직임들

힘줄은 압박에 의하여 쉽게 멍든다(예: 발가락이 밟힌다면).

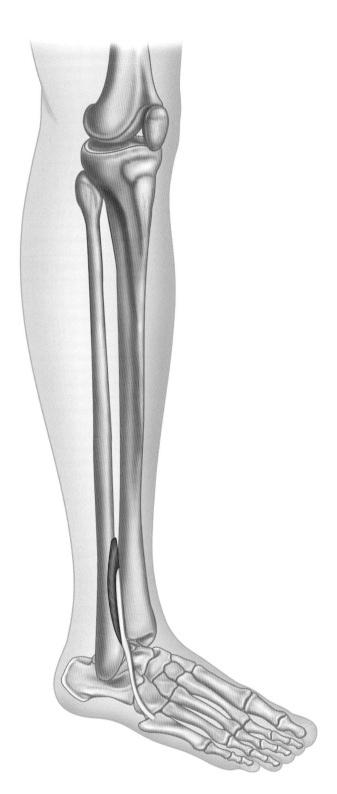

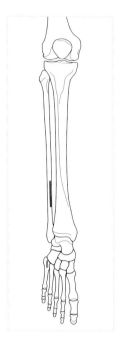

셋째종아리근(삼차비골근,
Fibularis tertius)

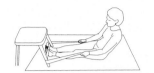

저항 밴드와 함께 발등굽힘
(Dorsiflexion with resistance band)

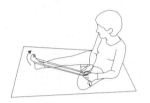

저항 밴드와 함께 가쪽번짐
(Eversion with resistance band)

늘리기(STRETCH)

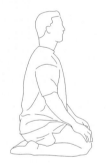

무릎 꿇고 늘리기
(Kneeling stretch)

셋째종아리근(FIBULARIS TERTIUS)

라틴어, fibula, 핀/죔쇠; tertius 세 번째,

이 근육은 부분적으로 분리된, 긴발가락폄근의 아래 바깥쪽 부분이다.

이는곳 종아리뼈의 안쪽 표면의 먼쪽 부분

닿는곳 다섯 번째 발허리뼈 바닥의 발등 안쪽의 표면

신경 깊은 종아리신경 L5, S1

작용 발을 발등굽힘하며 가쪽번짐으로 만든다.

기본적인 기능적 움직임
　　　　예: 걷기와 달리기

이 근육을 상당하게 이용하는 스포츠
　　　　예: 달리기, 축구, 점프하기

이 근육을 손상시킬 수 있는 상해나 움직임들
　　　　발목의 강제된 안쪽번짐(즉, 발목의 가쪽 측면을 과도하게
　　　　늘리기)은 아마도 발목관절 안정성에서 만성적인 문제를
　　　　만들게 될 것이다.

다리의 뒤쪽 구획의 근육들 - 얕은 층

(Muscles of the Posterior Compartment of the Leg-Superficial Layer)

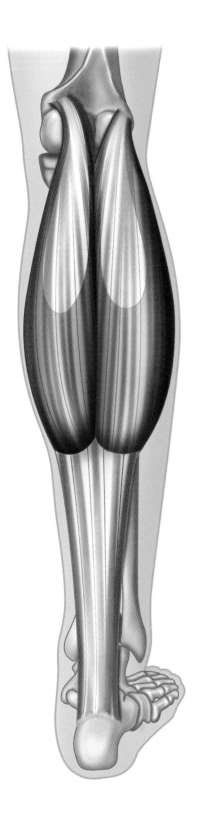

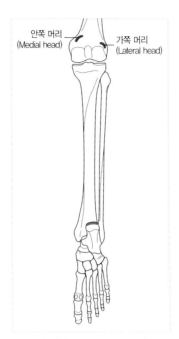

안쪽 머리
(Medial head)

가쪽 머리
(Lateral head)

장딴지근(비복근, Gastrocnemius)

장딴지근(GASTROCNEMIUS)

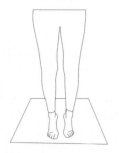

장딴지 올리기
(Calf raises)

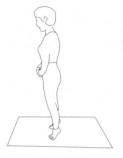

장딴지 등척운동
(Calf isometric)

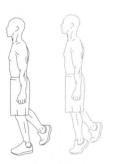

한쪽 다리 장딴지 올리기
(Single leg calf raise)

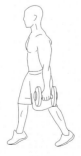

거위걸음
(Goosesteps)

그리스어, gaster, 배의; kneme 종아리

이는곳 **안쪽 머리:** 안쪽 관절융기에 대하여 바로 상부에서 먼쪽 넙다리
뼈의 뒤쪽 표면

가쪽 머리: 가쪽 넙다리뼈 관절융기의 위쪽 후외측의 표면

닿는곳 아킬레스 힘줄을 경유해서 발꿈치뼈의 뒤쪽 표면

신경 정강신경 S1, 2

작용 발을 발바닥쪽굽힘으로 만든다. 무릎을 굽혀준다. 걷기와 달리기
에서 주요한 추진력을 만든다.

기본적인 기능적 움직임

예: 발가락끝으로 서있기

이 근육을 상당하게 이용하는 스포츠

예: 달리기와 점프하기를 요구하는 대부분의 스포츠(각별하게 스
프린팅, 높은 점프, 긴 점프, 배구 그리고 농구), 발레, 수영의 출발에
서 밀어내기, 트램폴린 뛰기

이 근육을 손상시킬 수 있는 상해나 움직임들

폭발적인 점프하기 또는 뛰어 내릴 때 잘못된 착지 등은 아킬레
스 힘줄을 근육힘살과의 연결부에서 파열시킬 수 있다.

이 근육이 만성적으로 팽팽하고/단축되었을 때 공통적인 문제들

팽팽하고 통증이 있는 장딴지 또는 아킬레스 힘줄(일반적으로 장딴
지근보다는 가자미근에 대한 더 많은 문제). 뒷굽이 높은 신발을 장시
간 신는 것은 이러한 근육을 단축시키는 경향이 있으며, 이것은 자
세상의 완전성에 영향을 준다.

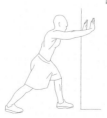

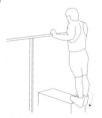

발꿈치–뒤로 장딴지 늘리기
(Heel–back calf stretch)

발꿈치–내려 장딴지 늘리기
(Heel–drop calf stretch)

다리의 뒤쪽 구획의 근육들 – 얕은 층
(Muscles of the Posterior Compartment of the Leg–Superficial Layer)

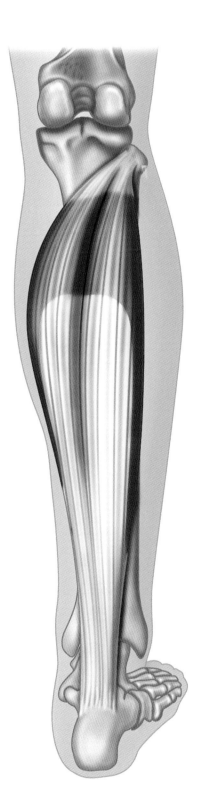

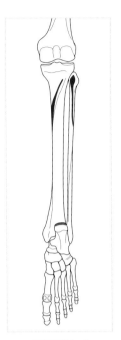

가자미근(Soleus)

가자미근(SOLEUS)

근력강화(STRENGTHEN)

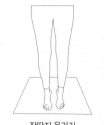

장딴지 올리기
(Calf raises)

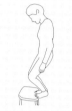

무릎 굽힌 장딴지 등척운동
(Bent knee calf isometric)

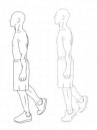

한쪽 발 장딴지 올리기
(Single leg calf raise)

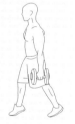

거위걸음
(Goosesteps)

늘리기(STRETCH)

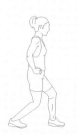

가자미근 늘리기
(Soleus stretch)

라틴어, solea, 가죽의 밑창/샌들/서대기(물고기)

똑바로 선 자세 중 말단 부분으로부터 심장쪽으로 정맥혈을 되돌아오도록 퍼올려주기 위한 이 근육의 역할로 인해서 골격근 펌프로 알려졌다.

이는곳 종아리뼈 머리의 뒤쪽 면 그리고 그 뼈의 몸쪽 몸통과 목부분의 인접한 표면. 정강뼈의 가자미근선 그리고 안쪽 경계면. 정강뼈와 종아리뼈 부착부 사이에의 힘줄성 아치

닿는곳 아킬레스 힘줄을 경유해서 발꿈치뼈의 뒤쪽 표면

신경 정강신경 S1, 2

작용 발을 발바닥쪽굽힘한다. 가자미근은 기립한 동안 신체가 발목에서 앞쪽으로 넘어지는 것을 막아주도록 빈번하게 수축상태로 유지된다. 그러므로, 이 근육은 바로선 자세를 유지하도록 도와준다.

기본적인 기능적 움직임

예: 발끝으로 서있기

이 근육을 상당하게 이용하는 스포츠

예: 달리기와 점프하기를 요구하는 대부분의 스포츠(특히 스프린팅, 높은 점프, 긴 점프, 배구 그리고 농구), 발레, 수영에서 출발의 밀어-내기, 프램폴린에서 뛰기

이 근육을 손상시킬 수 있는 상해나 움직임들

폭발적인 점프하기, 또는 뛰어 내릴 때 잘못된 착지 등은 아킬레스 힘줄을 자체의 근육힘살과의 연결부에서 파열시킬 수 있다.

이 근육이 팽팽하고/단축되었을 때 만성적인 문제들

팽팽하고 통증이 있는 장딴지 또는 아킬레스 힘줄(일반적으로 장딴지근보다 가자미근에서 더 많은 문제). 높은 뒷굽의 신발의 장시간 신기는 이러한 근육을 단축시키는 경향이 있으며, 이것은 자세적 완전성에 영향을 줄 수 있다.

다리의 뒤쪽 구획의 근육들 – 얕은 층
(Muscles of the Posterior Compartment of the Leg–Superficial Layer)

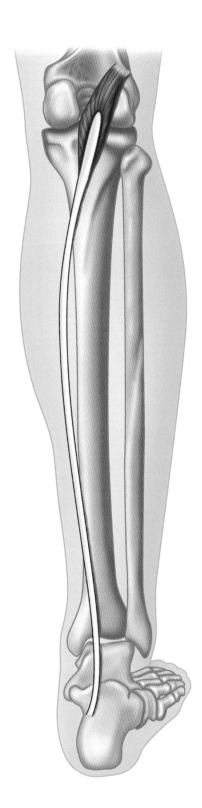

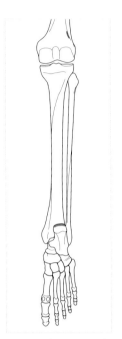

장딴지빗근(족척근, Plantaris)

장딴지빗근(PLANTARIS)

근력강화(STRENGTHEN)

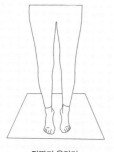

장딴지 올리기
(Calf raises)

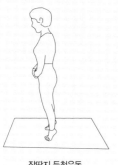

장딴지 등척운동
(Calf isometric)

라틴어, plantaris, 발바닥과 연관된

이 근육의 길고 가는 힘줄은 팔에서 긴손바닥근의 힘줄에 상응한다. 장딴지빗근은 인구의 8–12% 정도에서 존재하지 않으며, 주로 장딴지근과 함께 작용하고 있는, 그리 중요하지 않은 근육으로 간주된다.

이는곳　넙다리뼈의 가쪽 위관절융기 연결선의 아래쪽 부분 그리고 무릎 관절의 비스듬한 오금인대

닿는곳　아킬레스 힘줄을 경유해서 발꿈치뼈의 뒤쪽 표면

신경　정강신경 S1, 2

작용　발을 발바닥쪽으로 굽혀준다. 무릎을 굽혀준다.

기본적인 기능적 움직임
　　　예: 발끝으로 서있기

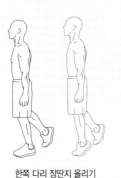

한쪽 다리 장딴지 올리기
(Single leg calf raise)

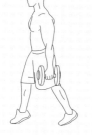

거위걸음
(Goosesteps)

늘리기(STRETCH)

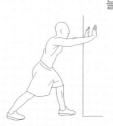

발꿈치–뒤로 장딴지 늘리기
(Heel–back calf stretch)

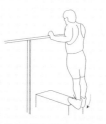

발꿈치–내려 장딴지 늘리기
(Heel–drop calf stretch)

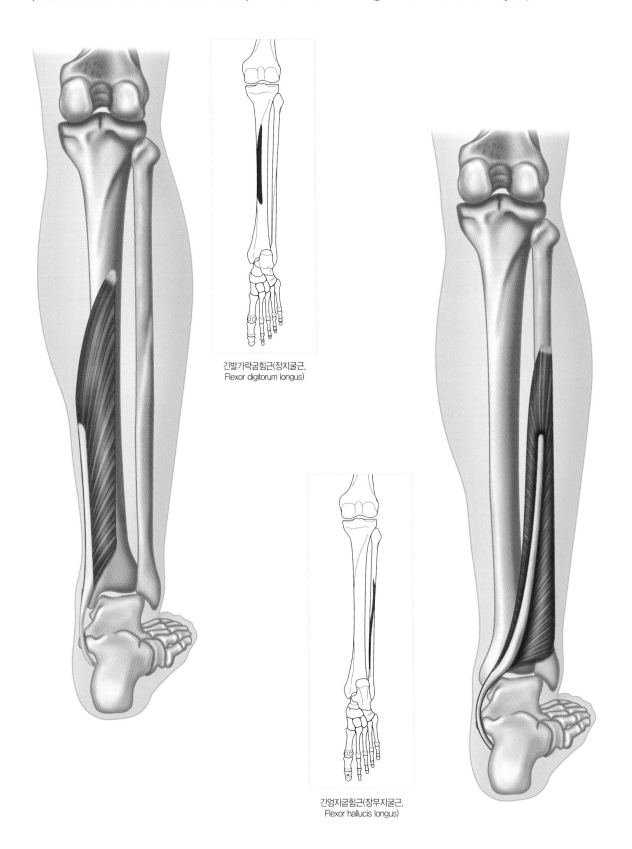

긴발가락굽힘근(장지굽근,
Flexor digitorum longus)

긴엄지굽힘근(장무지굽근,
Flexor hallucis longus)

긴발가락굽힘근(FLEXOR DIGITORUM LONGUS)

라틴어, flectere, 굽히는 것; digitorum, 발가락/손가락의; hallucis, 엄지발가락의; longus 길쭉한

가쪽 네 개의 발가락으로 향한 이러한 근육의 힘줄 부착부는 손 안에서 깊은손가락굽힘근의 부착부에 상응한다.

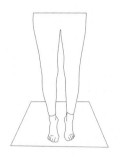

근력강화(STRENGTHEN)

장딴지 올리기
(Calf raises)

이는곳 가자미근선 아래, 정강뼈의 뒤쪽 표면의 안쪽 면
닿는곳 가쪽 네 개의 발가락의 끝마디 바닥의 발바닥쪽 표면
신경 정강신경 S2, 3
작용 가쪽 네 개 발가락을 굽혀준다(걸을 때 발이 바닥을 확고하게 잡는 것을 가능하게 만듦)
이 근육을 상당하게 이용하는 스포츠
　　예: 발레, 체조(평균대 운동), 가라데(옆차기)

긴엄지굽힘근(FLEXOR HALLUCIS LONGUS)

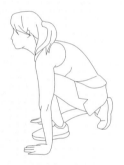

늘리기(STRETCH)

발 늘리기
(Foot stretch)

이는곳 종아리뼈의 뒤쪽 표면의 아래쪽 2/3 그리고 인접한 뼈사이막
닿는곳 엄지발가락의 끝마디 바닥의 바닥쪽 표면
신경 정강신경 S2, 3
작용 엄지발가락을 굽혀주며, 걷기 중 그 발의 최종적인 추진력의 밀기에서 중요하다.
이 근육을 상당하게 이용하는 스포츠
　　예: 달리기, 언덕을 걷기, 발레, 체조

기본적인 기능적 움직임
　　예: 걷기에서 표면을 밀어내기(특히 고르지 않은 지면 위에서 맨발일 때)
이 근육이 팽팽하고/단축되었을 때 만성적인 문제들
　　엄지발가락의 망치발가락 변형

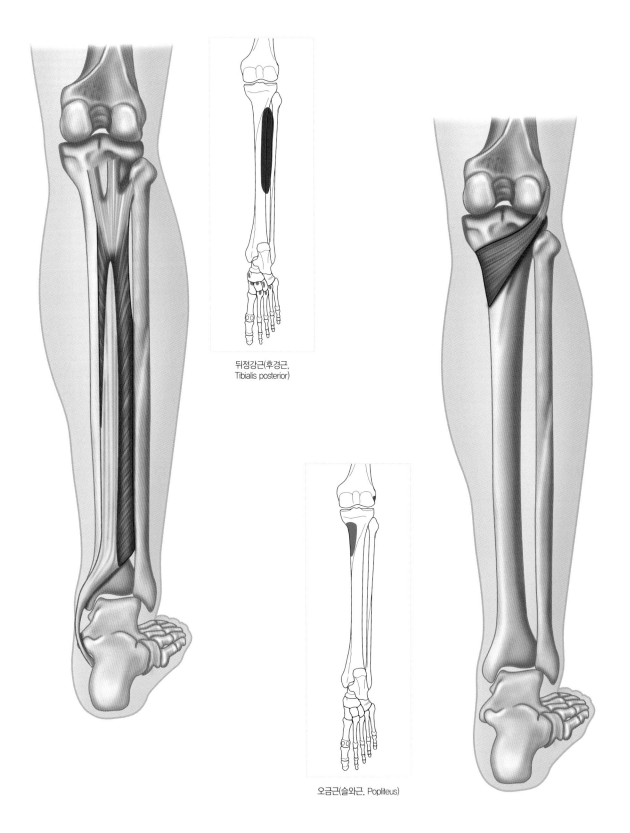

뒤정강근(후경근,
Tibialis posterior)

오금근(슬와근, Popliteus)

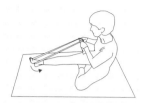

저항 밴드와 안쪽번짐
(Inversion with resistance band)

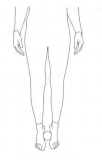

공 압박하며 발꿈치 올리기
(Ball squeeze heel raise)

뒤정강근(TIBIALIS POSTERIOR)

라틴어, tibialis 정강이와 연관된; posterior 뒤쪽의

이는곳 뼈사이막의 뒤쪽 표면 그리고 정강뼈와 종아리뼈의 인접한 부위.

닿는곳 주로 발배뼈의 결절로 그리고 안쪽 쐐기뼈의 인접한 부위로

신경 정강신경 L4, 5

작용 발을 안쪽번짐하며 발바닥 쪽으로 굽혀준다. 걷기 중 발의 안쪽 아치를 받쳐준다.

기본적인 기능적 움직임

예: 발끝으로 서있기, 자동차 페달을 아래로 누르기

이 근육을 상당하게 이용하는 스포츠

예: 스프린팅, 긴 점프, 세단뛰기

이 근육을 손상시킬 수 있는 상해나 움직임들

각별하게 발끝을 바깥으로 향한 채 서있기나 걷기처럼, 종아리의 잘못된 정렬은 그 발의 안쪽 종방향 아치의 붕괴를 유발할 것이다.

오금근(POPLITEUS)

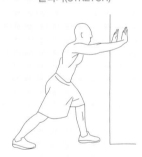

발꿈치-뒤 장딴지 늘리기
(Heel-back calf stretch)

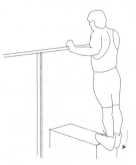

발꿈치-내린 장딴지 늘리기
(Heel-drop calf stretch)

**이러한 운동은 오로지
뒤정강근으로만 적용됨**

라틴어, poples, 넙다리 뒤쪽의, 오금

이는곳 가쪽 넙다리뼈 관절융기

닿는곳 몸쪽의 정강뼈의 뒤쪽 표면

신경 정강신경 L4, 5, S1

작용 무릎관절을 고정시키며 풀어준다.

기본적인 기능적 움직임

예: 걷기

이 근육을 상당하게 이용하는 스포츠

달리기와 걷기를 포함하는 모든 움직임

이 근육을 손상시킬 수 있는 상해나 움직임들

충분한 준비운동 없이 하는 높은 발차기

이 근육이 팽팽하고/단축되었을 때 만성적인 문제들

무릎관절을 완전하게 펼 수 없음, 무릎 통증이나 손상으로 결과 할 수 있음

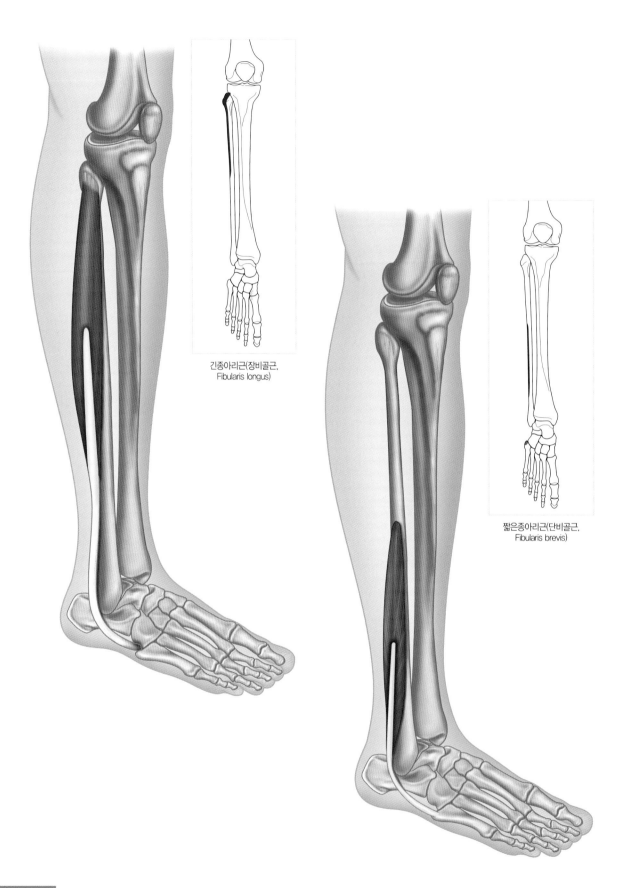

긴종아리근(장비골근,
Fibularis longus)

짧은종아리근(단비골근,
Fibularis brevis)

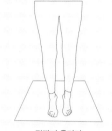

근력강화(STRENGTHEN)

장딴지 올리기
(Calf raises)

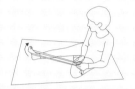

저항 밴드와 가쪽번짐
(Eversion with resistance band)

늘리기(STRETCH)

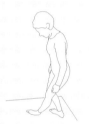

체중-받친 종아리 늘리기
(Weight-bearing peroneal stretch)

수건과 함께 앉은 발등굽힘 늘리기
(Seated dorsiflexion stretch with towel)

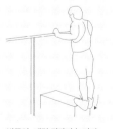

발꿈치-내림 장딴지 늘리기
(Heel-drop calf stretch)

긴종아리근과 짧은종아리근(FIBULARIS LONGUS & FIBULARIS BREVIS)

라틴어, fibula, 핀/죔쇠; longus, 길쭉한; brevis 짧은

긴종아리근의 부착부의 힘줄 경로는 발의 횡방향의 그리고 바깥쪽 종방향의 아치들을 유지하도록 도와준다. 짧은종아리근으로부터 근육들의 한 가닥은 새끼발가락의 긴 폄근 힘줄과 빈번하게 합쳐지며, 거기에서부터 이것은 새끼발가락종아리근(peroneus digiti minimi)으로서 알려졌다.

이는곳 긴종아리근: 종아리뼈의 바깥쪽 표면의 위쪽 2/3, 종아리뼈 머리 그리고 때때로 바깥쪽 정강뼈 관절융기

짧은종아리근: 종아리뼈의 몸통의 바깥쪽 표면의 아래쪽 2/3

닿는곳 긴종아리근: 안쪽 쐐기뼈의 먼쪽의 끝부분의 바깥쪽 측면. 첫 번째 발허리뼈의 바닥

짧은종아리근: 다섯 번째 발허리뼈 바닥에서 가쪽 결절

신경 얕은종아리신경 L5, S1, 2

작용 긴종아리근: 발을 바깥쪽번짐하며 발바닥 쪽으로 굽혀준다. 발의 아치를 받쳐준다.

짧은종아리근: 발을 바깥쪽번짐한다.

기본적인 기능적 움직임

예: 불균등한 바닥 위에서 걷기

이 근육을 상당하게 이용하는 스포츠

예: 달리기, 축구, 점프하기

이 근육을 손상시킬 수 있는 상해나 움직임들

발목의 강제된 안쪽번짐(즉, 발목의 가쪽 측면을 과도하게 늘려주기)은 아마도 발목관절 안정성과 함께 만성적인 문제를 만들게 될 것이다.

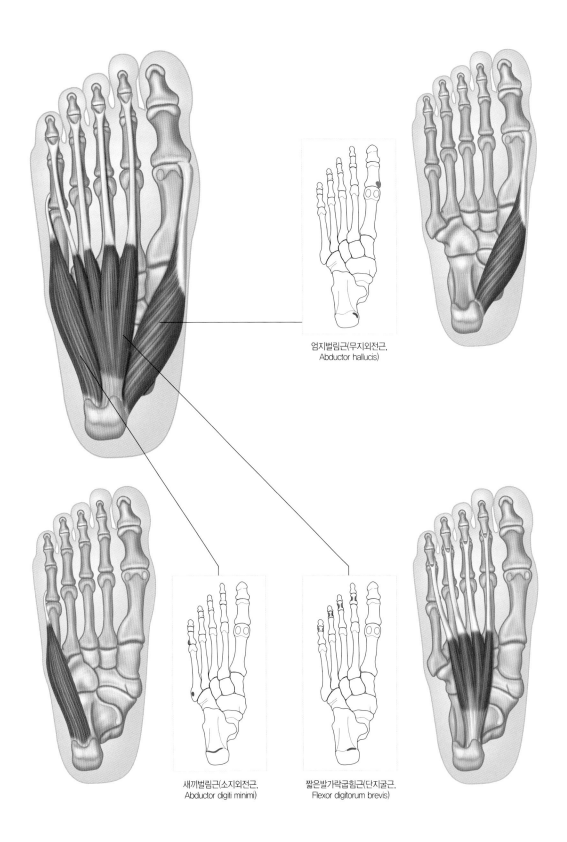

엄지벌림근(무지외전근,
Abductor hallucis)

새끼벌림근(소지외전근,
Abductor digiti minimi)

짧은발가락굽힘근(단지굴근,
Flexor digitorum brevis)

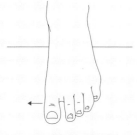

오직 엄지벌림근만
(Abductor Hallucis only)

엄지벌림근(ABDUCTOR HALLUCIS)

라틴어, abducere, 부터 먼쪽으로 이끄는 것; hallucis 엄지발가락의
엄지 벌림근은 발바닥의 안쪽 모서리를 형성한다.

이는곳 발꿈치결절의 안쪽 돌기

닿는곳 엄지발가락의 첫마디 바닥의 안쪽 측면

신경 정강신경으로부터 안쪽발바닥신경 S1-3

작용 발허리발가락관절에서 엄지발가락을 벌려주며 굽혀준다.

기본적인 기능적 움직임

걷기와 달리기에서 발 안정성과 파워를 도와준다.

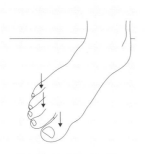

엄지벌림근과 짧은발가락굽힘근만
(Abductor Hallucis and
Flexor Digitorum Brevis only)

짧은발가락굽힘근(FLEXOR DIGITORUM BREVIS)

라틴어, flectere, 굽히는 것; digitorum, 발가락/손가락의; Brevis 짧은
짧은발가락굽힘근은 팔의 얕은손가락굽힘근에 상응한다.

이는곳 발꿈치결절의 안쪽 돌기와 발바닥널힘줄

닿는곳 가쪽 네 개 발가락의 중간 마디의 바닥쪽 표면의 양 측면

신경 정강신경으로부터 안쪽발바닥신경 S1-3

작용 첫 번째 마디사이관절에서 가쪽 네 개의 발가락을 굽혀준다.

기본적인 기능적 움직임   걷기와 달리기에서 발 안정성과 파워를 도와준다.

새끼벌림근(ABDUCTOR DIGITI MINIMI)

라틴어, abducere, 부터 먼쪽으로 이끄는 것; digiti 발가락/손가락의;
minimi 가장 작은
새끼벌림근은 발바닥의 바깥쪽 모서리를 형성한다.

이는곳 발꿈치결절의 바깥쪽 및 안쪽 돌기 그리고 다섯 번째 발허리뼈의
바닥과 발꿈치뼈를 이어주는 결합조직의 띠

닿는곳 새끼발가락의 첫마디 바닥의 바깥쪽 측면

신경 정강신경으로부터 바깥쪽발바닥신경 S1-3

작용 발허리발가락관절에서 다섯 번째 발가락을 벌려준다.

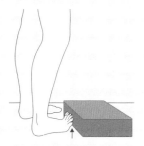

엄지벌림근과 짧은발가락굽힘근만
(Abductor Hallucis and
Flexor Digitorum Brevis only)

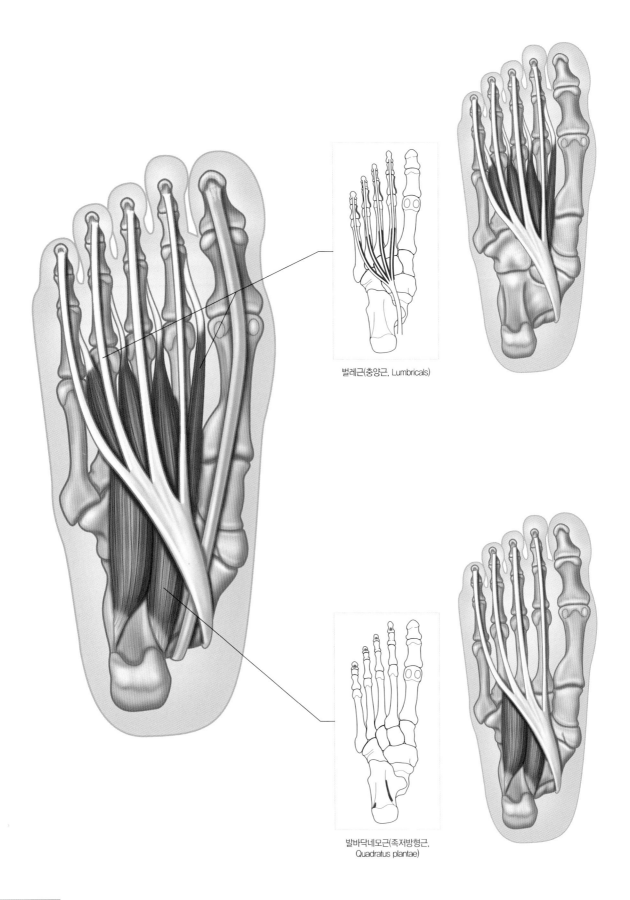

벌레근(충양근, Lumbricals)

발바닥네모근(족저방형근,
Quadratus plantae)

발의 발바닥 근육들-두 번째 층(Muscles of the Sole of the Foot-Second Layer)

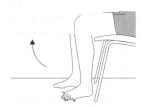

근력강화(STRENGTHEN)

오직 발바닥네모근만
(연필 집어올리기)
(Quadratus Plantae only
(picking up pencil))

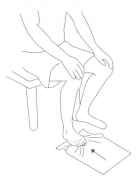

오직 벌레근만
(Lumbricals only)

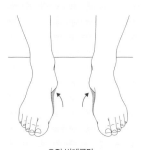

오직 벌레근만
(Lumbricals only)

발바닥네모근(QUADRATUS PLANTAE)

라틴어, quadratus, 네모의; plantae, 발바닥의

이는곳 발꿈치뼈의 안쪽 표면 그리고 발꿈치결절의 가쪽 돌기

닿는곳 발의 몸쪽의 바닥 안에서 긴발가락굽힘근의 힘줄의 가쪽 모서리

신경 정강신경으로부터 가쪽발바닥신경 S1-3

작용 두 번째부터 다섯 번째 발가락의 끝마디를 굽혀준다. 긴발가락굽힘근 힘줄을 발의 장축과 일직선으로 맞춰주도록, 그 힘줄의 당김의 비스듬한 연결선을 수정한다.

기본적인 기능적 움직임

예: 발의 발허리뼈 바닥(볼 부위)과 발가락 사이에서 연필을 잡아준다.

벌레근(LUMBRICALIS)

라틴어, lubricus 지렁이.

이는곳 첫 번째 벌레근: 두 번째 발가락과 연관된 긴발가락굽힘근의 힘줄의 안쪽 측면

두 번째에서 네 번째 벌레근: 긴발가락굽힘근의 인접한 힘줄

닿는곳 두 번째에서 다섯 번째 발가락의 폄근 덮개의 안쪽 자유로운 모서리

신경 첫 번째 벌레근: 정강신경으로부터 안쪽 발바닥신경

가쪽 세개의 벌레근: 정강신경으로부터 가쪽발바닥신경 S2, 3

작용 발허리발가락관절을 굽혀주며 마디사이관절을 펴준다.

기본적인 기능적 움직임

예: 오로지 발가락만 사용해서 발 아래로 물건을 집어올린다.

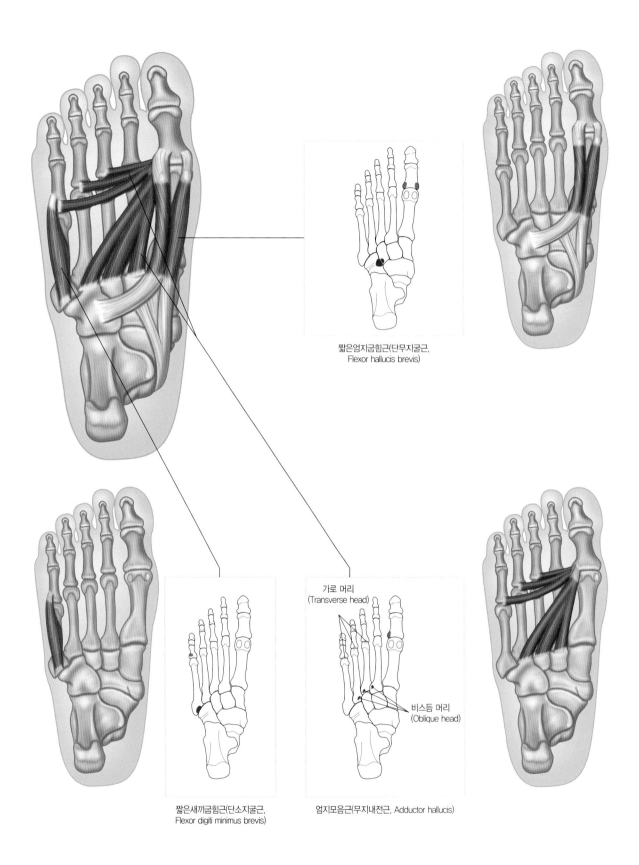

짧은엄지굽힘근(단무지굴근,
Flexor hallucis brevis)

짧은새끼굽힘근(단소지굴근,
Flexor digiti minimus brevis)

가로 머리
(Transverse head)

비스듬 머리
(Oblique head)

엄지모음근(무지내전근, Adductor hallucis)

근력강화(STRENGTHEN)

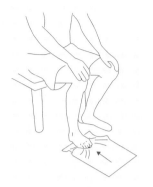

오직 짧은엄지굽힘근과
짧은새끼굽힘근 만
(Flexor Hallucis Brevis and
Flexor Digiti Minimi Brevis only)

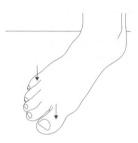

오직 짧은엄지굽힘근과
짧은새끼굽힘근 만
(Flexor Hallucis Brevis and
Flexor Digiti Minimi Brevis only)

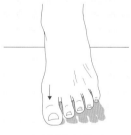

오직 짧은엄지굽힘근만
(Flexor Hallucis Brevis only)

짧은엄지굽힘근(FLEXOR HALLUCIS BREVIS)

라틴어, flectere, 굽히는 것; hallucis 엄지발가락의; brevis 짧은

짧은엄지굽힘근의 힘줄은 종자뼈를 담고 있다. 걷기 도중에, 이러한 뼈 위에서 엄지발가락은 축회전을 한다.

이는곳 입방뼈의 바닥쪽 표면의 안쪽 부분 그리고 바깥쪽 쐐기뼈의 인접한 부분. 뒤정강근의 힘줄

닿는곳 엄지발가락의 첫마디 바닥의 안쪽과 바깥쪽 측면

신경 정강신경으로부터 안쪽 발바닥신경 S1, 2

작용 엄지발가락의 발허리발가락관절을 굽혀준다.

기본적인 기능적 움직임

예: 엄지발가락을 포함시킴에 의하여 발 아래로 물건을 집어올리도록 도와준다.

엄지모음근(ADDUCTOR HALLUCIS)

라틴어, adduccere, 이끌고 가는 것; hallucis 엄지발가락의;

엄지손가락의 모음근에 비슷하게 엄지모음근도 두 개의 머리를 보유한다.

이는곳 가로 머리: 가쪽 세 개 발가락의 발허리발가락 관절과 연관된 인대들

비스듬 머리: 두 번째에서 네 번째 발허리뼈의 바닥; 긴종아리근 힘줄을 덮고 있는 껍질

닿는곳 엄지발가락의 첫마디 바닥의 바깥쪽 측면

신경 정강신경으로부터 가쪽 발바닥신경 S2, 3

작용 발허리발가락관절에서 엄지발가락을 모아준다.

기본적인 기능적 움직임

예: 엄지발가락과 인접한 발가락들 사이에서 공간을 만들어준다.

짧은새끼굽힘근(FLEXOR DIGITI MINIMI BREVIS)

라틴어, flectere, 굽히는 것; digiti 발가락/손가락의; minimi 가장 작은; brevis 짧은

이는곳 다섯 번째 발허리뼈의 바닥 그리고 긴종아리근 힘줄의 껍질

닿는곳 새끼발가락 첫마디의 바닥 외측면

신경 정강신경으로부터 바깥쪽 발바닥신경 S1, 2

작용 발허리발가락관절에서 새끼발가락을 굽혀준다.

기본적인 기능적 움직임

예: 발 아래로 물건을 집어올리도록 다른 발가락들과 함께 작용한다.

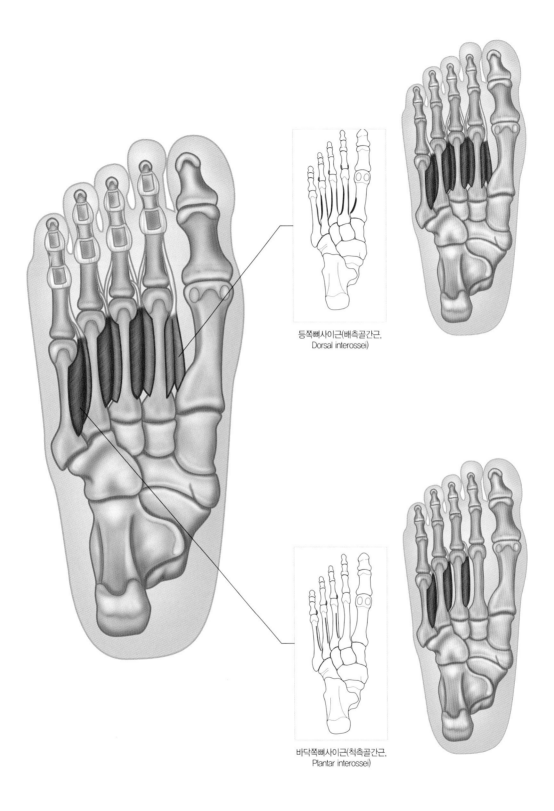

등쪽뼈사이근(배측골간근,
Dorsal interossei)

바닥쪽뼈사이근(칙측골간근,
Plantar interossei)

발의 발바닥 근육들 – 네 번째 층(Muscles of the Sole of the Foot–Fourth Layer)

근력강화(STRENGTHEN)

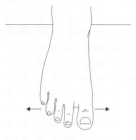

오직 등쪽뼈사이근만
(Dorsal Interossei only)

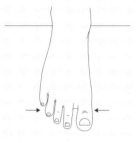

오직 바닥쪽뼈사이근만
(Plantar Interossei only)

등쪽뼈사이근(DORSAL INTEROSSEI)

라틴어, dorsalis, 등(뒤)쪽과 연관된 ; interosseus 뼈 사이의 ;
손과 비슷하게, 등쪽뼈사이근이 바닥쪽뼈사이근보다 더욱 크다.

이는곳 인접한 발허리뼈의 측면

닿는곳 두 번째부터 네 번째 발가락의 첫마디 바닥 그리고 폄근 덮개

신경 정강신경으로부터 바깥쪽 발바닥신경 ; 첫 번째와 두 번째 등쪽뼈
사이근은 깊은종아리신경에 의해서도 함께 분포된다 S2, 3

작용 두 번째에서 네 번째 발가락을 발허리발가락관절에서 벌려준다.
발허리발가락관절의 폄 그리고 마디사이관절의 굽힘에 저항한다.

바닥쪽뼈사이근(PLANTAR INTEROSSEI)

라틴어, plantaris, 발바닥과 연관된 ; interosseus 뼈 사이의 ;

이는곳 세 번째에서 다섯 번째 발허리뼈의 바닥과 안쪽 측면

닿는곳 세 번째부터 다섯 번째 발가락의 첫마디 바닥 그리고 폄근 덮개

신경 정강신경으로부터 바깥쪽 발바닥신경 S2, 3

작용 발허리발가락관절에서 세 번째부터 다섯 번째 발가락을 모아준
다. 발허리발가락관절에서 폄 그리고 마디사이관절에서 굽힘에
저항한다.

기본적인 기능적 움직임

예: 걷기를 도와준다.

이 근육을 상당하게 이용하는 스포츠

달리기, 특히 맨발로 하는 달리기

발의 발등쪽 근육들(Muscles of Dorsal Aspect of the Foot)

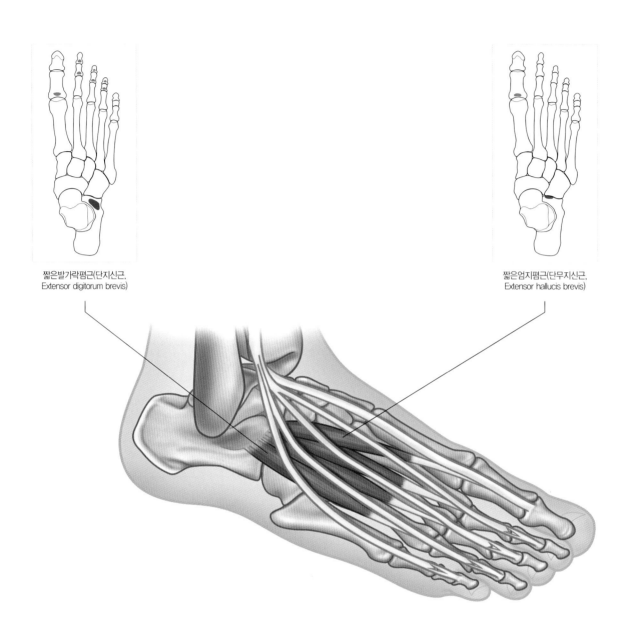

짧은발가락폄근(단지신근,
Extensor digitorum brevis)

짧은엄지폄근(단무지신근,
Extensor hallucis brevis)

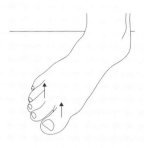

근력강화(STRENGTHEN)

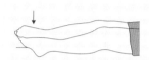

짧은발가락폄근과 짧은엄지폄근(EXTENSOR DIGITORUM BREVIS & EXTENSOR HALLUCIS BREVIS)

라틴어, extendere, 펴주는 것; digitorum, 발가락/손가락의; hallucis 엄지발가락의; brevis, 짧은

이는곳 발꿈치뼈의 위쪽 측면 표면

닿는곳 짧은발가락폄근: 두 번째에서 네 번째 발가락의 긴발가락폄근 힘줄의 바깥쪽 측면
짧은엄지폄근: 엄지발가락의 첫마디의 바닥

신경 깊은 종아리신경 S1, 2

작용 짧은발가락폄근: 두 번째에서 네 번째 발가락을 펴준다.
짧은엄지폄근: 엄지발가락의 발허리발가락관절을 펴준다.

기본적인 기능적 움직임
예: 걷기를 도와준다.

다리와 발의 근육들의 이는곳, 닿는곳, 신경 공급 그리고 작용에 대한 참조표

(Reference Table for the Origin, Insertion, Nerve Supply, and Action of the Leg and Foot Muscles)

근육	이는곳	닿는곳	신경	작용
다리의 앞쪽 구획의 근육들				
앞정강근	정강뼈의 가쪽 표면 그리고 인접한 뼈사이막	안쪽 쐐기뼈의 안쪽 및 아래쪽 표면 그리고 첫 번째 발허리뼈 바닥 위의 인접한 표면	깊은종아리신경 L4, 5	발목관절에서 발을 발등쪽으로 굽혀준다. 발을 안쪽번짐으로 만든다.
긴발가락폄근	종아리뼈 안쪽 표면의 몸쪽 1/2 그리고 가쪽 정강뼈 관절융기의 연관된 표면	4 개의 가쪽 발가락의 발등쪽 표면을 따라서. 개별 힘줄은 중간 그리고 끝마디의 바닥으로 부착하도록 갈라진다.	깊은종아리신경 L5, S1	가쪽 네 개 발가락을 펴주며 발을 발등 쪽으로 굽혀준다.
긴엄지폄근	종아리뼈 안쪽 표면의 중간 1/2 그리고 인접한 뼈사이막	엄지발가락의 끝마디 바닥	깊은종아리신경 L5, S1	엄지발가락을 펴준다. 발을 발등쪽으로 굽혀준다.
셋째종아리근	종아리뼈 안쪽 표면의 먼쪽 부분	5번째 발허리뼈 바닥의 발등안쪽의 표면	깊은종아리신경 L5, S1	발을 발등굽힘하며 가쪽번짐 해준다.
다리의 뒤쪽 구획의 근육들 – 얕은 층				
장딴지근	**안쪽 머리**: 안쪽 관절융기에 대하여 바로 위쪽 면쪽의 넙다리뼈의 뒤쪽 표면 **가쪽 머리**: 가쪽 넙다리뼈 관절융기의 위쪽 후외측 표면	아킬레스힘줄을 경유해서 발꿈치뼈의 뒤쪽 표면	정강신경 S1, 2	발을 발바닥 쪽으로 굽혀준다. 무릎을 굽혀준다.
가자미근	종아리뼈 머리의 후면 그리고 몸쪽의 뼈몸통과 목 부분의 인접한 표면. 정강뼈의 가자미근선과 안쪽 모서리. 정강뼈와 종아리뼈 부착부 사이 힘줄성 아치	아킬레스힘줄을 경유해서 발꿈치뼈의 뒤쪽 표면	정강신경 S1, 2	발을 발바닥 쪽으로 굽혀준다.
장딴지빗근	넙다리뼈의 가쪽 위관절융기의 아래쪽 부분 그리고 무릎관절의 비스듬 오금인대	아킬레스힘줄을 경유해서 발꿈치뼈의 뒤쪽 표면	정강신경 S1, 2	발을 발바닥쪽으로 굽혀준다. 무릎을 굽혀준다.
다리의 뒤쪽 구획의 근육들 – 중간 층				
긴발가락굽힘근	가자미근선 아래. 정강뼈 후면의 안쪽 측면.	가쪽 4개 발가락의 끝마디 바닥의 발바닥쪽 표면	정강신경 S2, 3	가쪽 네 개 발가락을 굽혀준다.
긴엄지굽힘근	종아리뼈의 뒤쪽 표면의 아래쪽 2/3 그리고 인접한 뼈사이막	엄지발가락의 끝마디 바닥의 발바닥쪽 표면	정강신경 S2, 3	엄지발가락을 굽혀주며. 걷기 동안 발의 최종적인 추진력의 밀기에서 중요하다.

근육	이는곳	닿는곳	신경	작용
다리의 뒤쪽 구획의 근육들 – 깊은 층				
뒤정강근	뼈사이막의 뒤쪽 표면 그리고 정강뼈와 종아리뼈의 인접한 부위	주로 발배뼈 결절로 그리고 안쪽 쐐기뼈의 인접한 부위	정강신경 L4, 5	발을 안쪽번짐해주며 바닥 쪽으로 굽혀준다.
오금근	바깥쪽 넙다리뼈 관절융기	몸쪽 정강뼈의 뒤쪽 표면	정강신경 L4, 5, S1	무릎관절을 고정시키며 풀어준다.
발의 가쪽 구획의 근육들				
긴종아리근	종아리뼈 머리, 종아리뼈의 가쪽 표면 위쪽 2/3, 그리고 때로는 바깥쪽 정강뼈 관절융기	안쪽 쐐기뼈의 먼쪽 끝부분의 가쪽 측면. 첫 번째 발허리뼈의 바닥	얕은 종아리신경 L5, S1, 2	발을 가쪽번짐해주며 바닥 쪽으로 굽혀준다.
짧은종아리근	종아리뼈 몸통의 바깥쪽 표면의 아래쪽 2/3	5번째 발허리뼈 바닥의 바깥쪽 결절	얕은 종아리신경 L5, S1, 2	발을 바깥쪽번짐해준다.
발의 발바닥 근육들 – 첫 번째 층				
엄지벌림근	뒤꿈치뼈 결절의 안쪽 돌기	엄지발가락의 첫마디 바닥의 안쪽표면	정강신경으로부터 안쪽 발바닥신경 S1–3	발허리발가락관절에서 엄지발가락을 벌려주며 굽혀준다.
짧은발가락굽힘근	뒤꿈치뼈 결절의 안쪽 돌기 그리고 발바닥 널힘줄	가쪽 4개의 발가락들의 중간마디의 바닥쪽 표면의 측면	정강신경으로부터 안쪽 발바닥신경 S1–3	첫마디사이관절에서 가쪽 네 개의 발가락을 굽혀준다.
새끼벌림근	뒤꿈치뼈 결절의 가쪽과 안쪽 돌기, 그리고 5번째 발허리뼈 바닥과 함께 발꿈치뼈를 이어주는 결합조직의 띠	새끼발가락의 첫마디 바닥의 바깥쪽 측면	정강신경으로부터 가쪽 발바닥신경 S1–3	발허리발가락관절에서 5번째 발가락을 벌려준다.
발의 발바닥 근육들 – 두 번째 층				
발바닥네모근	발꿈치뼈의 안쪽 표면 그리고 발꿈치뼈 결절의 바깥쪽 돌기	발의 근위쪽 발바닥 안에서 긴발가락굽힘근 힘줄의 바깥쪽 모서리	정강신경으로부터 가쪽 발바닥신경 S1–3	2번째에서 5번째 발가락까지 먼마디사이관절을 굽혀준다.
벌레근	**1번째 벌레근**: 2번째 발가락과 연관된 긴발가락굽힘근 힘줄의 안쪽 측면 **2번째에서 4번째 벌레근**: 긴발가락굽힘근의 인접함 힘줄	2번째에서 5번째 폄근 덮개의 안쪽 자유로운 모서리	**1번째 벌레근**: 정강신경으로부터 안쪽 발바닥신경 **가쪽 세 개의 벌레근**: 정강신경으로부터 가쪽 발바닥신경 S2, 3	발가락발허리관절을 굽혀주며 마디사이 관절을 펴준다.
발의 발바닥 근육들 – 세 번째 층				
짧은엄지굽힘근	입방뼈의 바닥쪽 표면의 안쪽 부분 그리고 가쪽 쐐기뼈의 인접한 부분. 뒤정강근의 힘줄	엄지발가락의 첫마디 바닥의 바깥쪽과 안쪽 측면	정강신경으로부터 안쪽 발바닥신경 S1, 2	엄지발가락의 발허리발가락 관절을 굽혀준다.

근육	이는곳	닿는곳	신경	작용
발의 발바닥 근육들 – 세 번째 층(계속)				
엄지모음근	**가로 머리**: 바깥쪽 3개의 발가락의 발허리발가락관절들과 연관된 인대들 **비스듬 머리**: 2번째에서 4번째 발허리뼈의 바닥; 긴종아리근 힘줄을 덮고 있는 껍질	엄지발가락의 첫마디 바닥의 바깥쪽 측면	정강신경으로부터 가쪽 발바닥신경 S2, 3	발허리발가락관절에서 엄지발가락을 모아준다.
짧은새끼굽힘근	긴종아리근 힘줄의 껍질과 5번째 발허리뼈의 바닥	새끼발가락의 첫마디 바닥의 바깥쪽 측면	정강신경으로부터 가쪽 발바닥신경 S2, 3	발허리발가락에서 새끼발가락을 굽혀준다.
발의 발바닥 근육들 – 네 번째 층				
등쪽뼈사이근	인접한 발허리뼈의 측면	폄근 덮개 그리고 2번째에서 4번째 발가락 첫마디의 바닥	정강신경으로부터 가쪽 발바닥신경: 첫번째와 두 번째 뼈사이근은 깊은종아리신경에 의해서도 분포됨 S2, 3	발허리발가락관절에서 2번째부터 4번째 발가락을 벌려준다. 마디사이관절의 굽힘과 발허리발가락관절의 폄에 저항한다.
바닥쪽뼈사이근	3번째–5번째 발허리뼈의 바닥 그리고 안쪽 측면	폄근 덮개 그리고 3번째–5번째 발가락의 첫마디의 바닥	정강신경으로부터 가쪽 발바닥신경 S2, 3	발허리발가락관절에서 세 번째에서 다섯 번째 발가락을 모아준다. 마디사이관절의 굽힘과 발허리발가락관절의 폄에 저항한다.
발의 발등쪽 근육들				
짧은발가락폄근	발꿈치뼈의 위쪽 표면	2번째에서 4번째 발가락의 긴발가락폄근 힘줄의 바깥쪽 측면	깊은종아리신경 S1, 2	2번째에서 4번째 발가락을 펴준다.
짧은엄지폄근	발꿈치뼈의 위쪽 표면	엄지발가락의 첫마디 바닥	깊은종아리신경 S1, 2	엄지발가락의 발허리발가락관절을 펴준다.

다리와 발 근육의 신경 경로(Nerve Pathways of the Leg Foot Muscles)

대략적으로 중간 넙다리에서, 궁둥신경(9장을 참조)은 정강신경과 온종아리신경으로 갈라진다.

정강신경(Tibial Nerve)

온종아리신경과 함께, 정강신경은 궁둥신경의 하나의 주요한 가지로서 오금오목의 몸쪽에서 기원하며, 장딴지근, 장딴지빗근, 가자미근, 긴발가락굽힘근, 뒤정강, 오금근 그리고 긴엄지굽힘근 등을 포함하는 다리의 뒤쪽 구획의 근육들로 신경 분포한다.

그 가지들 중 하나인 안쪽 발바닥신경(medial plantar nerve)은 엄지벌림근, 짧은발가락굽힘근, 짧은엄지굽힘근 그리고 첫 번째 벌레근 등으로 신경을 분포시킨다. 가쪽 발바닥신경(lateral plantar nerve)이라는 다른 가지는 새끼벌림근, 발바닥네모근, 엄지모음근, 짧은새끼굽힘근, 바닥쪽뼈사이근, 등쪽뼈사이근 그리고 세 개의 가쪽 벌레근 등으로 신경을 보낸다.

온종아리신경(Common Fibular Nerve)

온종아리신경은 궁둥신경을 경유해서, 네 번째와 다섯 번째 허리신경(L4-5) 그리고 첫 번째와 두 번째 엉치신경(S1-2)으로부터 기원한다. 이 신경은 얕은종아리신경(superficial fibular)과 깊은종아리신경(the deep fibular nerve)으로 나누어진다.

얕은종아리신경은 긴종아리근과 짧은종아리근으로 분포된다. 깊은종아리신경은 앞정강근, 긴발가락폄근, 셋째종아리근, 긴엄지폄근, 짧은엄지폄근 그리고 짧은발가락 폄근 등으로 신경을 분포시킨다.

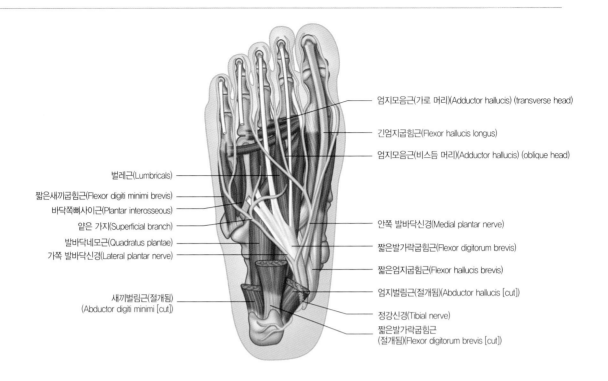

엄지모음근(가로 머리)(Adductor hallucis) (transverse head)

긴엄지굽힘근(Flexor hallucis longus)

엄지모음근(비스듬 머리)(Adductor hallucis) (oblique head)

벌레근(Lumbricals)

짧은새끼굽힘근(Flexor digiti minimi brevis)

바닥쪽뼈사이근(Plantar interosseous)

얕은 가지(Superficial branch)

발바닥네모근(Quadratus plantae)

가쪽 발바닥신경(Lateral plantar nerve)

안쪽 발바닥신경(Medial plantar nerve)

짧은발가락굽힘근(Flexor digitorum brevis)

짧은엄지굽힘근(Flexor hallucis brevis)

엄지벌림근(절개됨)(Abductor hallucis [cut])

정강신경(Tibial nerve)

새끼벌림근(절개됨)
(Abductor digiti minimi [cut])

짧은발가락굽힘근
(절개됨)(Flexor digitorum brevis [cut])

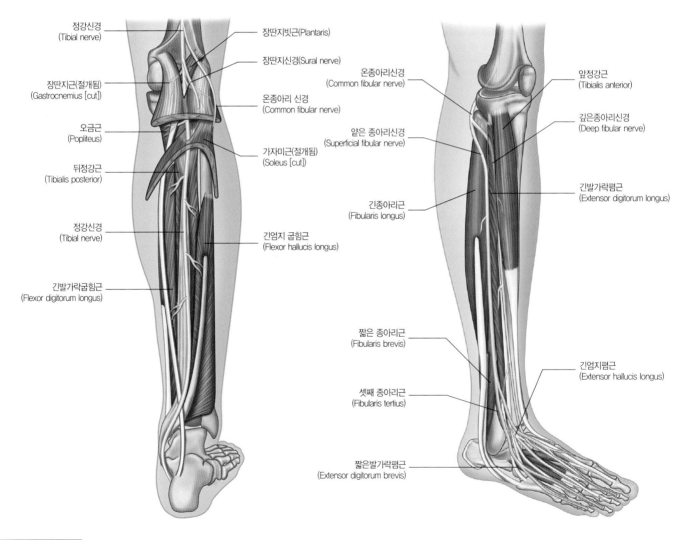

정강신경
(Tibial nerve)

장딴지빗근(Plantaris)

장딴지신경(Sural nerve)

장딴지근(절개됨)
(Gastrocnemius [cut])

온종아리 신경
(Common fibular nerve)

오금근
(Popliteus)

가자미근(절개됨)
(Soleus [cut])

뒤정강근
(Tibialis posterior)

정강신경
(Tibial nerve)

긴엄지 굽힘근
(Flexor hallucis longus)

긴발가락굽힘근
(Flexor digitorum longus)

온종아리신경
(Common fibular nerve)

앞정강근
(Tibialis anterior)

얕은 종아리신경
(Superficial fibular nerve)

깊은종아리신경
(Deep fibular nerve)

긴종아리근
(Fibularis longus)

긴발가락폄근
(Extensor digitorum longus)

짧은 종아리근
(Fibularis brevis)

긴엄지폄근
(Extensor hallucis longus)

셋째 종아리근
(Fibularis tertius)

짧은발가락폄근
(Extensor digitorum brevis)

참고문헌

Alter, M.J. 1998. *Sport Stretch: 311 Stretches for 41 Sports*, Champaign, IL: Human Kinetics.

Anderson, D.M. (chief lexicographer) 2003. *Dorland's Illustrated Medical Dictionary, 30th edn.*, Philadelphia, PA: Elsevier.

Biel, A. 2001. *Trail Guide to the Body, 2nd edn.*, Boulder, CO: Books of Discovery.

DeJong, R.N. 1967. *The Neurological Examination, 3rd edn.*, New York: Harper & Row.

Drake, R.L., Vogl, A.W. and Mitchell, A.W.M. 2015. *Gray's Anatomy for Students, 3rd edn.*, Philadelphia, PA: Churchill Livingstone.

Earls, J. and Myers, T. 2017. *Fascial Release for Structural Balance, 2nd edn.*, Chichester: Lotus Publishing.

Ellis, H. and Mahadevan, V. 2013. *Clinical Anatomy: Applied Anatomy for Students and Junior Doctors*, Oxford: Wiley-Blackwell.

Faiz, O. and Moffat, D. 2002. *Anatomy at a Glance.* Malden, MA. Blackwell Science.

Gracovetsky, S. 1988. *The Spinal Engine.* New York: Springer-Verlag Wein.

Haymaker, W. and Woodhall, B. 1953. *Peripheral Nerve Injuries, 2nd edn.*, Philadelphia, PA: Saunders.

Huxley, H. and Hanson, J. 1954. Changes in the cross-striations of muscle during contraction and stretch and their structural interpretation. *Nature* 173 (4412), 973–976.

Kendall, F.P. and McCreary, E.K. 1983. *Muscles, Testing & Function, 3rd edn.*, Baltimore, MD: Williams & Wilkins.

Lawrence, M. 2004. *Complete Guide to Core Stability*, London: A&C Black.

Masi, A.T. and Hannon, J.C. 2008. Human resting muscle tone (HRMT): Narrative introduction and modern concepts. *Journal of Bodywork and Movement Therapies* 12(4), 320–332.

Myers, T.W. 2011. *Anatomy Trains*, Edinburgh: Elsevier.

Norris, C.M. 1997. *Abdominal Training*, London A&C Black.

Paulsen, F. and Waschke, J. 2013. *Sobotta Atlas of Human Anatomy, 15th edn.*, New York: Elsevier.

Romanes, G.J. (ed.) 1972. *Cunningham's Textbook of Anatomy, 11th edn.*, London: Oxford University Press.

Schade, J.P. 1966. *The Peripheral Nervous System*, New York: Elsevier.

Snell, R.S. 2011. *Clinical Anatomy by Regions*, Netherlands: Wolters Kluwer.

Spalteholz, W. (date unknown). *Hand Atlas of Human Anatomy, Vols II and III, 6th edn.*, London: J.B. Lippincott.

Walker, B. 2011. *The Anatomy of Stretching, 2nd edn.*, Chichester: Lotus Publishing.

Whitaker, R.H. and Borley, N.R. 2000. *Instant Anatomy, 2nd edn.*, Oxford, Blackwell Science.

근육 찾아보기

가로가슴근…137
가로돌기사이근…129
가로막…141
가시근…121
가시사이근…129
가시아래근…197
가시위근…197
가자미근…309
가장긴근…119
가쪽날개근…076
가쪽머리곧은근…097
갈비밑근…135
갈비올림근…137
관자근…075
관자마루근…057
궁둥구멍근…275
궁둥해면체근…167
긴노쪽손목폄근…235
긴머리근…095
긴모음근…287
긴목근…095
긴발가락굽힘근…313
긴발가락폄근…303
긴손바닥근…223
긴엄지굽힘근…231, 313
긴엄지벌림근…243
긴엄지폄근…245, 303
긴종아리근…317
깊은 샅가로근…169
깨물근…074
꼬리근…165

넓은근 그룹…281
넓은등근…193
넓은목근…088
넙다리곧은근…281
넙다리근막긴장근…271

넙다리네모근…277
넙다리두갈래근…289
넙다리빗근…279
네모엎침근…231
노쪽손목굽힘근…225
눈둘레근…061
눈살근…063
눈썹주름근…061

두덩근…283
두덩정강근…283
두힘살근…091
뒤귀바퀴근…059
뒤정강근…315
뒤쪽목갈비근…098
뒤침근…241
뒤통수이마근…057
등세모근…181
등쪽뼈사이근…247, 325

마름근…185
망울해면체근…167
맨속갈비사이근…135
머리널판근…123
목널판근…123
목빗근…101
뭇갈래근…127

바깥갈비사이근…133
바깥항문조임근…171
바닥쪽뼈사이근…249, 325
반가시근…125
반막모양근…289
반힘줄모양근…289
방패목뿔근…093
배가로근…145
배곧은근…147

배바깥…143
배속빗근…143
벌레근…251, 321
복장목뿔근…093
복장방패근…093
볼근…073
부리위팔근…207
붓목뿔근…091
빗장밑근…189

새끼맞섬근…253
새끼벌림근…253, 319
새끼손가락폄근…237
셋째종아리근…305
속갈비사이근…133
속폐쇄근…277
손가락폄근…237

아래뒤톱니근…139
아래머리빗근…131
아래쌍둥이근…277
아래입술내림근…065
안쪽날개근…077
앞귀바퀴근…059
앞머리곧은근…096
앞정강근…301
앞쪽 목갈비근…085
앞톱니근…187
얕은 샅가로근…167
얕은손가락굽힘근…227
어깨목뿔근…093
어깨밑근…201
어깨세모근…195
어깨올림근…183
엄지맞섬근…255
엄지모음근…249, 323
엄지벌림근…319

엉덩갈비근…117
엉덩근…151
오금근…315
요도질의 조임근…169
원엎침근…225
위귀바퀴근…059
위눈꺼풀올림근…061
위뒤톱니근…139
위머리빗근…131
위쌍둥이근…277
위입술올림근…070
위팔근…207
위팔노근…233
위팔두갈래근…205
위팔세갈래근…209
입꼬리내림근…064
입꼬리당김근…067
입꼬리올림근…071
입둘레근…072

자쪽손목굽힘근…223
자쪽손목폄근…239
작은가슴근…189
작은광대근…069
작은뒤머리곧은근…131
작은볼기근…273
작은원근…199
장딴지근…307
장딴지빗근…311
중간목갈비근…098
중간볼기근…273
집게폄근…245
짧은노쪽손목폄근…235
짧은모음근…287
짧은발가락굽힘근…319
짧은발가락폄근…327
짧은새끼굽힘근…253, 323

짧은손바닥근…247
짧은엄지굽힘근…323
짧은엄지벌림근…255
짧은엄지폄근…243, 327
짧은종아리근…317

코근…063
코중격내림근…063
큰가슴근…191
큰광대근…068
큰뒤머리곧은근…131
큰모음근…287
큰볼기근…269
큰원근…203
큰허리근…151

턱끝근…066
턱끝목뿔근…091
턱목뿔근…089

팔꿈치근…239

항문올림근…165
허리네모근…149
회전근…127